Patrick Schubert

Neuroenhancement revisited

Wie Antidepressiva die alltägliche
Leistungsfähigkeit erhalten und verbessern

disserta
Verlag

Schubert, Patrick: Neuroenhancement revisited. Wie Antidepressiva die alltägliche Leistungsfähigkeit erhalten und verbessern. Hamburg, disserta Verlag, 2015

Buch-ISBN: 978-3-95935-222-2
PDF-eBook-ISBN: 978-3-95935-223-9
Druck/Herstellung: disserta Verlag, Hamburg, 2015
Covermotiv: pixabay.com

Bibliografische Information der Deutschen Nationalbibliothek:
Die Deutsche Nationalbibliothek verzeichnet diese Publikation in der Deutschen
Nationalbibliografie; detaillierte bibliografische Daten sind im Internet über
http://dnb.d-nb.de abrufbar.

© disserta Verlag, Imprint der Diplomica Verlag GmbH
Hermannstal 119k, 22119 Hamburg
http://www.disserta-verlag.de, Hamburg 2015
Printed in Germany

ABSTRACT

Die vorliegende Studie widmet sich der Fragestellung, inwiefern Antidepressiva im Alltag nützliche kognitive Zustände und Funktionen aufrechterhalten, wiederherstellen und verbessern können. Dabei ist von besonderem Interesse, wie Mediziner eine Verwendung von Antidepressiva begründen bzw. in welchen Fällen diese verschrieben werden und welche Problemstellungen damit bei den Patienten behandelt werden sollen. In mit Antidepressiva verschreibenden Ärzten geführten Interviews erhärtete sich der Verdacht, dass diese Medikamente teilweise auch dann verschrieben werden, wenn eine genuin durch die Medizin bearbeitbare Problemstellung nicht vorliegt. Vielmehr führen jüngere Entwicklungen im medizinischen System dazu, dass soziale Probleme als medizinisch behandelbar definiert werden und in Folge dessen mit Psychopharmaka behandelt werden. Die Studie liefert Hinweise darauf, dass diese Therapien lediglich die Symptome nicht jedoch die Ursachen einiger von der Medizin als depressive Erkrankung identifizierter Problemstellungen lösen können.

In diesem Zusammenhang wird die Frage nach den Grenzen der medizinischen und der alltäglichen Verwendung von Psychopharmaka neu gestellt. Es wird dabei argumentiert, dass die übliche Kopplung des Begriffes „Gehirndoping" an den Krankheitsbegriff eine nicht zu unterschätzende Einengung dessen, was als Gehirndoping betrachtet werden kann, bedeutet. Stattdessen wird die Ansicht vertreten, dass auch die Verwendung von ärztlich verschriebenen Psychopharmaka (in diesem Fall Antidepressiva) in bestimmten Fällen als Gehirndoping betrachtet werden muss. Damit wird ein Feld eröffnet, welches in der bisherigen wissenschaftlichen Auseinandersetzung mit dem Thema Doping am Arbeitsplatz und im Alltag keine Beachtung gefunden hat. Nämlich die durch Ärzte verschriebene Verwendung von Medikamenten, die dazu dient, die Patienten im Alltag leistungsfähig zu halten bzw. ihre Leistungsfähigkeit zu verbessern.

Abschließend wird auf Basis der neueren kritischen Soziologie der Versuch unternommen, einige Erklärungen dafür zu liefern, warum in jüngerer Zeit häufiger Antidepressiva verschrieben werden und welche Gründe es für einen gestiegenen Bedarf nach einer medikamentösen Verbesserung kognitiver Funktionen und Leistungen geben könnte. Resümierend wird festgestellt, dass der wissenschaftliche Diskurs über Neuro-Enhancement neben dem Begriff des aktiven Dopings auch den Begriff des passiven, nämlich durch Ärzte zur Anpassung an externe Anforderungen verschriebenen, Dopings in seinen Kanon aufnehmen sollte.

INHALT

1. Einleitung

Mein Psychiater ist ein guter Mann!
Er sagt, auf ein Ich mehr oder weniger
kommt's heute nicht mehr an.
Er löst jetzt seine Praxis auf und fährt um die Welt.
Über seinem Schreibtisch hängt ein Spruch, der mir gefällt:
Das psychologische Jahrhundert ist vorbei!

(Rainald Grebe: Das psychologische Jahrhundert ist vorbei)

In Deutschland, Großbritannien und Spanien haben sich innerhalb der vergangenen zehn Jahre die Verschreibungen von Antidepressiva verdoppelt, während wiederholt der Vorwurf an Allgemeinmediziner gerichtet wird, dass diese allzu leichtfertig derartige Medikamente verschreiben (Fishwick & Oxley 2013). Gleichzeitig wurden immer wieder Stimmen laut, die die Verwendung von Antidepressiva und anderen Psychopharmaka als pharmakologische Neuro-Enhancer, also Dopingmittel für den Alltag (Kapitel 1.2), beschrieben, kritisierten beziehungsweise ethisch zu bewerten suchten. Im öffentlichen Diskurs erscheinen diese beiden Phänomene als voneinander getrennt zu verhandelnde Entitäten. Beschäftigt man sich jedoch soziologisch mit diesen Phänomenen, drängt sich schnell die Frage auf, ob es sich hier nicht um die beiden Seiten derselben Medaille handeln könnte. Wäre es möglich, dass die Gründe, die Ärzte immer häufiger Antidepressiva verschreiben lassen, dieselben sind oder zumindest mit denen in Verbindung stehen, die den Wunsch nach pharmakologischem Neuro-Enhancement in der Bevölkerung moderner Gesellschaften hervorrufen?

In dieser Studie wird der Versuch unternommen, die Hintergründe beider Phänomene soziologisch zu beleuchten (Kapitel 4) und sie auf diese Weise als miteinander verbunden zu charakterisieren. Hierzu werden u.a. die Fragen verfolgt, welchen Stellenwert die medikamentöse Therapie von Depressionen in der ärztlichen Praxis einnimmt und wie sich diese Form der Behandlung historisch entwickelte und durchsetzte. In diesem Zusammenhang ist auch die historische Etablierung der Depression als einer Krankheit des allgemeinen medizinischen Kanons von großem Interesse. Das zentrale soziologische Fundament der Studie bildet die von Ehrenberg (2004) in seinem Werk „Das erschöpfte Selbst" aufgestellte These, dass die Depression im Wesentlichen eine sozial induzierte Krankheit darstellt. Die Individuen erkranken nach seiner Argumentation an der Gesellschaft in der Folge von sich im Zuge der Modernisierung ändernden strukturellen Bedingungen der Lebensführung und damit zusammenhängender Grundlagen der Identitätsbildung und Sinnfindung (Kapitel 1.4).

Die medizinische Behandlung von Depressionen wird in den Kontext von Transformationsprozessen des medizinischen Systems gestellt: Analog zur These der Medikalisierung des Sozialen beobachten englische Forscher eine Pharmazeutikalisierung (Williams et al. 2011, Abraham 2010, Busfield 2010) gesellschaftlicher Probleme. Dadurch werden, den Autoren zufolge, zunehmend als defizitär empfundene körperliche Eigenschaften, die den Alltag der entsprechenden Personen erschweren, als durch die Verwendung von Pharmaka korrigierbar definiert (Kapitel 2). Dies kann in Eigenregie oder unter Anleitung eines Arztes geschehen, und die Übergänge zwischen einer medizinischen Verwendung der Medikamente und einer Verwendung als komfortables Life-Style-Produkt verschwimmen infolgedessen zunehmend. Insofern bildet das Konzept der Pharmazeutikalisierung einen theoretischen Überschneidungspunkt zwischen einer Verwendung von Antidepressiva als pharmakologischen Neuro-Enhancern einerseits und als medizinischer Therapie andererseits. Beide Verwendungsformen können als Teil der unter dem Schlagwort der Pharmazeutikalisierung sozialer Probleme zusammengefassten Phänomene betrachtet werden.

Die sich im Zuge dieser Entwicklung verwischenden Grenzen zwischen medizinischer und Alltagsanwendung pharmazeutischer Produkte bieten Anlass, bei der Betrachtung der Phänomene des pharmakologischen Neuro-Enhancements sowie der pharmakologischen Therapie depressiver Erkrankungen auf die klassischen Unterscheidungen zwischen Krankheit und Gesundheit sowie Therapie und Enhancement zu verzichten. Dadurch wird der Blick frei für die strukturellen Ähnlichkeiten zwischen der enhancenden und der medizinischen Verwendung von Antidepressiva, und es wird deutlich, dass die enhancende, also den Patienten optimierende statt kurierende Verwendung von Medikamenten, heutzutage bereits ein verbreiteter Bestandteil der biomedizinischen[1] Praxis ist. In diesem Zusammenhang wird argumentiert, dass die vermeintlich medizinische Verwendung von Antidepressiva in bestimmten, jedoch vermutlich nicht seltenen Fällen depressiver Erkrankungen ebenfalls als pharmakologisches Neuro-Enhancement bezeichnet werden kann.

Anschließend an die Argumentation von Ehrenberg und die Tendenz der Pharmazeutikalisierung berücksichtigend, muss gefragt werden, was genau eigentlich bei einer Depression behandelt wird. Welche sozialen Probleme sind es, die im Zuge einer Ausweitung und Entgrenzung der medizinischen Diagnostik und Therapie als medizinisch behandelbar definiert werden? Wie legitimieren Ärzte die Verwendung von Antidepressiva, und welche Werkzeuge können sie zur Diagnostizierung der Krankheit nutzen?

Um eine Annäherung an diese Fragestellungen zu ermöglichen, wurde eine Online-Umfrage mit Patienten durchgeführt, die mit Antidepressiva in Behandlung waren oder es aktuell noch sind, und es wurden Ärzte, die derartige Medikamente verschreiben, bezüglich ihrer Erfahrungen und der von ihnen mit Antidepressiva behandelten Problemstellungen befragt (Kapitel 3.3 - 3.5). Dabei wurde ein besonderer Fokus auf die Selektiven-Serotonin-Wiederaufnahme-hemmer (kurz: SSRI) gelegt, da diese die am häufigsten verschriebenen Antidepressiva darstellen. Zudem konnte ein konkreter Fall ermittelt werden, in dem ein Patient sich SSRI zum Zwecke des pharmakologischen Neuro-Enhancements verschreiben ließ. Auch dieser Patient wurde interviewt, und zusätzlich war es möglich, bei einigen Patientengesprächen mit der behandelnden Ärztin anwesend zu sein, um auf diese Weise herauszufinden, wie es möglich ist, sich derartige Medikamente ‚auf Wunsch' verschreiben zu lassen.

Dadurch konnte gezeigt werden, dass es entgegen der Annahme einer Studie zur Verbreitung des pharmakologischen Neuro-Enhancements in Deutschland (DAK 2009) möglich ist, auf ganz legalem Wege an entsprechende Medikamente zum Zwecke des Neuro-Enhancements zu gelangen. Außerdem konnte gezeigt werden, dass und aus welchen Gründen Ärzte einen medizinisch berechtigten von einem nicht berechtigten Wunsch nach einer entsprechenden Medikamentierung *nicht* unterscheiden können.

Sollte das psychologische Jahrhundert tatsächlich vorbei sein, wie es in dem zu Beginn dieses Abschnittes zitierten Liedtext anklingt? Sind die gestiegenen Verschreibungszahlen von Antidepressiva vielleicht als Indikator zu interpretieren, dass wir uns gegenwärtig bereits in einem Transformationsstadium hin zum psychiatrischen Jahrhundert befinden, in dem paradigmatisch das Optimieren von Zuständen und nicht mehr die Heilung von Krankheiten leitend ist? Die im Zuge dieser Studie durchgeführte Datenerhebung und Literaturrecherche haben Hinweise dafür zu Tage gefördert, dass gegenwärtig tatsächlich die psychiatrische Therapie depressiver Erkrankungen gegenüber der psychologischen die primäre Behandlungsform darstellt. Warum dies aus

---

1 Der Begriff Biomedizin bezeichnet in dieser Arbeit nicht die interdisziplinäre Teildisziplin der Humanbiologie im Grenzbereich von Medizin und Biologie. Er wird verwendet, um die westliche „Schulmedizin" zu bezeichnen. Dabei ist bedeutsam, dass die Biomedizin als ein kulturelles Wissenssystem betrachtet wird, dass in Abgrenzung zu anderen kulturellen Systemen wie der ‚traditionellen' oder ‚alternativen' Medizin steht.

sozialwissenschaftlicher Sicht ein kritikwürdiger Umstand ist, wird im letzten Kapitel dieser Studie abschließend betrachtet.

Da es sich hierbei um eine explorative Studie handelt, die dem Umstand Rechnung trägt, dass bisher nur wenig Literatur zu dem bearbeiteten Thema existiert, wurde eine Gliederung präferiert, die dem zu Grunde liegenden Forschungsprozess nachempfunden ist. Dementsprechend werden im ersten Kapitel dieser Studie zuerst die Formen und Möglichkeiten des Human-Enhancements, also der Optimierung des menschlichen Leibes, begrifflich dargestellt und definiert. Anschließend werden Studien zur Verbreitung von pharmakologischem Neuro-Enhancement vorgestellt, bevor die Forschungsfragen dieser Studie expliziert werden. Im Anschluss daran erfolgt die Darstellung der zentralen Thesen Ehrenbergs, bevor die Arbeitshypothesen vorgestellt werden. Diese Form der Gliederung gewährleistet eine bessere Kohärenz und Nachvollziehbarkeit der Argumentation als die übliche Form, in der die Forschungsfragen und Thesen gleich zu Beginn genannt werden. Nachdem die Grundlagen im ersten Kapitel gelegt wurden, werden im zweiten Kapitel theoretische Konzepte vorgestellt, die die beschriebenen Phänomene begrifflich rahmen sollen. Im Anschluss daran folgt die umfangreiche Auswertung des erhobenen Datenmaterials, bevor abschließend eine Zusammenfassung vorgenommen wird und die Ergebnisse gesellschaftstheoretisch gerahmt werden.

1.1 Begriffsbestimmung

Da das allgemeine Thema des Human-Enhancements seit einigen Jahren sowohl in wissenschaftlichen wie auch in öffentlichen Diskursen (hier unter anderem unter dem Titel des Gehirndopings) immer häufiger, jedoch nie trennscharf thematisiert wird, ist es notwendig, einleitend eine Begriffsbestimmung der in dieser Studie verwendeten Terminologien vorzunehmen. In der Literatur der letzten Jahre zu diesem Thema findet man keine einheitliche Verwendung der Begrifflichkeiten „Neuro-Enhancement", „pharmakologisches Enhancement" und „pharmakologisches Neuro-Enhancement". Die folgenden Begriffsbestimmungen sind also nicht als allgemeingültige Definitionen zu verstehen, sondern spiegeln die präferierte Verwendung der Begriffe des Autors dieser Studie wider. Sie hat sich im Laufe der Bearbeitung des Themas der vorliegenden Studie herauskristallisiert.

1.1.1 Human-Enhancement und Neuro-Enhancement

Der Begriff des Neuro-Enhancements (teilweise auch als kognitives Enhancement bezeichnet) beschreibt die Verwendung von Techniken[2] durch Menschen mit dem Ziel, ihre geistigen Fähigkeiten sowie ihre emotionalen Befindlichkeiten positiv zu beeinflussen und unter Umständen sogar ihr Bewusstsein zu erweitern. Er bezieht sich also auf die Verbesserung eines Ist-Zustandes unter Beeinflussung des menschlichen Nervensystems. Während das Human-Enhancement auf die Erweiterung, Steigerung und Verstärkung *körperlicher* Funktionen und Zustände über ein jeweils individuelles Normalmaß hinaus abzielt, geht es bei Neuro-Enhancement um die Erweiterung, Steigerung und Verstärkung von ausschließlich *neuronalen* Funktionen und Zuständen über das jeweils individuelle Normalniveau hinaus.

---

2 „Unter Technik verstehen wir [...] die Gesamtheit der in der Gesellschaft kreativ und künstlich eingerichteten Wirkzusammenhänge, die aufgrund ihrer Form, Funktionalität und Fixierung in verschiedenen Trägermedien zuverlässig und dauerhaft erwünschte Effekte hervorbringen." (Rammert 2007:17) Trägermedien der Technik können (1) menschliche Körper, (2) physische Dinge und Prozesse sowie (3) symbolische Zeichen sein (ebd.:59-63).

Human-Enhancement				
Erweiterung, Steigerung und Verstärkung von körperlichen Funktionen über ein jeweils individuelles Normalmaß hinaus.				
Genetisch	Biotechnisch	Körpertechnisch	Operativ	Chemisch
Veränderung der Erbsubstanz, Gendoping	Implantate, Magnet- und Elektrostimulation	mnemotische Techniken (Loci-Methode), spielähnliche Trainingssituationen am PC, Powernaps und Meditation, Quantified Self, sportliches Training, …	Schönheitschirurgie	legale Wirkstoffe: Ernährungsergänzung, Aufbaupräparate, Ginseng & Ginkgo, Kaffee & Tee, Energy-Drinks, Eiweißpräparate… illegale Wirkstoffe: Kokain, Ecstasy, Speed, MDMA, Cannabis, psychoaktive Pilze, … Pharmazeutika: Psychostimulanzien, Antidementiva, Antidepressiva, anabole Steroide, …

Abbildung 1: Übersicht über verschiedene Ebenen des Human-Enhancements

Nach der Systematisierung von Berger (2011:10), die den Enhancement-Begriff an den Gesundheitsbegriff koppelt[3], lässt sich Human-Enhancement auf vier Ebenen unterscheiden: (1) der genetischen Ebene, auf der Veränderungen der Erbsubstanz vorgenommen werden, (2) der biotechnischen, wo durch Implantate oder Magnetstimulanztherapien Veränderungen herbeigeführt werden, (3) der operativen, auf der sich insbesondere die Schönheitschirurgie etabliert hat, und (4) der pharmakologischen, auf der neuronale Funktionen durch Medikamente beeinflusst werden. Diese Systematisierung ist äußerst hilfreich, um einen Überblick über das Forschungsfeld des Human-Enhancements zu erhalten. Allerdings ist es im Rahmen der in dieser Studie vertretenen Terminologie sinnvoller, die vierte Ebene als *chemisch* zu bezeichnen und dann die Beeinflussung neuronaler Funktionen durch Medikamente (pharmakologisch) als Unterpunkt neben der Verwendung anderer chemischer Wirkstoffe (synthetische Drogen, pflanzliche Mittel etc.) aufzuführen. Auch der Hinweis ist wichtig, dass Veränderungen neuronaler Funktionen nicht ausschließlich durch chemische Formen des Eingriffs herbeigeführt werden können. So ist z.B. eine Elektroschock-Therapie auch bei Depressionen wirksam, da sie auf das neuronale System wirkt, und ebenso kann die Magnetstimulanztherapie Verbesserungen der Gedächtnisleistung herbeiführen und zählt damit auch zu Methoden des Neuro-Enhancements. Die Übersicht (Abb. 1) über Formen des Human-Enhancements basiert auf der Systematisierung von Berger (ebd.). Sie wurde ergänzt durch eine weitere Ebene (Körpertechniken), und die pharmakologische Ebene wurde in „Chemisch" umbenannt.

Diese Darstellung ist keinesfalls vollumfänglich und soll lediglich der Übersicht dessen, was im Enhancement-Diskurs alles besprochen werden kann, dienen. Neuro-Enhancement im

---

3   Bei Berger, wie auch bei vielen anderen Autoren, wird Enhancement definiert als die Erweiterung, Steigerung, Verstärkung und Verbesserung von *gesunden* körperlichen Funktionen. Warum dieser Definition in dieser Arbeit nicht gefolgt wird, wird in Abschnitt 1.1.3 erläutert.

Speziellen bezieht sich, um es nochmals hervorzuheben, auf die Erweiterung, Steigerung und Verstärkung von neuronalen Funktionen und Zuständen. Dies kann nach derzeitigem Stand der Forschung auf der biotechnischen, körpertechnischen und chemischen Ebene erreicht werden.

Neuro-Enhancement ist demnach eine Form, Human-Enhancement zu betreiben, die speziell auf das neuronale System einer Person gerichtet ist. So verstanden ist Neuro-Enhancement mitnichten ein modernes Phänomen. Der Wunsch nach Verbesserung und Erweiterung der natürlich gegebenen körperlichen Funktionen zieht sich durch die Geschichte verschiedener Völker und Kulturen. „Seit über 5000 Jahren wird zum Beispiel in China der Ma-Huang-Tee getrunken, der die amphetaminähnliche Substanz Ephedrin enthält. Die amerikanischen Indios kauen seit über 2000 Jahren die Blätter der Kokapflanze, welche das stimmungsaufhellende und euphorisierende Kokain enthalten." (Berger 2011:6) Auch in Europa wussten die germanischen Druiden um die Wirkung zahlreicher psychotroper Pflanzen, lange bevor 1929 die Wirkstoffgruppe der Amphetamine eingeführt wurde, die eine Vielzahl synthetisierbarer psychotroper Substanzen umfassen. Dazu zählen u.a. MDMA und Ecstasy, welche heutzutage häufig zum Neuro-Enhancement (im Folgenden auch mit NE abgekürzt) vor langen Partynächten eingenommen werden.

Allerdings beschränkt sich Neuro-Enhancement heutzutage nicht auf illegale Wirkstoffe. Es wird kaum eine Person in unseren modernen Gesellschaften geben, die nicht schon mal zu einem chemischen Enhancer gegriffen hat. „Zu den alltäglichen Neuro-Enhancern zählen unter anderem Kaffee, Cola sowie die diversen Energy-Drinks (z.B. Red Bull), aber auch Alkohol und Nikotin. Schokolade gilt als Glücklichmacher und Baldrian wird gerne zur Beruhigung eingenommen." (Ebd.) Die Verbesserung und Erweiterung der jeweils persönlichen Fähigkeiten durch die jeweils gegebenen Mittel ist für das menschliche Dasein also nichts Neues. Es lässt sich wohl sogar von einer anthropologischen Konstanten sprechen.[4] Was sich jedoch geändert hat, ist das Wissen über diejenigen Wirkstoffe, die auf unser neuronales System wirken. Nicht nur wissen wir heutzutage mehr denn je um die Möglichkeiten der Manipulation unseres Körpers, wir können auch gezielt neue Wirkstoffe herstellen und kombinieren. Dies ist die Aufgabe der modernen Pharmaindustrie, deren Forschung es ermöglicht, immer zielgerichteter einzelne Funktionen des Körpers anzusprechen.

1.1.2 Pharmakologisches Enhancement

Die von der Pharmaindustrie entwickelten Medikamente[5] werden in den meisten Fällen für die Behandlung bestimmter Krankheiten und Krankheitsbilder entwickelt und zugelassen. Jedoch werden sie bei weitem nicht mehr ausschließlich zu diesem Zweck entwickelt und zugelassen. Medikamente können heutzutage auch primär der Erfüllung körperlicher Veränderungswünsche dienen. Und davon einmal abgesehen, können auch Medikamente, die ursprünglich zur Behandlung von Krankheiten entwickelt wurden, solche Wirkungen bei gesunden Personen entfalten. In

---

4   Die dargestellte Systematisierung der Erweiterung, Steigerung, Verstärkung und Verbesserung menschlicher Fähigkeiten bezieht sich auf die modernen technischen Möglichkeiten. Aus techniksoziologischer Sicht wäre noch hinzuzufügen, dass Menschen genau genommen seit der Erfindung der ersten Techniken (im oben definierten Sinne) ihre ‚natürlichen' Fähigkeiten kontinuierlich erweitern, steigern, verstärken und verbessern. Technische Artefakte, die der Jagd dienen, dem Bau von Gebäuden, dem Kampf oder dem Schutz vor Witterungseinflüssen in Form von Kleidung, sind ebenfalls Mittel des Human-Enhancements. In diesem Sinne ist Enhancement nicht nur eine anthropologische Konstante, sondern ebenfalls etwas, das Kultur maßgeblich in ihrer Entwicklung beeinflusst. Man denke nur an die Erfindung der Schrift und der durch sie herbeigeführten kulturellen Veränderungen oder auch denen des Internets (Schaper-Rinkel 2009:300), um nur einige Beispiele zu nennen, die nicht zwangsläufig direkt mit Human-Enhancement in Verbindung gebracht werden.

5   Als Medikament werden in dieser Arbeit alle Stoffe bezeichnet, die unter §2 des Arzneimittelgesetzes (Arzneimittelbegriff) fallen.

beiden Fällen gilt: Bei einer *Verwendung von als Medikamenten zugelassenen chemischen Wirkstoffen* zur Erlangung individuell-erwünschter körperlicher Zustände und zur Verbesserung und Verstärkung der individuell-normalen körperlichen Funktionen soll von pharmakologischem Enhancement gesprochen werden. In vielen Fällen werden durch die Einnahme von Medikamenten nicht-pharmazeutische Möglichkeiten zur Erreichung desselben Zieles umgangen beziehungsweise diese ersetzt. An Abb. 1 orientiert, lässt sich pharmakologisches Enhancement als eine Unterart des chemischen Enhancements *des Körpers*, nämlich unter Verwendung von als Medikamenten zugelassenen chemischen Wirkstoffen einordnen.

Ein vergleichsweise klares Beispiel ist das Medikament Priligy, das von Männern einge-nommen werden kann, die den Zeitpunkt ihres Orgasmus beim Geschlechtsverkehr hinauszö-gern wollen. Die Körperfunktionen sind alle intakt, und auch die Fortpflanzungsfähigkeit ist nicht gestört. Es gibt also keinen direkt ersichtlichen medizinischen Grund, ein Medikament einzunehmen. Medikamente dieser Art, die nicht der Bekämpfung einer Erkrankung, sondern der Erfüllung gewünschter Veränderungen dienen, werden oft als Lifestyle-Medikamente[6] bezeichnet. Allerdings ist diese Kategorie keinesfalls trennscharf. Viagra z.B. kann in einem Fall als Therapeu-tikum gelten, wenn der Patient beispielsweise unter einer Erektionsstörung auf Grund von Diabetes leidet. Ist dies nicht der Fall, gilt Viagra als Lifestyle-Medikament. Ähnlich verhält es sich mit dem Medikament Xenical. Dieses soll übergewichtigen Personen dabei helfen, Gewicht zu reduzieren, wenn außerdem noch weitere Risikofaktoren vorliegen. Das Medikament ist prinzipiell rezeptpflichtig, jedoch wurden Präparate mit geringeren Konzentrationen des Wirk-stoffes (Orlistat) von der Verschreibungspflicht befreit. So avancierte auch dieses Präparat zum potenziellen Lifestyle-Medikament für die pharmakologisch-enhancende Verwendung zum Zwecke einer Gewichtsreduzierung.

Einige Medikamente sind also als Grenzgänger zwischen kurativem Präparat und Lifestyle-Präparat zu bezeichnen. Entscheidend für die Bewertung der jeweiligen Verwendung solcher Medikamente ist demnach die Grenze zwischen Krankheit und Gesundheit bzw. die Frage, ob der Zustand des Patienten von ihm selbst als problematisch erfahren wird. Einerseits kann die Einnahme von Priligy in allen Fällen als pharmakologisches Enhancement (im Folgen-den auch mit PE abgekürzt) bezeichnet werden. Doch dann ist andererseits zu fragen, ob ein andauernder vorzeitiger Samenerguss manche Männer nicht sogar tatsächlich krank machen kann und in diesem Sinne doch eine präventive, wenn nicht sogar therapeutische medizinische Funktion dieses Lifestyle-Medikamentes in einigen Fällen zu erwarten wäre. Tatsächlich lässt sich auch bei der Verwendung von vermeintlich genuinen Lifestyle-Medikamenten nicht pauschal von PE sprechen. Bezüglich des Beispiels von Priligy existiert z.B. ein Diagnoseschlüssel im ICD-10 (Ejaculatio praecox, F52.4), da Geschlechtsverkehr, der nicht für beide Partner befriedigend ist, psychische Probleme herbeiführen kann (dies aber nicht muss, und insofern ist auch Priligy als Grenzgänger zu bezeichnen).

---

6 Lifestyle-Medikamente können solche sein, die dezidiert als solche entwickelt wurden (Priligy), solche, die zur Behandlung von Krankheiten entwickelt wurden, aber sekundäre Zwecke erfüllen können (Xenical), und solche, die zu rein medizinischen Zwecken entwickelt wurden, jedoch von Kunden auch zu Lifestyle-Zwecken gebraucht werden (z.B. hormonelle Verhütungsmittel, die von Frauen gebraucht werden, um ihre Menstruation im Urlaub oder zu ähnlichen Anlässen zu verschieben bzw. auszusetzen) (Shakespeare et al. 2000). Letztlich fällt die Verwendung von Lifestyle-Medikamenten unter die in dieser Arbeit verwendete Definition von pharmakologischem Enhancement bzw. pharmakologischem Neuro-Enhancement. Weitere Beispiele und eine Definition finden sich in Harth et. al. (2003): „Lifestyle-Medikamente sind Pharmaka, die von gesunden Menschen […] eingenommen werden und nicht der Stabilisierung körperlicher Vitalfunktionen von Kranken dienen. Die Zuordnung eines Medikamentes zur Kategorie der Lifestyle-Therapeutika ist dabei entscheidend von psychosozialen Aspekten des Behandlungswunsches geprägt."

1.1.3 Exkurs: Krankheit und Gesundheit

Gemeinhin wird Gesundheit negativ als „[…] *Abwesenheit* (Herv.i.O.) von Krankheit(en) oder krankhaften Veränderungen" definiert (Buyx & Hucklenbroich 2009:32). Interessanter ist also erst mal die Frage, was Krankheit ist. Einen Katalog der gegenwärtig diagnostizierbaren Krankheiten findet man beispielsweise im ICD-10 der WHO. Doch auch hier ist keine definitorische Schärfe bezüglich dessen, was eine Krankheit ist, zu erwarten. Der ICD-10 bietet vielmehr ein Klassifikationssystem für Probleme, die Patienten an ihre Ärzte herantragen. Es ist ein praktisches Werkzeug, welches nicht hilft, das allgemein zu definieren, was es zu bestimmen hilft. D.h., bei der Frage danach, was allgemein als eine Krankheit zu bezeichnen ist, helfen Klassifikationssysteme nur bedingt weiter, denn sie listen lediglich alle bekannten Problemstellungen auf, die konkret als Krankheit erfahren werden können. Ob etwas gemäß ICD-10 als Krankheit bestimmt wird, hängt zuallererst davon ab, ob jemand überhaupt ein Problem bemerkt und zum Arzt geht. Hier lässt sich wieder die Ejaculatio praecox als Beispiel anführen. Wenn weder der Mann noch seine Partnerin ein Problem sehen, existiert auch die Erkrankung nicht, und kein Arzt wird etwas gemäß ICD-10 bestimmen können. Zweifelsfrei lässt sich dies bei weitem nicht für alle Krankheitsbilder sagen. Das Ziel der Argumentation ist, den konstruktivistischen, ja kontingenten Charakter einiger Krankheiten herauszustellen. Wie wir noch sehen werden, gilt dies besonders für psychische Erkrankungen.

Eine allgemeine Definition von Krankheit könnte also wie folgt lauten: „[…] ein Lebensprozess […, ist] pathologisch, wenn er (1) lebensbedrohlich ist, (2) wenn er mit Schmerz oder Leiden verbunden ist, (3) wenn er eine körperlich-seelische Behinderung darstellt, wenn er mit (4) Unfruchtbarkeit einhergeht oder wenn er das (5) soziale Zusammenleben mehr als vermeidbar beeinträchtigt" (ebd.:31).

Auch bei diesem Definitionsversuch ist schnell zu bemerken, dass dieser nicht gerade eine eindeutige Bestimmung von Krankheit ermöglicht. So sind Schmerz und Leiden beispielsweise nicht nur von der jeweils persönlichen Konstitution und Einstellung des Betroffenen abhängig, sondern werden auch in ihrer Äußerungsform maßgeblich kulturell beeinflusst (vgl. Tuschinsky 2012). Ebenso wird eine körperlich-seelische Behinderung nicht in allen Kulturen zu allen Zeiten gleichermaßen als solche bestimmt. Zu denken ist hier beispielsweise an Melancholie oder Homosexualität. Selbst die Lebensbedrohlichkeit eines Lebensprozesses könnte so ausgelegt werden, dass das Altern per se zur Krankheit erhoben wird, die es zu behandeln gilt. Was sich also mit Sicherheit sagen lässt, ist, dass Krankheiten in hohem Maße zeitlich und kulturell indexikal sind. „Die Offenheiten im Krankheitsbegriff gehen demnach nicht auf theoretische Mängel oder begriffliche Versäumnisse zurück, sondern sind wohl als mit der conditio humana gegebene Grenzen der Eindeutigkeit hinzunehmen." (Buyx & Hucklenbroich 2009:32-41) Wenn Ärzte nun eine Entscheidung darüber treffen müssen, ob ein Patient behandlungsbedürftig ist oder nicht, dann orientieren sie sich bei nicht eindeutig zu bestimmenden Krankheitsbildern an allgemein vertretenen Normalitätsstandards. D.h., sie vergleichen die vom Patienten geschilderten Probleme mit dem, was als normal anerkannt ist, und entscheiden danach, in welcher Form eine Behandlung notwendig ist. Medikamente, die bestehende Probleme nicht ursächlich lösen können, wie Viagra oder Antidepressiva beispielsweise, haben letztendlich den Nutzen, die Patienten zu *normalisieren*.

Trotz theoretisch weltweit geltendem Klassifikationssystem der WHO (ICD-10) muss dieselbe ICD-Kodierung auf unterschiedlichen Kontinenten nicht zwangsläufig bedeuten, dass die Patienten an den gleichen Problemen leiden. Wie sich weiter unten noch zeigen wird, gilt das zumindest in Bezug auf psychiatrische Leiden nicht einmal für Patienten, für die im selben Land die gleiche Krankheit diagnostiziert wurde. Zudem sind die Normalitätsstandards abhängig von willkürlichen statistischen oder speziestypischen-funktionalen Einteilungen und kontingenten Diagnosebedingungen (vgl. Synofzik 2009a:153-165). Sie liefern einerseits eine Orientierung für diagnostische und therapeutische Maßnahmen und können gleichzeitig andererseits diskriminierende Folgen für alle diejenigen haben, die den Normalitätsstandards nicht entsprechen (vgl. Lenk 2006:71-75). Dieses Dilemma zeigt sich besonders deutlich in der Diskussion um die Behandlung von ADHS-Patienten.[7]

Ein weniger diskriminierender Ansatz wurde von Lennart Nordenfelt mittels einer positiven Definition von Gesundheit geliefert, wonach derjenige Mensch gesund ist, der, bei Standardverhältnissen in seiner Umgebung, in der Lage ist, diejenigen Ziele zu erreichen, die notwendig und zusammen hinreichend für sein minimales Glück sind (zitiert nach Lenk 2006:70). Dieser Ansatz trägt der Kontingenz der Krankheitsdefinitionen dahingehend Rechnung, dass die Standardbedingungen als historisch und kulturell variabel konzipiert sind. Damit würde auch die Unterscheidung zwischen Krankheitsbehandlung und Enhancement überflüssig werden, da beispielsweise pharmakologisches Enhancement eine Krankheitsbehandlung wäre, wenn die Betroffenen sich nicht in der Lage fühlen, ihre Ziele zu erreichen. Dies könnte allerdings auch zur Folge haben, so bemängelt Lenk (ebd.:77), dass dann, wenn Defizite bezüglich der individuellen Sinn- und Glücksfindung in den Bereich der gesundheitsrelevanten Probleme wandern, dies zu einer Medikalisierung und Symptombehandlung führt, anstatt die Gründe in sozialen Ursachen zu suchen. Obwohl sich die Medizin gegenwärtig nicht an einem positiven Gesundheitsbegriff orientiert, sind Tendenzen der Symptombehandlung gerade im Bereich der psychischen Erkrankungen bereits heute festzustellen, wie wir weiter unten noch sehen werden.

Einige Autoren führen dies auf Tendenzen einer Entwicklung hin zu einer mehr dienstleistungsorientierten und „wunscherfüllenden" Medizin zurück (Junker & Kettner 2009:55). Sie äußert sich darin, „auch geringgradige, ‚normale' Schwankungen des Wohlbefindens zunehmend zu pathologisieren und medizinisch zu behandeln, anstatt sie als Teil des Lebens zu akzeptieren. Der Fehler besteht [...] in der *Einengung* der Problemlösungsperspektive auf [...] *medizinische* Sachverhalte" (Buyx & Hucklenbroich 2009:32-41, Herv.i.O.), obwohl eine Lösung sozialer oder wirtschaftlicher Probleme unter Umständen adäquater wäre.

Interessant ist, dass deutsche Ärzte nach den für diese Studie erhobenen Daten sich bei der Bestimmung von Krankheiten maßgeblich nach dem von der WHO erstellten, normierten und normierenden Klassifikationssystem (ICD-10) richten. Die WHO selbst jedoch vertritt seit 1946 einen Gesundheitsbegriff, der dem von Lennart Nordenfelt sehr ähnlich ist: „Die Gesundheit ist ein Zustand des vollständigen körperlichen, geistigen und sozialen Wohlergehens und nicht nur das Fehlen von Krankheit oder Gebrechen." (WHO [1946] 2014a:1) Auch diese Definition bringt die Gefahr mit sich, dass Probleme der individuellen Sinn- und Glücksfindung einer Medikalisierung unterworfen werden und dass nach dieser Definition wohl ein sehr großer Anteil der Weltbevölkerung als krank einzustufen ist. In der Praxis erscheint diese Definition also erst mal nicht praktikabel, und es ist zu vermuten, dass ihre Formulierung maßgeblich durch die idealistischen und ethischen Ansprüche und Zielsetzungen der WHO beeinflusst ist. Allerdings, dies sei nochmals angemerkt, existieren gegenwärtig bereits Tendenzen innerhalb der Medizin, die eine Annäherung der Behandlungspraktiken an diese Gesundheitsdefinition erkennen lassen (vgl. „wunscherfüllende Medizin"). Besonders im psychiatrischen Bereich ist dies zu beobachten, worauf die in dieser Studie festgestellten Ergebnisse hindeuten.

Dieser kurze Exkurs sollte vor allem in einer Sache für Klarheit gesorgt haben: In Fragen von Krankheit und Gesundheit gibt es weitaus weniger Klarheiten, als vielleicht zu vermuten wäre. Daher ist es für eine Definition dessen, was Enhancement ist, aus dieser Perspektive schwierig, den Gesundheitsbegriff als Grundlegung zu verwenden und alles, was über die Wiederherstellung oder Erhaltung von Gesundheit hinausgeht, als Enhancement zu bezeichnen.

---

7 Hierauf wird in Kapitel 3.3.2 – Exkurs zu ADHS – genauer eingegangen.

Dies ist aus dem einfachen Grunde schwierig, weil Gesundheit sowie Krankheit nicht für alle Personen und in allen Kulturen das Gleiche bedeuten. Wird ein auf Normalitätsvorstellungen basierender Gesundheitsbegriff verwendet, so besteht das Risiko, dass bei Personen, die nicht den zu Grunde gelegten Normen entsprechen, enhancende Behandlungen als medizinisch notwendig verschleiert werden. Dies könnte z.b. bei der Verwendung von Ritalin der Fall sein, wo der Verdacht besteht, dass natürliche Unterschiede der Konzentrationsfähigkeit medikalisiert werden. Wird ein auf individuellen Bedürfnissen basierender Gesundheitsbegriff im Sinne der Definitionen von Nordenfelt und der WHO zu Grunde gelegt, gibt es keine enhancende Verwendung von Techniken mehr, da immer behauptet werden könnte, dass die entsprechende Person sich in ihrem Wohlergehen eingeschränkt fühlt. Damit wäre jede Form der Behandlung kurativ. Daher wird in dieser Studie dafür plädiert, dass grundlegend für die Entscheidung, ob die Verwendung bestimmter Hilfsmittel in Form von technischen Artefakten, Körpertechniken, chemischen Wirkstoffen etc. enhancenden oder behandelnden Charakter hat, der jeweils *aktuelle individuelle Normalzustand körperlicher und geistiger Funktionen* sein muss.

1.1.4 Pharmakologisches Neuro-Enhancement

Aus den beiden vorangegangenen Abschnitten zu NE und PE ergibt sich ein Verständnis des in dieser Studie zentralen Begriffes des pharmakologischen Neuro-Enhancements beinahe implizit. Pharmakologisches Neuro-Enhancement (im Folgenden auch als PNE abgekürzt) bezieht sich, wie PE, auf die Verwendung von als Medikamenten zugelassenen chemischen Wirkstoffen zur Erweiterung, Steigerung und Verstärkung von individuell-normalen Funktionen und Zuständen – allerdings mit der Einschränkung, dass die angestrebten Veränderungen über das neuronale System erfolgen bzw. direkt das neuronale Systems betreffen. Die für PNE potenziell in Frage kommenden Medikamente lassen sich wie folgt einteilen[8]:

---

8   Übernommen aus: DAK (2009:45) und Berger (2011: 14-15) und mit eigenen Angaben ergänzt.

Wirkstoff	Medizinische Indikation	Therapeutische Wirkung	Erwartete Wirkung als pharmakologischer Neuro-Enhancer
Wirkstoffe zur Verbesserung der kognitiven Fähigkeiten			
Psychostimulanzien			
Methylphenidat (Ritalin)	ADHS (Aufmerksamkeits-Defizit-Hyperaktivitäts-Syndrom Off-label-use[9]: ADHS im Erwachsenenalter, Depressionen, Essstörungen	hemmt die Ablenkbarkeit, reduziert Hyperak-tivität, verbessert die Impulskontrolle, wirkt beruhigend	Steigerung der Konzentrations- und Aufmerksamkeitsfähigkeit und der Leistungs- und Entscheidungsbereitschaft, Fokussierung, Unterdrückung von Müdigkeit
Modafinil	Narkolepsie (übermäßiger Schlafdrang) Off-label-use: Chronisches Müdigkeitssyndrom, Depressio-nen, Schizophrenie oder ADHS	schützt vor Schlafattacken	Arbeitsgedächtnis verbessern, Wachheit erzeugen, Dauerauf-merksamkeit (Vigilanz) ermöglichen
Antidementiva			
Piracetam	Demenzerkrankungen mit der Leitsymptomatik: Gedächtnis-, Konzentrations- Denkstörungen, vorzeitige Ermüdbarkeit, Antriebs- und Motivationsman-gel, Affektstörungen	Reduktion von Gedächtnis-, Konzentrations- und Denkstörun-gen, Antrieb und Motivationsmangel	Verbesserung kognitiver Fähigkeiten (Lernen, Gedächt-nis)
Donepezil, Rivastig-min, Galantamin, Memantin, Dihydro-ergotoxin	Alzheimer-Demenz	verzögert die Verschlechterung der geistigen und Alltagskompetenzen	Erinnerung und Denkvermögen verbessern
Wirkstoffe zur Verbesserung des psychischen Wohlbefindens			
Antidepressiva (Selektive-Serotonin-Wiederaufnahmehemmer und pflanzliche Wirkstoffe)			
Fluoxetin (USA: Prozac)	Depression, Zwangsstörung, Essstörungen wie Bulimie	Stimmung aufhellen, Antrieb steigern, zwanghafte Gedanken reduzieren	Stimmung aufhellen, gut drauf sein
Hyperforin und Hypericin (Johanniskraut)	leichte bis mittelstarke depressive Verstimmungen, nervöse Unruhe, Hautverletzungen, leichte Verbrennungen, Verdauungsbeschwerden, Stimmungsschwankungen, Angstzustände	Stimmung aufhellen, Ängste reduzierend, antibakterielle Wirkung, antide-pressive Wirkung	Verbesserung und Stabilisierung der Stimmung, Steigerung der Aktivität
Beta-Rezeptorblocker			
Metroprolol	Bluthochdruck, koronare Herzkrankheiten, Migränepro-phylaxe Off-label-use: Angststörungen	blockieren die Wirkung von Noradrenalin und Adrenalin, senken Bluthochdruck und Herzfrequenz	Lampenfieber bekämpfen, psychische Belastbarkeit steigern

Abbildung 2: Potenziell als pharmakologische Neuro-Enhancer verwendbare Medikamente

---

9 „Unter ‚Off-Label-Use' wird der zulassungsüberschreitende Einsatz eines Arzneimittels verstanden, insbesondere bei der Anwendung eines zugelassenen Arzneimittels außerhalb der von den nationalen oder europäischen Zulassungsbehörden genehmigten Anwendungsgebieten (Indikationen)." (G-BA 2014)

Grob lassen sich die potenziellen Enhancementstoffe in (1) Wirkstoffe zur Verbesserung der kognitiven Fähigkeiten und (2) Wirkstoffe zur Verbesserung des psychischen Wohlbefindens einteilen. Zu (1) zählen Psychostimulanzien wie Medikamente, die gegen ADHS und Narkolepsie verordnet werden und die Fähigkeit besitzen, die Konzentrationsfähigkeit oder die Wachheit und Vigilanz der Patienten zu erhöhen. Ebenfalls zu (1) sind Antidementiva zu zählen, die durch Anregung des Hirnstoffwechsels die kognitiven Fähigkeiten ebenso wie das Erinnerungsvermögen und die Alltagsaktivität verbessern können. Zu (2) zählen Antidepressiva und Beta-Rezeptorblocker. Die Untergruppe der Antidepressiva wirkt stimmungsaufhellend und erhöht die Aktivität und Handlungsbereitschaft der Patienten. Beta-Rezeptorblocker haben ebenfalls eine die Stimmung stabilisierende Wirkung, beruhigen die Patienten jedoch eher.

Es handelt sich jeweils um *potenzielle* pharmakologische Neuro-Enhancer, da ihre Wirkung bei ‚gesunden' Personen durchaus umstritten ist. Des Weiteren handelt es sich um eine Auflistung der Wirkstoffe, die in Deutschland als Medikament zugelassen sind. In Ländern mit anderer Rechtsprechung finden sich weitere potenzielle Neuro-Enhancer unter den Medikamenten (wie z.B. Adderall in den USA, welches als amphetaminhaltiges Medikament im Alltagsgebrauch sehr beliebt ist). In dieser Studie wird es um die Untersuchung des medizinischen und außermedizinischen Gebrauchs von Antidepressiva und darunter speziell um die sogenannten Selektiven-Serotonin-Wiederaufnahmehemmer (im Folgenden SSRI abgekürzt) gehen. Diese Form der thematischen Engführung erscheint besonders sinnvoll, da SSRI die derzeit am häufigsten verschriebenen Antidepressiva darstellen (Schwabe & Paffrath 2013:829). Dies wurde auch durch die im Rahmen dieser Studie befragten Ärzte bestätigt. Zudem konnte ein konkreter Fall beobachtet werden, bei dem SSRI zum Zwecke des PNE eingesetzt wurden. An einigen Stellen wird es aus Gründen der besseren Darstellung der Thematik nützlich sein, am Rande auch auf Ritalin und ADHS einzugehen.

Zusammenfassend noch mal die in dieser Studie angelegte Definition pharmakologischen Neuro-Enhancements: Sie soll speziell den Umständen Rechnung tragen, dass geistige Fähigkeiten natürlicherweise von Person zu Person unterschiedlich ausgeprägt sind und dass ein normierender Gesundheitsbegriff die potenziell enhancende Verwendungen von Medikamenten verschleiern könnte. Pharmakologisches Neuro-Enhancement bezeichnet in dieser Studie die Verwendung von als Medikamenten zugelassenen chemischen Wirkstoffen zur Erweiterung, Steigerung und Verstärkung von individuell-normalen geistigen Funktionen und Zuständen über die Manipulation des neuronalen Systems. In Anlehnung an Norman et. al. (2010, S.71) wird dabei mindestens eines der folgenden Ziele (Zusatzbedingungen) verfolgt:

- Effizienzsteigerung und bessere Kontrollierbarkeit mentaler Prozesse
- umwegloses Erreichen von Glück und Zufriedenheit
- optimale individuelle Anpassung an äußere Ansprüche
- Ersetzung vermeintlich mühseliger, klassischer Methoden zur Erreichung derselben Zwecke

1.2 Wie weit ist pharmakologisches Neuro-Enhancement verbreitet?

„Antidepressiva sind mittlerweile gesellschaftlich akzeptiert, und die Patienten fordern sie von ihren Ärzten ein. Das hat auch etwas mit dem zunehmenden Leistungsdruck in unserer Gesellschaft zu tun. Man darf keine Schwäche mehr zeigen. Zum anderen ist es für den Arzt auch eine gewisse Verlockung. Das Wartezimmer ist voll. Dann wird etwas verschrieben, der Patient ist im ersten Moment zufrieden, und man hat die Illusion, dass man etwas tut. Aber man muss ärztlich gut begründete Medizin machen – und nicht eine, die aus der Not heraus entsteht." (Steinmüller 2014)

Dieses einleitende Zitat von Professor Tom Bschor, dem anerkannten klinischen Psychiater und Leiter der psychiatrischen Institutsambulanz der Schlosspark-Klinik in Berlin-Charlottenburg, beschreibt sehr treffend die Problemstellungen, mit denen sich diese Studie soziologisch auseinandersetzen will. Es wird versucht, soziologische Erklärungen für die im Zitat angesprochenen Entwicklungen zu geben. Warum verschreiben Ärzte kurzfristig und ohne weitere therapeutische Pläne Antidepressiva? Welche gesellschaftlichen Entwicklungen könnten dem gestiegenen Bedarf an pharmazeutischen Behandlungen zu Grunde liegen?

Gesellschaftliche Aufmerksamkeit erlangte pharmakologisches Neuro-Enhancement im Jahre 2008 durch zahlreiche Medienberichte und wissenschaftliche Debatten. Losgetreten hatte die Debatten und Berichterstattungen eine Umfrage der Zeitschrift *Nature* im Jahre 2008 unter ihrer Leserschaft. Danach gaben rund 20 % von 1.400 befragten Lesern aus 60 Ländern an, Medikamente zur Steigerung von Konzentration und Gedächtnisleistung ohne medizinische Gründe eingenommen zu haben (Maher 2008). Obwohl diese Stichprobe nicht als repräsentativ bewertet werden kann und allerhöchstens eine Einschätzung von Praktiken der überwiegend naturwissenschaftlich ausgerichteten Leserschaft der Zeitschrift bietet, schloss sich eine breite Diskussion des Themas an diese Ergebnisse an. Während die Medien schnell ein überzogenes und dramatisierendes Bild neuer Wundermittel und von denen schon weit verbreiteter Anwendung zeichneten,[10] äußerten sich Wissenschaftler weitaus zurückhaltender bezüglich der Möglichkeiten und der Verbreitung von PNE in den gegenwärtigen Gesellschaften.

Die Möglichkeiten, mit heutigen Psychopharmaka Neuro-Enhancement in dem Sinne zu betreiben, dass tatsächlich die geistige Leistungsfähigkeit gesteigert wird, wird im allgemeinen wissenschaftlichen Diskurs als sehr gering bzw. nicht vorhanden bewertet. Zwar gibt es nachweisbare Unterschiede in der Stärke der Effekte verschiedener Wirkstoffe[11], doch sollen die entsprechenden Effekte genauso mittels Koffein herbeigeführt werden können (Franke & Lieb 2010:858 sowie Synofzik 2009b:61). Hieran schließt die Beobachtung an, dass die verwendeten Mittel vor allem zu „sekundärem Enhancement" (Quednow 2010) führen. Die Stimulanzien verbessern die Stimmung oder Arbeitsbereitschaft, *nicht jedoch die jeweiligen Fähigkeiten* (siehe zur Verwendung von Adderall im Studium: Vrecko 2013).

Bezüglich der Verbreitung von PNE in der Gesellschaft zeichnen wissenschaftliche Studien ebenfalls ein weitaus weniger dramatisches Bild, als dies die Medienberichterstattung suggerierte. Nach Studien der DAK und des Robert Koch-Instituts bewegt sich die Verbreitung von PNE in Deutschland (je nach angelegter Definition)[12] zwischen 1,5 % innerhalb der letzten 12 Monate in der Gesamtbevölkerung (Robert Koch-Institut 2011:88) und 5 % bei den aktiv Erwerbstätigen im Alter zwischen 20 und 50 Jahren (Lebenszeitprävalenz) (DAK 2009:52ff.). Etwa 1-2 % der aktiv Erwerbstätigen im Alter zwischen 20 und 50 Jahren verwenden häufig und/oder regelmäßig neuro- oder psychotrope Medikamente ohne ärztliches Rezept (ebd.:60).[13]

---

10 Zur Medialen Darstellung in den USA siehe: Partridge u.a. 2011
11 Für die Stärke der Effekte ergibt sich über alle Studien folgende Reihenfolge: Amphetamine >Modafinil>Methylphenidat. (Franke & Lieb 2010:858)
12 Die Definitionen in den hier zitierten Studien gehen immer von einer Verwendung der entsprechenden Medikamente bei gesunden Personen aus. Wird die in dieser Arbeit verwendete Definition zu Grunde gelegt, ist von einer höheren prozentualen Verteilung des Aufkommens von PNE innerhalb der Bevölkerung auszugehen, da hierdurch auch Fälle, in denen Psychopharmaka medizinisch verordnet wurden, potenziell in den Bereich des PNEs rücken.
13 Des Weiteren ist das Risiko, Neuro-Enhancer ohne medizinische Notwendigkeit einzusetzen, in der unteren Bildungsgruppe im Vergleich zur höchsten um fast die Hälfte vermindert. Für Frauen und Männer, die ihren Gesundheitszustand als schlecht beurteilen, ist das Risiko, zu Neuro-Enhancern zu greifen, mehr als viermal so hoch wie bei Frauen und Männern, die ihren gesundheitlichen Zustand als gut einschätzen. Außerdem konnte für erwerbstätige Männer mit mehr als 40 Stunden Arbeitszeit pro Woche ein um 40% erhöhtes Risiko zur

Der aktuelle Gesundheitsreport der DAK (DAK 2015) greift das Thema des PNE erneut auf und weist darauf hin, dass sich das Phänomen innerhalb der Gruppe der aktiv Erwerbstätigen im Alter zwischen 20 und 50 Jahren weiter ausgebreitet hat. Demnach gaben in der aktuellen Untersuchung knapp 7 % der Befragten an, wenigstens einmal in ihrem Leben (Lebenszeitprävalenz) PNE betrieben zu haben (ebd.: 123f.). Nach einer im Zuge der Untersuchung durchgeführten Schätzung der Dunkelziffer, die das Aufkommen sozial erwünschter Antworten berücksichtigt, ist sogar von einer Lebenszeitprävalenz von 12 % auszugehen (ebd.). Der Anteil aktueller Verwender wird inklusive der Schätzung der Dunkelziffer mit 6 % angegeben. Im Bericht wird der Anteil der regelmäßigen aktuellen Verwender (2x pro Monat und öfter) mit bis zu 3 % angegeben (ebd.). Insgesamt bedeutet dies, dass „etwa jeder 30. Mann und jede 33. Frau […] in den zurückliegenden 12 Monaten einmal oder mehrmals verschreibungspflichtige Medikamente ohne medizinische Notwendigkeit eingenommen" haben (ebd.:66). Die Verwender sind dabei nicht nur hochqualifizierte Angestellte und Selbständige, sondern auch Angestellte mit einfachen Tätigkeiten sowie Arbeiter.

Aus den USA wird von einer insgesamt vergleichbaren Verbreitung von 3-6 % innerhalb der Gesamtbevölkerung berichtet[14] (zur Übersicht: Schleim 2013, Kroutil et al. 2006).

Je nach zu Grunde gelegter Definition – je nachdem, ob diese frei verkäufliche Mittel wie Tee, Kaffee und Energy-Drinks einschließt oder z.B. auch illegale Substanzen berücksichtigt – ändert sich die Anzahl der feststellbaren Enhancement-Anwendungen chemischer Stoffe. Eine kürzlich durchgeführte Befragung der Studenten der Universität Mainz ergab mittels der Randomized Response Technique, dass mit 20 % ein wesentlich höherer Teil der Studenten, als bisher angenommen,[15] Pharmazeutika und illegale Drogen innerhalb der letzten 12 Monate zur Leistungssteigerung eingenommen hat (Dietz et al. 2013). Diese Ergebnisse legen nahe, dass diese Befragungstechnik, die ein größeres Gefühl von Anonymität für die Befragten bedeutet, auf die Gesamtbevölkerung angewendet ebenso eine höhere Gesamtverbreitung von PNE zeigen würde. Die Autoren der DAK-Studie des Jahres 2009, die sich auf „Medikamentendoping und zwar speziell mit verschreibungspflichtigen Arzneimitteln" (DAK 2009:42) fokussierten, weisen selbst auf eine möglicherweise große Dunkelziffer hin. Dieses Problem wurde in der aktuellen Studie (DAK 2015) berücksichtigt. Einmal abgesehen von der angewendeten Befragungstechnik, die einen höheren Bias der Antworten hinsichtlich sozialer Erwünschtheit erwarten lässt, wurde außerdem in der Studie von 2009 konzeptionell ein großer Anteil von Fällen ausgeschlossen, die Hinweise auf eine weitere Verbreitung von PNE geben. Im Folgenden werden diese Besonderheiten kurz dargestellt, da sich hieraus Implikationen für die Forschungsfrage dieser Studie ergeben.

Von den Personen, die in der ersten DAK-Studie (2009) angaben, entsprechende Mittel eingenommen zu haben, werden zuerst alle diejenigen ausgeschlossen, die die Mittel über ein ärztliches Rezept oder Muster bezogen haben. Die Begründung für diesen Ausschluss von immerhin 19,6 % der Fälle ist die Annahme, dass Ärzte derartige Medikamente nicht ohne medizinische Begründung verordnen (ebd.:58-59). Des Weiteren werden die Fälle ausgeschlossen, in denen die in Frage stehenden Medikamente ohne Rezept von Standort- oder Internetapotheken herausgegeben wurden, da angenommen wird, dass es sich hierbei nur um freiverkäufliche und damit nicht um „dopingrelevante" Stoffe (im Sinne der in dieser Studie angelegten Definiti-

---

Einnahme leistungssteigernder Mittel mit der Absicht, die geistige Leistungsfähigkeit zu verbessern, im Vergleich zu Erwerbstätigen mit einer durchschnittlichen Arbeitszeit von 20 bis 40 Stunden pro Woche festgestellt werden. Für Frauen zeigt sich um 90 % erhöhtes Risiko für diesen Vergleich. (Robert Koch-Institut 2011:90f.) PNE ist also größtenteils ein Phänomen der mittleren und oberen Schichten.

14 Lucke, Bell, Partridge & Hall (2011) sowie: Smith & Farah (2011).
15 Vorherige Studien lieferten Zahlen von 5,9 % (Jahresprävalenz) für amerikanische Studenten (Teter u.a. 2006) und 1,2 % (Lebenszeitprävalenz) für deutsche Studenten (Franke, Bonertz & Christmann 2011).

on) handelt. Damit wurden weitere 56,6 % der Fälle ausgeschlossen (ebd.). Diese beiden Ausschlusskriterien reduzieren die in dieser Studie als PNE gewerteten Fälle drastisch und lassen eine innerhalb dieser ausgeschlossenen Fälle liegende Dunkelziffer wahrscheinlich erscheinen. Die Autoren machen selbst weitere Angaben, die eine höhere Dunkelziffer vermuten lassen. So weisen sie darauf hin, dass ein nicht geringer Prozentsatz derjenigen Personen, die zum PNE geeignete Medikamente auf Rezept erhalten haben, diese nicht auf Grund von Diagnosen verschrieben bekommen haben, die der Zulassung oder dem bekannten Off-Label-Use dieser Medikamente entsprechen. Grob zusammengefasst lässt sich sagen, dass dann, wenn bekannte zulassungsüberschreitende Diagnosen (Off-Label-Use) bei der Analyse von Arzneiverordnungen berücksichtigt werden, die Daten für etwa ein Viertel der Versicherten keine nachvollziehbare medizinische Begründung liefern (DAK 2009:69). Diese relativ hohen Werte können ein indirekter Hinweise für den Missbrauch der untersuchten Wirkstoffe im Sinne von „Doping am Arbeitsplatz" sein. Diese Vermutung wird dadurch erhärtet, dass gut 14 % der Befragten, die potente Medikamente bereits ohne medizinisch triftige Gründe eingenommen haben, angaben, diese über ein ärztliches Rezept erhalten zu haben (ebd.).

Es ist bei der Betrachtung der untypischen oder fehlenden Diagnosen allerdings einschränkend zu beachten, dass die begrenzten und sich beständig im Entwickeln befindenden Möglichkeiten zur Kodierung von Beschwerden, Symptomen und Erkrankungen in der ärztlichen Praxis zu einem Fehlen belegbarer Diagnosen führen kann. Des Weiteren könnten einem Teil dieser Fälle schlicht Fehlkodierungen zu Grunde liegen, und es wäre außerdem zu klären, in welcher Weise die jeweiligen Verordnungen in das Therapiekonzept der Einzelfälle einzuordnen sind, bevor an dieser Stelle der pauschalisierte Verdacht von ärztlich verordnetem PNE erhoben werden kann (ebd.:76). „Insgesamt betrachtet", so schlussfolgern die Autoren der Studie, „bewirkt die skizzierte Untersuchungsmethode eher ein ‚Underreporting' als eine Übererfassung in Bezug auf die Fragestellung des verordneten ‚Dopings am Arbeitsplatz'. Abschließend ist unter Betrachtung aller Argumente und methodischer Aspekte festzuhalten, dass der Abgleich der spezifischen Arzneiverordnungen und Diagnosen einige indirekte Hinweise in Bezug auf verordnetes ‚Doping am Arbeitsplatz' liefert. Außerdem ist die Möglichkeit, dass Ärzte Gesunden derartige Medikamente verschreiben, vor dem Hintergrund der DAK-Bevölkerungsbefragung, nicht gänzlich auszuschließen." (Ebd.:77)

Die höheren Zahlen des aktuellen DAK-Berichtes sind teilweise dadurch zu erklären, dass in diesem die Personen, die die entsprechenden Medikamente über ein ärztliches Rezept erhielten, nicht prinzipiell als mögliche Anwender von PNE ausgeschlossen wurden. Als Bezugsquelle entsprechender Medikamente wurde im aktuellen Bericht am häufigsten das ärztliche Rezept genannt (53,8 %) (DAK 2015:82f.). Es wird dabei entgegen der Annahmen des ersten Berichtes vermutet, dass die „Verwender gegenüber ihrem Arzt die medizinische Notwendigkeit vortäuschen, oder dass Ärzte zu einem gewissen Anteil auch ohne medizinische Notwendigkeit solche Medikamente verschreiben." (Ebd.) Verordnungen, die nicht mit einer nachvollziehbaren Diagnose verknüpft sind, wurden im aktuellen Bericht also zu den Fällen des PNE gezählt (ebd.:99).

1.3 Forschungsfragen

Zusammenfassend ist festzuhalten, dass nicht nur von einer Dunkelziffer derjenigen, die im Alltag PNE betreiben, auszugehen ist, sondern dass außerdem die Vermutung begründet ist, dass ärztlich verordnetes PNE stattfindet. Dadurch verschiebt sich der Fokus des Interesses von der alleinigen Betrachtung der Anwender von PNE auf die verschreibenden Ärzte, deren Rolle in dem in Frage stehenden Themenkomplex genauer betrachtet werden soll. Zudem erscheint es sinnvoll, die Rolle der Ärzte bezüglich der Beschaffung entsprechender Medikamente zu untersuchen, da ihnen weiterhin ein wichtiger Expertenstatus bezüglich der in Frage stehenden Medikamente zugerechnet wird (siehe Abschnitt 2.1.: Ärzte als Gatekeeper). Die dieser Studie zu

Grunde gelegte Definition pharmakologischen Neuro-Enhancements erlaubt es, auch Fälle, in denen die entsprechenden Medikamente ärztlich verordnet wurden, als PNE zu betrachten, sofern eine Verbesserung des individuell-normalen Zustandes der Patienten erreicht wird. Dementsprechend soll in dieser Studie untersucht werden, ob es möglich ist, sich spezielle, zum PNE geeignete Medikamente verschreiben zu lassen, und welche Möglichkeiten Ärzte haben, legitime von nicht legitimen Patientenwünschen zu unterscheiden.

Wie wir sehen werden, sind diese Fragen besonders bezüglich Antidepressiva[16] interessant, da hier die Spielräume in Hinblick auf Anwendungsgebiete und Wirkungen besonders groß sind. In jüngerer Zeit „wächst der Umsatz an verschreibungspflichtigen Antidepressiva, so dass davon ausgegangen werden kann, dass diese Medikamente nicht mehr nur psychisch kranken, sondern vermehrt auch eigentlich gesunden Personen verschrieben werden, die als ‚worried well‘ beschrieben werden und sich von ihren Alltagsproblemen zu stark herausgefordert fühlen." (Seber & Repantis 2012:103-104)

Wie schon eingangs erwähnt, wohnt dieser Studie ein stark explorativer Charakter inne. Dies ist darauf zurückzuführen, dass es allgemein sehr wenig empirische Studien zu dem Thema gibt. Daher ist diese Studie als Sondierung eines Forschungsfeldes zu verstehen, an die zukünftige Arbeiten anschließen können. Die im Folgenden formulierten Forschungsfragen stellen in diesem Sinne die großen Leitfragen der Untersuchung dar und können am Ende dieser Studie nicht ‚bewiesenermaßen‘ beantwortet werden, da hierzu weitere Untersuchungen nötig wären. Es könnte bemängelt werden, dass es besser gewesen wäre, sich genauer auf nur eine der Fragen zu konzentrieren, da jede für sich genommen bereits eine umfangreiche Forschungsarbeit ermöglicht hätte. Dies ist sicherlich nicht von der Hand zu weisen, jedoch hat sich der Umfang des Vorhabens auf Grund der explorativen Herangehensweise erst im Laufe des Forschungsprozesses vollumfänglich offenbart. Zu diesem Zeitpunkt steckte bereits viel Arbeit in der Recherche zur Beantwortung beider Fragestellungen, so dass es bedauernswert erschien, den bereits gemachten Fortschritt teilweise wieder zu verwerfen. Zudem hat sich gezeigt, dass beide Fragestellungen miteinander verwoben sind, so dass ein Wegfallen der einen zu einer mangelhaften Beantwortung der anderen geführt hätte. Aus diesem Grunde wurden beide Fragestellungen beibehalten, verbunden mit dem Hinweis, dass in dieser Studie auf Grund des schwierigen empirischen Zugangs, der Komplexität des Forschungsfeldes und den verfügbaren zeitlichen Ressourcen nur Erklärungsansätze gegeben werden können. Den *belastbaren* empirischen Nachweis der gegebenen Antworten kann diese Studie nicht erbringen.

Die zentralen Fragestellungen der Studie lauten:

1. Kann auch die von Medizinern verordnete Verwendung von Psycho- und Neuropharmaka (teilweise) als ärztlich verordnetes, pharmakologisches Neuro-Enhancement bezeichnet werden?
2. Wie und warum ist es möglich, sich SSRI verschreiben zu lassen, ohne an Depression erkrankt zu sein?

Zur schrittweisen Annäherung an eine Beantwortung dieser Fragestellungen wurden die folgenden Unterfragestellungen gebildet, die teilweise durch die Lektüre einschlägiger Werke und teilweise durch die Analyse der eigens erhobenen Daten beantwortet werden können:

a) Woraus resultieren die gestiegenen Verschreibungszahlen?

---

16 Nicht zuletzt auch, da in der oben bereits zitierten Studie des Robert-Koch-Instituts die Personen, welche als leistungssteigernde Mittel verschreibungspflichtige Medikamente verwendeten, mit deutlicher Präferenz Antidepressiva nutzten. Auffällig ist hierbei auch, dass mehr Personen die Verwendung von Antidepressiva (5%) als illegaler Drogen (3,2%) angaben (Schilling u.a. 2012:2).

b) Welche Rolle spielen das Wirtschaftssystem und damit zusammenhängende Subjektkonzepte für die Ausbildung (1) depressiver Erkrankungen einerseits und (2) für die Ausbildung des Wunsches nach pharmakologischer Selbstverbesserung?

c) Was ist Depression? Wie hat sie sich entwickelt, und wie wird sie diagnostiziert?

d) Wie unterscheiden sich die Diagnose- und Behandlungsverfahren von niedergelassenen Ärzten und Klinik-Ärzten?

e) Wie legitimieren Ärzte die Behandlung von Patienten mit Psychopharmaka?

1.4. Kultur- und Begriffsgeschichte der Depression und Antidepressiva – Was ist Depression? Wie hat sie sich entwickelt, und wie wird sie diagnostiziert?

Bevor die an diese Fragestellungen anschließenden Thesen vorgestellt werden, soll eine Zusammenfassung der Kulturgeschichte derjenigen Krankheit, für deren Behandlung Antidepressiva ursprünglich entwickelt wurden, dabei helfen, die mit der Verwendung dieser Medikamente einhergehenden Besonderheiten besser einordnen zu können. Dieser Abschnitt widmet sich außerdem der Beantwortung der Unterfragestellung c).

Als jüngstes und dabei einschlägigstes soziologisches Werk über die Depression kann wohl zweifelsfrei Ehrenbergs „Das erschöpfte Selbst" (2004) bezeichnet werden. Seine Darstellung der Entwicklung der Depression vom ausgehenden 19. Jahrhundert bis heute kann dieser Studie als fruchtbare Grundlage dienen, um Thesen aufzustellen. Ehrenbergs Arbeit beschreibt sehr genau die wissenschaftlichen ‚Grabenkämpfe' in Psychologie und Psychiatrie, die das heutige Verständnis der Depression prägen. Da es in dieser Studie jedoch nicht primär um die soziologische Betrachtung der Depression gehen soll, wird die Darstellung von Ehrenbergs Arbeit nur so weit gehen, wie es für das Verständnis der heutigen Verwendung von Antidepressiva in der ärztlichen Verschreibepraktik nützlich ist.

Die Frage, ob die Verwendung von Antidepressiva als ärztlich verordnetes, pharmakologisches Neuro-Enhancement bezeichnet werden kann, kann so nur gestellt werden, da „die psychiatrische Geschichte der Depression durch die Schwierigkeit bestimmt ist, ihren Gegenstand zu bestimmen" (Ehrenberg [1998] 2004:11). Diese Schwierigkeit ist auch heute noch existent. Die Gabe von Antidepressiva verändert die Gehirnchemie der Patienten und dadurch ihren Geisteszustand und kann sogar die Persönlichkeit der Patienten verändern, wenn die Behandlung gut anschlägt.[17] Doch auf die Frage, *was genau* die Krankheit ist, wo ihre Grenzen zu suchen sind und wie sie verlässlich zu diagnostizieren wäre, kann die Medizin bis heute keine vollumfänglich befriedigenden Antworten geben. Doch von Anfang an:

Die moderne Psychiatrie und Psychologie schlagen ihren Weg in Richtung ihrer heutigen Form mit dem Aufkommen der Vorstellung vom Individuum ein. Erst mit dem Aufkommen des Subjektes ist der Wahnsinn eine (Geistes-)Krankheit geworden. „Der Wahnsinn ist die Krankheit einer Freiheit, die ihren Sinn und ihre Berechtigung nicht mehr in einem göttlichen Äußeren findet" (ebd.:28), fasst Ehrenberg den wesentlichen Kern der gesellschaftlichen Transformation des ausgehenden 19. Jahrhunderts zusammen. Von da an entwickelt sich die individuelle Freiheit zum neuen handlungsleitenden Kernmotiv der Individuen moderner Gesellschaften und bildet die Basis für die weitgehenden Individualisierungsprozesse (Beck 1986:206) der Individuen. Diese Freiheit und der damit verbundene Gedanke, dass genau daran Individuen psychisch erkranken, ist die zentrale These in Ehrenbergs Buch. Die Depression, so schlussfolgert er, „ist eine *Krankheit der Verantwortlichkeit,* in der ein Gefühl der Minderwertigkeit vorherrscht. Der Depressive ist

---

17 So können die Medikamente den Patienten z.B. ihre Schüchternheit nehmen und eine sehr introvertierte Person zu einem geselligen Menschen werden lassen.

nicht voll auf der Höhe, er ist erschöpft von der Anstrengung, er selbst werden zu müssen." (Ebd.:4) Bei dem Projekt, man selbst zu werden, ist es heutzutage nicht mehr möglich, sich auf religiöse oder autoritär-hierarchische Strukturen zu stützen und sich an diesen zu orientieren bzw. sich an diesen hochzuarbeiten. Der soziale Aufstieg bzw. Klassenerhalt ist ein individueller Kraftakt geworden. „Das ideale Individuum wird nicht mehr an seiner Gefügigkeit gemessen, sondern an seiner Initiative." (Ebd.:9).

Zum Ende des 18. Jahrhunderts war die Depression noch keine eigenständige Krankheit. Sie wurde vielmehr als typisches Symptom der Melancholie betrachtet, die, wenn sie „ohne Wahn" auftrat, als Geisteskrankheit galt (ebd.:33). Die Melancholie war allerdings noch nicht die Krankheit der breiten Masse. Sie wurde vornehmlich in privilegierten Schichten der Bevölkerung diagnostiziert. Die Melancholie war eine bürgerliche Krankheit, die schließlich den Status einer Modekrankheit erlangte. So bewegten sich kreative Künstler und Denker stets zwischen Genie und Wahnsinn, und die Melancholie war in diesem Sinne bezeugender Ausdruck eines außerordentlichen Geistes[18] (ebd.:53).

Auf dem Weg zur „Volkskrankheit Depression" war also noch ein Zwischenschritt zu tun. Dieser Zwischenschritt kann polemisch wohl als Burn-Out des frühen 20. Jahrhunderts bezeichnet werden. Die Rede ist von der Krankheit der Neurasthenie.[19] „Die Neurasthenie galt schon vor 100 Jahren als typische Lehrererkrankung. Sie hatte keinen sonderlich guten Ruf, sondern war eher ein Tabuthema. Kaum einer wird behauptet haben, dass er gerne darunter leide. Das ist ganz anders beim Burnout, der seit etwa 40 Jahren zunehmend häufig diagnostiziert und diskutiert wird. Beim Burnout wird den äußeren Umständen, besonders den Arbeitsbedingungen, ein wesentlicher ursächlicher Anteil am Entstehen zugesprochen. Das löst bei den Menschen Mitleid und Hilfsangebote aus [...]." (Seidel 2011) Die Symptome der Neurasthenie waren äußerst vielfältig, und Ärzte diagnostizierten sie immer dann, wenn sie keine organischen Ursachen der Leiden feststellen konnten (Ehrenberg 2004:39). Als Symptomursache galt eine Schwäche der Funktion der Nerven, und damit war die Neurasthenie „der Beginn der Deutung von Funktionsstörungen" (Pierre Janet 1932, zitiert nach Ehrenberg 2004:41). Das Neue und für die Entwicklung der Depression Bedeutsame der funktionalen Störungen war, dass sie den Gedanken in Psychologie und Psychiatrie einführten, „dass einen das Leben in der Gesellschaft krank machen kann." (Ebd.)

Im Laufe der 1920er und 1930er Jahre begann man, die Depression als eigenständiges Krankheitsbild des Geistes mit eigenen Ursachen zu betrachten. Im Wesentlichen lag dem Krankheitsbild eine Erschöpfung zugrunde: „Wenn die Erschöpfung aus Überanstrengung resultierte, behielt man den Begriff Neurasthenie bei [...]. Resultierte sie aus Zwangsvorstellungen, sah man darin mehr eine konstitutionelle Schwäche, eine konstitutionelle Depression." (Ebd.:57-61) Das Konzept der Depression unterschied sich damals noch stark von dem sehr umfassenden Konzept, was heute zu Grunde gelegt wird. Damals ging es hauptsächlich um eine Abgrenzung schon bekannter und besser erforschter Krankheitsbilder. „Die Depression und die Angst gehören in den Bereich der Affekte, der Emotionen, die dem menschlichen Wesen inhärent sind, dem, was Freud das ‚Ichgefühl' nennt. Sie sind Teil unserer normalen Konstitution und erst dann pathologisch, wenn sie eine gewisse Intensität erreichen. Das unterscheidet sie von der Hysterie oder der Schizophrenie, bei denen man solche Abwägungen nicht benötigt." (Ebd.:88) Mit der fortschreitenden Bestimmung und Abgrenzung der Depression durch die Psychiatrie und Psychologie von anderen Krankheitsbildern sahen sich die Allgemeinmediziner

---

18 „Nullum magnum ingenium sine quadam dementia" – „Ohne etwas Wahnsinn keine große Genialität" – In diesem Sinne erhob der Vertreter des deutschen Idealismus F.W.J. Schelling den Wahnsinn sogar zur Basis des Verstandes (Schelling 1810).

19 Nervenschwäche im heutigen ICD-10 (F48.0).

neuen Problemen gegenüberstehen, denn sie waren oft der erste Bezugspunkt für Patienten mit derartigen Leiden. Den Allgemeinmedizinern fehlten am Patienten nachweisbare Zeichen, was insofern problematisch war, als nicht zu bestimmen war, welchen Aussagen des Patienten Glauben geschenkt werden konnte und welchen nicht. Des Weiteren nahm man in der Allgemeinmedizin an, dass grundlegend für depressive Erkrankungen schwer behandelbare Prädispositionen sind. Damit standen viele Allgemeinmediziner einem aus ihrer Sicht ohnehin nicht lösbaren Problem gegenüber. Und erschwerend kam hinzu, dass es keine institutionalisierte Medikation gab. Die bis dato bekannten psychiatrischen Medikamente wirkten nur zufällig. Kurz gesagt: „Es fehlte eine institutionelle Verankerung, die den funktionalen Störungen *medizinische Realität* verleihen würde." (Ebd.:57-61, Herv.P.S.).[20]

Erst die Entdeckung um das Jahr 1930, dass die Behandlung depressiver Personen mit Elektroschocks Behandlungserfolge erzielen kann, schaffte die medizinische Legitimität der Depression. „Die Bedeutung der Schocktherapien liegt darin, dass sie es ermöglichen, überhaupt etwas zu tun. Zum ersten Mal in ihrer Geschichte ist die Psychiatrie in der Lage, eine *stabile* Beziehung zwischen Behandlung und Heilung aufzuzeigen. Diese Techniken verankern die Psychiatrie in der Medizin, sie öffnen ihr den Weg in die wissenschaftliche Moderne […]." (Ebd.:68, Herv.i.O.) Die erste *„therapeutische Revolution"* auf dem Gebiet der Depression (noch vor der Erfindung der Psychopharmaka) war die Schocktherapie. Sie wurde bereits durch die Gabe von Kokain und anderen Drogen ‚chemisch ergänzt', um ihre Wirkung zu verstärken (ebd.:70). Das Bedeutsame der Schocktherapie für die Geschichte der Depression war, dass die funktionierende Therapie Rückschlüsse auf die Krankheit zuließ, die sie behandelte. „Zusammen mit der zunehmenden Laborforschung konnte man durch diese Methoden präzise Hypothesen über die Hirnregionen und die chemischen Prozesse aufstellen, die die emotionalen Reaktionen der Menschen bestimmen." (Ebd.:71)

Die *zweite therapeutische Revolution* auf dem Gebiet der Depression war schließlich die Entdeckung der Psychopharmaka in Form von Chlorpromazin, welches im Dezember 1950 erstmals hergestellt wurde. Es wirkte wiederherstellend auf die „Geisteskräfte" und nicht primär auf den Körper der Patienten, wie die zuvor zur Unterstützung der Schocktherapie verabreichten Substanzen. „Das Bewusstsein gewinnt seine Kräfte zurück – Wachheit, Intelligenz und Affekt sind nicht mehr beeinträchtigt. Dies ist tatsächlich ein Medikament, das die Geisteskräfte wieder herstellt […]." (Ebd.:90) Diese *erste Generation der Antidepressiva*, die Substanzklasse der *MAOH*[21], erlangte schnell den Ruf von Aufhellern für das Gemüt und euphorisierenden Energizern, die allerdings auf Grund ihrer stimulierenden Wirkung schnell in den Verdacht gerieten, Abhängigkeit zu erzeugen (ebd.:96). Während sich die Produktpalette der MAOH schnell ausdifferenzierte, ermöglichten es die Medikamente den Psychiatern, sich mit eigenen Praxen niederzulassen, und den Allgemeinmedizinern, auf die Beschwerden ihrer Patienten besser zu reagieren. Die Möglichkeit, das „leidende Gemüt mit Medikamenten zu behandeln", leitete allmählich eine Vergesellschaftung der Depression ein (ebd.:83). Dieser Prozess wurde zusätzlich durch die Entdeckung einer weiteren Substanzklasse noch beschleunigt. Der Schweizer Psychiater Roland Kuhn entdeckte 1957 während einer klinischen Studie die antidepressive Wirksamkeit des Iminodibenzyl-Derivats. Daraus wurde 1958 das erste *trizyklische*[22] *Antidepressivum,* welches die Basis für

---

20 Die Psychiatrie war zu diesem Zeitpunkt noch nicht Bestandteil der Medizin.
21 Monoaminooxidase-Hemmer: „MAOH hemmen die Enzyme, die die Botenstoffe Noradrenalin und Serotonin abbauen, was ihre Konzentration im Gehirn erhöht." (Ehrenberg 2004:168) Allerdings hatten diese Mittel noch gravierende Nebenwirkungen. „Erst die Einführung des bisher einzigen selektiven MAO-A-Hemmers (Moclobemid) 1991 erlaubte eine breite und sichere klinische Anwendung dieses Wirkprinzips." (Koch 2009)
22 „[…] ihr Name geht auf die dreifache Ringstruktur ihres Wirkstoffes zurück. Trizyklika wirken, anders als viele modernen Medikamente, auf verschiedenen Signalsysteme des Gehirns gleichzeitig." ((A.d.Ü.) Ehrenberg [1998] 2004:168)

viele heute „unentbehrliche" trizyklische Antidepressiva bildete wie z.B. Amitryptilin, Doxepin oder Nortriptylin. (Koch 2009) In den 1960er Jahren ist das Wissen um die Depression schließlich in weite Teile der Gesellschaft diffundiert, und das Aufkommen von funktional Kranken nimmt deutlich zu. So schätzte man 1965, dass 80 % der Patienten von Allgemeinmedizinern in Frankreich funktional Kranke ausmachen (ebd.:106).

Es ist deutlich zu erkennen, wie die Verheißung einer einfachen und schnellen Heilung viele Patienten zu ihren Ärzten treibt, mit Problemen, die sie vorher vermutlich nicht äußerten, weil die Gefahr einer Stigmatisierung und das Eingestehen der eigenen Abweichung von der „Normalität" sie mit Skrupeln belegte. „Die Medikamente lieferten die Legitimation dazu, psychisch krank zu sein. Dies war einer der Faktoren, der dazu führte, der Psyche Einlass in die Gesellschaft zu verschaffen." (Ebd.:112) Nun verschrieben die Allgemeinmediziner die neuen Medikamente gerne und häufig – und dies, obwohl die Diagnose auf Grund der Ähnlichkeiten der verschiedenen Typen von Depressionen äußerst schwierig war (und es auch immer noch ist). Damals wurde den Allgemeinmedizinern von Seiten der Psychiatrie zu schnelles Verschreiben von Medikamenten vorgeworfen. Zu diesem Zeitpunkt mangelte es noch an Leitlinien zu Diagnose und Verschreibung (ebd.:92-108), was andererseits ebenfalls dazu führte, dass die Depression in einigen Fällen nicht diagnostiziert wurde. Kurz: Es herrschten chaotische Zustände bezüglich der Diagnostizierung der Depression (ebd.:109), und dies auch deshalb, weil die verfügbaren Medikamente stark nachgefragt wurden. Dies ist insofern äußerst beachtenswert, als die durchschnittliche Überlegenheit der MAOH gegenüber Placebos nicht stark ausgeprägt war. Die damaligen Antidepressiva hätten ohne Probleme durch den Elektroschock oder ausgewählte Barbiturate[23] substituiert werden können (ebd.:105). Zu vermuten ist, dass die Form der Behandlung (eine Pille), ihre einfache und schnelle Anwendung gegenüber einer langwierigen und aufwendigen Psychotherapie, die starke Nachfrage erklärte. Zusammenfassend lässt sich festhalten, dass am Ende der 1960er Jahre Krankheiten der Psyche allgemein anerkannt sind und vornehmlich dem modernen Leben ursächlich zugeschrieben werden. Ihre formenreichen Unterscheidungen werden durch Ärzte als problematische und nicht zu leistende Aufgabe dargestellt. Die Verwendung der Diagnose „Depression" wird schließlich ausufernd (ebd.:112-114).

Die Problematik der ausufernden Diagnosen der Depression sollte sich mit der Entdeckung der *zweiten Generation der Antidepressiva* nochmals deutlich verschärfen. Im Jahre 1970 begann man beim amerikanischen Unternehmen Eli Lilly die von theoretischen Hypothesen geleitete Forschung an einem neuen Antidepressivum. Das Ziel der Forschung war ein Produkt mit geringeren Nebenwirkungen, nicht ein Produkt mit besserer Wirkung (ebd.:214). Bemerkenswert ist auch, dass bei Eli Lilly die Substanz, an der geforscht wurde, da man nicht von klinischen Versuchen ausging, der „Stoff, der seine Krankheit sucht" (Kramer 1993:15) genannt wurde. Aus dieser offenen Forschung, wenn man sie so nennen möchte, entwickelte man Fluoxetin, den ersten Wirkstoff der Substanzklasse der selektiven Serotonin-Wiederaufnahmehemmer (*SSRI*)[24], „ohne die die moderne Psychiatrie nicht denkbar wäre." (Koch 2009) Das daraus gefertigte Medikament erlangte unter dem Namen *Prozac* weltweite Bekanntheit. Es war „besser an die Praxis der Allgemeinmediziner angepasst" (Ehrenberg

---

23 Schlaf- und Beruhigungsmittel

24 „SSRI blockieren das Transportmolekül, das den Botenstoff Serotonin wieder in seine Speicher zurückbefördert. Dadurch wird die Konzentration des Botenstoffes im Gehirn erhöht, was aktivierend und stimmungsaufhellend wirkt. ((A.d.Ü.)" Ehrenberg [1998] 2004:169). Merkmal der zweiten Generation der Antidepressiva ist ihre selektive Wirkung, was sie deutlich nebenwirkungsärmer für die Patienten macht. Der zweiten Generation der Antidepressiva sind dieser Klassifikation entsprechend auch spätere Entwicklungen wie SSNRI (Serotonin-Noradrenalin-Wiederaufnahmehemmer) und NARI (Selektiver Noradrenalin-Wiederaufnahmehemmer) zuzurechnen.

2004:162-163), da diese nicht wie die Psychiater Schwermut und psychisches Leiden behandelten, sondern primär Erschöpfungszustände als Hintergrund der Depression ansahen (ebd.). Erschöpfungszustände lassen sich einerseits bei vielen Patienten feststellen, die über psychische Probleme klagen, und andererseits mit SSRI durch ihre aktivierende und stimmungsaufhellende Wirkung relativ kurzfristig und leicht behandeln. Wenn die Ärzte auch nicht wussten, woher die Erschöpfung im Einzelnen kam, konnten sie ihren Patienten nun doch eine wirksame Lösung für ihre Symptome anbieten.

In den Jahren 1974 und 1975 gehen in Frankreich mehr Personen mit psychischen Problemen zum Hausarzt als zum Psychiater. „Die Allgemeinmediziner diagnostizieren 73 Prozent der Depressionen und die freien Psychiater 16 Prozent." (Ebd.:164) Dabei verschreiben die Allgemeinmediziner bereits nach dem ersten Patientengespräch Antidepressiva, während Psychiater noch mindestens einen weiteren Termin vereinbaren. Es wurden „psychische Krankheiten in der Allgemeinmedizin stärker medikamentös behandelt als jede andere Krankheit." (Ebd.) Die zweite Generation der Antidepressiva (SSRI) ließ dementsprechend die Verschreibungszahlen von Antidepressiva in die Höhe schießen: „Zwischen 1975 und 1984 begann sich das Verschreibungsverhalten der Allgemeinmediziner zu ändern: Die Menge der verschriebenen Antidepressiva stieg um 300 Prozent, während die der Anxiolytika [Angst lösende Wirkstoffe, A.d.Ü.] im Verhältnis dazu sank […]." (Ebd.:168-169) Insgesamt stieg die Zahl der Verschreibungen von Antidepressiva in Frankreich von etwa 4,3 Millionen 1977 auf fast 7,4 Millionen 1982 (ebd.).

Von Seiten der Psychiater wird den Allgemeinmedizinern vorgeworfen, nur die offensichtlichsten Symptome zu behandeln, statt die Depressionen ihrer Patienten eingehend zu diagnostizieren. Es wird kurzfristigem Wohlbefinden und kurzfristiger Zufriedenheit mehr Gewicht als der mittel- und langfristigen Heilung der Patienten beigemessen (ebd.:166-167). Doch dieses Verschreibeverhalten der Allgemeinmediziner wurde durch die Gesundheitsökonomie gedeckt, wie Ehrenberg feststellt: „Innerhalb von zehn Jahren hat sich eine Serotonin-Ökonomie entwickelt. Angesichts der hohen direkten und indirekten Kosten der Depression für die Gesellschaft und ihrer Auswirkungen auf die Produktivität der Unternehmen haben die Gesundheitsökonomen ausgerechnet, dass es wirtschaftlicher ist, SSRI statt der Trizyklika zu verwenden, obwohl jede Kapsel acht- bis zehnmal so viel kostet, denn der Therapieplan wird besser eingehalten und die Wirkung ist besser. Die SSRI sind demnach fast das ideale Antidepressivum." (Ebd.:216)

In der Zeit der 70er und 80er Jahre wusste man immer noch nicht, wie man die Depression definieren sollte. Jedoch führten die SSRI dazu, dass das Konflikt-Modell der Psychologie und Psychiatrie, nach welchem als ursächlich für das Entstehen von depressiven Erkrankungen psychische Konflikte z.B. zwischen Über-Ich und Es der Patienten angesehen wurden, Mitte der 80er Jahre einem Defizit-Modell der Depression wich. „Was konnte diese Krankheit anderes sein als das, was die Antidepressiva heilen? In diesem Fall verliert der Begriff des Konflikts zur Orientierung der Diagnostik seine Bedeutung. So setzt sich ein deskriptives Paradigma an die Stelle eines ätiologischen. Die Psychotherapie wird nicht länger für eine Basistherapie gehalten und war nicht länger ein Mittel, unbewusste Konflikte zum Vorschein zu bringen und den Patienten zu ermöglichen, sich ihnen zu stellen." (Ebd.:177)

Techniksoziologisch ist an dieser Entwicklung interessant zu beobachten, wie die Entdeckung einer Technik zur Beeinflussung des Serotoninspiegels im Gehirn ihren Gegenstand, die Depression, konzeptionell zu verändern im Stande ist. Da die Manipulation des Serotoninspiegels Linderung der Symptome schaffte, wurde das Erklärungsmodell depressiver Erkrankungen dahingehend angepasst, dass ursächlich für die Entstehung ein körperliches Defizit im serotonergen System angenommen wurde. Die Technik hat die Sichtweise auf das Problem transformiert und der Psychologie ihren Status als oberste Deutungsmacht auf dem Gebiet der Depression zu Gunsten der Psychiatrie genommen. Dies kann als Beispiel der gesellschaftlichen

Bedeutsamkeit neuer technischer Erfindungen gelten: „Sind neue Technologien erst einmal entwickelt und verbreitet, so bestimmen sie fortan die weitere Entwicklung der Gesellschaft maßgeblich mit. Neue Technologien haben in diesem Sinne nicht primär Auswirkungen auf die Gesellschaft, sondern sie *konstituieren* gesellschaftliche Veränderung." (Schaper-Rinkel 2009:295-296, Herv.i.O.)

Die zu dieser Zeit angestoßene Re-Biologisierung der psychischen Störungen, die in die Durchsetzung des Defizit-Modells mündet, ist auch ein Grund dafür, dass die Depression heute als ganz ‚normale' Krankheit gilt, die mit normalen Mitteln wie Medikamenten behandelt werden kann. Die Begriffe „Neurose", „Konflikt" und „Schuld", welche zentral im psychologisch-diagnostischen Vokabular verankert waren, verlieren ihre Bedeutung für die Depression, und „der Sieg des Defizit-Modells manifestiert sich in der Annahme, die Person sei das Objekt ihrer Krankheit, sie sei daran nicht beteiligt, sondern das Opfer eines Prozesses. Die Depression wird so zu einer normalen Krankheit." (Ehrenberg 2004:208-209)

Gleichzeitig wird die Normalisierung der Depression noch durch die sogenannte *klassifikatorische Wende* vorangetrieben. Um das oben beschriebene diagnostische Chaos der Depression abzuschwächen, brachte die American Psychiatric Association (APA) ein Werk mit standardisierten Diagnosekriterien heraus. „Die dritte Auflage des diagnostischen und statistischen Manuals psychischer Störungen (DSM-III) gilt als *‚zweite Revolution'* der Psychiatrie und hat das Gesicht der Psychiatrie erheblich verändert: Das Physiologische, das Psychologische und das Soziale bilden fortan das zentrale Dreieck des neuen psychiatrischen Mainstream, der sich in den 1970er Jahren abzeichnet. Wir treten in ein Zeitalter ein, das in der Psychiatrie ‚biopsychosozial' genannt wird." (Ebd.:121) Das DSM-III wurde 1987 teilweise überarbeitet (DSM-III-R), und eine vierte Ausgabe erschien 1994 (DSM-IV) (ebd.:177-178). Die gegenwärtig aktuelle Ausgabe (DSM-V) erschien 2013.

Das DSM-III führte ein multiaxiales Diagnosesystem ein, welches als Forschungswerkzeug entwickelt wurde, jedoch ebenfalls als Diagnoseleitfaden von Klinikern genutzt werden kann. Das multiaxiale System sollte es ermöglichen, die verschiedenen Dimensionen eines Syndroms auf fünf Achsen zu verorten und durch die Synthese dieser Ausprägungen zu einer Diagnose zu gelangen. Es sollte eine systematische Bezeichnung und Beschreibung der Krankheiten ermöglichen. Die klinische Verwendung des DSM bringt allerdings einige Schwierigkeiten mit sich. Da es als Forschungswerkzeug entwickelt wurde, kann es in der klinischen Praxis nur mit sehr viel Feingefühl und Erfahrung gewinnbringend eingesetzt werden. Die Gefahr besteht, durch zu strikte Abarbeitung des Kriterienkataloges die Besonderheiten des konkreten Falles und den konkreten Patienten aus dem Auge zu verlieren. Auch so kann es zu einer Über- bzw. Unterdiagnostizierung kommen. Das diagnostische Chaos der Depression konnte also nicht beseitigt werden, jedoch wurde ein gemeinsamer Referenzrahmen für Forscher und Kliniker geschaffen.

Die europäischen Kliniker, die dem DSM eher kritisch gegenüberstanden, zogen es vor, „die Psychopharmaka zu klassifizieren und nicht die Krankheiten oder Syndrome. Das Medikament muss wegen seiner klinischen Wirkung verschrieben werden, und nicht in Hinsicht auf eine Nosographie." (Ebd.:202-203) Dementsprechend ist z.B. auch heute noch zu beobachten, dass SSRI, die zwar den Titel Antidepressiva tragen, auch gegen eine Vielzahl anderer, nicht depressiver psychischer Krankheitsbilder eingesetzt werden. Es bildete sich also ein der sonstigen medizinischen Praxis tendenziell zuwiderlaufender Zusammenhang zwischen Diagnose und Medikament heraus. Das wirkungsvolle Medikament kann die Diagnose beeinflussen, und die Diagnose bestimmt nicht zwangsläufig das wirkungsvolle Medikament. Dies ist nicht zuletzt auch eine Folge der Unterbestimmtheit des Begriffes der Depression.

Wie schon angedeutet hatte das DSM in Europa kaum größeren Einfluss auf die außerhalb der Forschung tätigen Ärzte. Seit 1986 wurde in der Bundesrepublik Deutschland das von der WHO veröffentlichte Klassifikationssystem ICD-9 (*International Statistical Classification of*

Diseases and Related Health Problems) verpflichtend eingesetzt. Der ICD ermöglicht eine Zuordnung und Unterscheidung verschiedener Symptomatiken einer Krankheit und soll dabei helfen, die Schwere von (psychischen) Erkrankungen besser einschätzen zu können. Der ICD hat wesentlich zur Standardisierung der medizinischen Praxen weltweit beigetragen. Dies bedeutet allerdings nicht, dass damit die Diagnosesysteme weltweit deckungsgleich sind. Einige Staaten wie Deutschland, Österreich, die USA und Australien verwenden länderspezifische Erweiterungen. In Deutschland gilt so z.b. gegenwärtig der ICD-10-GM 2014 (GM steht für *german modification*). Die Verwendung des ICD-10 ist seit 2000 in Deutschland Pflicht. Gegenwärtig (seit 2007) wird am ICD-11 gearbeitet.

Wie auch beim DSM gab es deutliche Kritik am standardisierten Klassifikationssystem ICD-10. Die Kritik reicht vom Vorwurf des „gläsernen Patienten" (Kieselbach 1999) über den der Unvollständigkeit und fehlenden Exaktheit bis hin zu dem der mangelnden internationalen Vergleichbarkeit auf Grund der nationalen Versionen des Grundwerkes. Doch sicherlich hat der ICD-10 (auch der ICD-9 zuvor) zumindest innerhalb Deutschlands dafür gesorgt, dass Ärzte sich bei der Diagnose und Behandlung von depressiven Erkrankungen auf einen gemeinsamen Referenzrahmen stützen konnten. Auch wurde der Gegenstand „Depression" durch die Einführung dieses Klassifikationssystems genauer bestimmt. Der ICD liefert eine „extensionale Definition" (Bayer 1999:85f.) dessen, was Depression ist. D.h., er zählt all diejenigen Symptome auf, die bei Depressionen auftreten und somit die verschiedenen Krankheitsbilder ausmachen können.[25] Über die Anzahl und Intensität der feststellbaren Symptome kann der Arzt zusätzlich die Schwere der Erkrankung einschätzen. Durch solche Art von Klassifikationssystemen wurde es auch einfacher, die Depression von anderen, ähnlich gelagerten Problemstellungen zu unterscheiden.

Ebenfalls ermöglichte es dieses (für Deutschland) standardisierte Klassifikationssystem, darauf basierende *Behandlungsleitlinien* für depressive Erkrankungen zu entwerfen, die wiederum besonders die Behandlungspraktiken von Hausärzten an die psychiatrischen Standards anpassen sollen. Diese sogenannte S-3-Leitlinie berücksichtigt alle bis zum Zeitpunkt ihrer Verfassung auf ihr Themengebiet bezogenen Studien und wurde im Jahre 2009 erstmals publiziert und seitdem regelmäßig aktualisiert. Die aktuelle Version datiert auf das Jahr 2012. Die S-3-Leitlinie Unipolare Depression (DGPPN u.a. 2009) stellt ein Handwerkzeug für Ärzte dar und soll eine ICD-10 konforme Diagnosefindung ermöglichen sowie diagnosetypische Behandlungsvorschläge bereitstellen.

Nach wie vor existiert jedoch keine Definition der Depression, anhand derer man im Stande wäre zu *erklären,* welche sozialen, psychischen und physischen Faktoren aus welchen Gründen dazu führen, dass eine Person depressiv wird, eine andere jedoch nicht.[26] Nach wie vor

---

25 Damit scheint Ehrenbergs Diagnose für die Mitte des 20. Jahrhunderts auch heute noch Gültigkeit zu besitzen: „Die Unmöglichkeit, sie zu definieren, führte dazu, dass depressive Symptome auf depressive Symptome getürmt, alte zerlegt und neue hinzugefügt wurden." (Ehrenberg [1998] 2004:115)

26 Die Unterbestimmtheit der Depression lässt sich in Äußerungen verschiedener Wissenschaftler in unterschiedlichen Dekaden nachvollziehen: So stellt Deniker 1966 fest, dass „der Begriff ›Depression‹, der heute so häufig verwendet wird, ganz unterschiedliche Dinge bezeichnet" (Deniker 1966, S. 98). Dieser disparate Charakter hat sich bis heute gehalten. 1985 heißt es, dass „die Depression immer noch ein Begriff mit unscharfen Umrissen ist. Was man immerhin weiß, ist, dass sie das ist, ›was durch Antidepressiva geheilt‹ wird." (Scotto et al. 1985, S. 1633) Und 10 Jahre später zieht der Autor immer noch denselben Schluss: „Der Begriff der Depression bleibt unklar. [...] Der Satz stimmt immer noch, demzufolge wir die Depression immer besser behandeln können, aber immer weniger verstehen, was wir da behandeln. [...] Die depressiven Zustände haben also keine spezifischen Merkmale, ihre Symptome sind von erstaunlicher Vielfalt; der Begriff »Depression« ist vage, er bezeichnet, wenn nicht ein trauriges Gemüt, so doch wenigstens eine anormale »Veränderung« des Gemütszustandes, für die man keine physiologische Ursache gefunden hat. Das führt zu dem bizarren Umstand,

also ist die Depression „für den Patienten wie für den Arzt ein *praktisches Etikett* (Herv. P.S.), mit dem der eine seinen Zustand und der andere seine Handlung rechtfertigen kann", wie Israël dies bereits 1976 (156) formulierte. Dementsprechend sind auch die Wirkungsmechanismen der heute verfügbaren Psychopharmaka nicht exakt aufgeklärt und unterschiedliche Wirkungen sowie unerklärliche Rückfälle nicht selten (vgl. Gründer 2014).[27] Auch lassen neue Durchbrüche auf dem Gebiet der Pharmakotherapie schon seit Längerem auf sich warten. Zwar sprach man bereits Ende der 1990er Jahre von der *dritten Generation der Antidepressiva* (Hoc 1997), doch diese Medikamente mit dualer Wirksamkeit (dualserotonerge Antidepressiva) brachten keine nennenswerten Änderungen für die Therapie depressiver Erkrankungen.

Zusammenfassung

Pointiert zusammengefasst beginnt die Entwicklungsgeschichte der Depression im 19. Jahrhundert mit der Frage nach der pathologischen Person mit Wahnsinn. Im 20. Jahrhundert verwandelte sich der Wahn in das Dilemma der Schuld, das den durch seine Befreiungsversuche nervös gewordenen Menschen zerreißt (Ehrenberg 2004:277-278). „Im Jahr 2000 gibt es die Pathologie eines verantwortlichen Individuums, das sich vom Gesetz der Väter und den alten Gehorsams- und Konformitätssystemen befreit hat. Depression und Sucht sind wie die Vorder- und Rückseite des souveränen Individuums, des Menschen, der glaubt, der Autor seines eigenen Lebens zu sein, während er doch Subjekt im doppelten Sinne ist: Souverän und Untertan (Arendt 1961). […] Wenn, wie Freud dachte, der Mensch neurotisch wird, weil er das Ausmaß des Verzichts, das die Gesellschaft fordert, nicht ertragen kann, so wird er depressiv, weil er die Illusion ertragen muss, dass ihm alles möglich ist." (Ebd.) Während anfangs die Depression noch ein Aspekt der Neurose war, ist Letztere heute im Bereich der Depression aufgegangen. Die Neurose war heilbar, die Depression ist hingegen nur noch behandelbar[28] (ebd.:239). Sämtliche Therapien können den Patienten nur helfen und darauf vorbereiten, die ursächlichen Gründe für ihre Depression lösungsorientiert anzugehen.[29]

Die Depression ist keine Krankheit ökonomischer und sozialer Miseren, schlussfolgert Ehrenberg (ebd.:125-127). Der Überfluss nach dem Zweiten Weltkrieg bringt sie hervor, nicht die Wirtschaftskrise. Für ihn sind „Verstädterung, räumliche Mobilität und das Aufbrechen emotionaler Bindungen, […] das Anwachsen der sozialen Anomie, die Veränderungen in den Familienstrukturen, das Zerbrechen der traditionellen Geschlechterrollen usw. […]" (ebd.) wesentliche Gründe für das massive Auftreten depressiver Erkrankungen im 20. und 21. Jahrhundert.[30] Es sind Veränderungen, mit denen alle zu kämpfen haben: Gehorsam, Disziplin und

---

dass man zwar nicht weiß, was man behandelt, es aber doch immer besser behandelt. Was ist die Depression? Ein Phantom? Eine kollektive Illusion?" (Scotto 1996, S. 1) (alle zitiert nach Ehrenberg [1998] 2004:85-86).

27 Es wurde während eines der im Zuge der Datenerhebung für diese Arbeit geführten Interviews z.B. darauf hingewiesen, dass aktuell an einem Medikament gegen Depression geforscht wird, das entgegen der üblichen Wirkungsweise (Serotonin im synaptischen Spalt zu halten) Serotonin aus dem synaptischen Spalt abtransportiert, jedoch ebenfalls eine antidepressive Wirkung entfaltet.

28 „Man verzeihe mir diese schlechte Nachricht: Die verkündete Allmacht der Antidepressiva ist der Deckmantel einer unheilbaren Krankheit, wie wir im Folgenden sehen werden. Alles wird zur Depression, weil Antidepressiva auf alles wirken. Man kann alles behandeln, man weiß aber nicht mehr genau, was heilbar ist. Zur gleichen Zeit, zu der der Konflikt aus dem Blick gerät, verwandelt sich das Leben in eine chronische Identitätskrankheit. Das ist nicht unbedingt schlecht, denn unsere Individualitäten sind bestens dafür strukturiert, um diese »Krankheit« zu ertragen, doch ist es besser, wenn man weiß, was sie verdeckt." (Ehrenberg [1998] 2004:227-230)

29 „Die Verringerung der Symptome durch Antidepressiva scheint nicht dasselbe zu sein wie eine Heilung." (Ehrenberg [1998] 2004:233)

30 Zwar sind in den Jahren der jüngsten europäischen Wirtschaftskrise in den am stärksten betroffenen Ländern Portugal und Spanien die Verschreibungszahlen von Antidepressiva ebenfalls angestiegen, doch bemerkenswert ist, dass in Deutschland, das von der Krise nicht so stark betroffen ist, der Konsum von Antidepressiva noch

Konformität mit der Moral waren plötzlich keine gesellschaftlichen Erfolg versprechenden Motive mehr. Vielmehr geht es nun um psychische und affektive Flexibilität, Veränderungsfähigkeit und schnelle Reaktionen, Selbstbeherrschung und das andauernde Bezeugen hoher Handlungsfähigkeit in allen Situationen: „Jeder muss sich beständig an eine Welt anpassen, die eben ihre Beständigkeit verliert, an eine instabile, provisorische Welt mit hin und her verlaufenden Strömungen und Bahnen. Die Klarheit des sozialen und politischen Spiels hat sich verloren. Diese institutionellen Transformationen vermitteln den Eindruck, dass jeder, auch der Einfachste und Zerbrechlichste, die Aufgabe, *alles zu wählen* und *alles zu entscheiden,* auf sich nehmen muss." (Ehrenberg [1998] 2004:222-223, Herv. i. O.)

So scheint jedes Zeitalter seine eigenen Krankheiten hervorzubringen. Für Hartmut Rosa (2005) sind die von Ehrenberg beschriebenen Veränderungen wesentlich durch die Entwicklungen des spätmodernen, kapitalistischen Wirtschaftssystems beeinflusst. Es bildet sich ein neues Selbstverhältnis, das der „verzeitlichten Zeit" der Spätmoderne entspricht. Rosa nennt dieses Selbstverhältnis „situative Identität" (ebd.:110): „Politisch wie lebenspraktisch erzeugt diese spätmoderne Form der *verzeitlichten Zeit,* die durch hohe, kaum planbare und nur in geringem Maße kontrollierbare Veränderungsraten gekennzeichnet ist, den Eindruck des *rasenden Stillstandes:* Die Dinge ändern sich, aber sie entwickeln sich nicht; es gibt unerschöpfliche Optionsräume, aber, da sie beständig ihre Gestalt verändern, keine langfristigen Strategien, sie kumulativ zu nutzen." (Rosa 2005:110)

Schließlich bleibt den Individuen nichts anderes übrig, als ihren Anspruch auf Kontinuität und eine langfristige Lebensplanung aufzugeben. Sämtliche Identitätskonzepte bedürfen eines zeitlichen Indexes. Sie sind Identitäten zum Zeitpunkt X im jeweiligen Leben und tragen damit ein Verfallsdatum. Dies erhöht die von den Individuen erfahrenen Unsicherheiten. Die Befürchtungen des Scheiterns und die Angst, nicht mit den Forderungen nach Flexibilität mithalten zu können, obsiegen immer häufiger über die Hoffnung auf sozialen Aufstieg. Wie Rosa schreibt auch Ehrenberg (2004:222-223): „Wir verändern uns, gewiss, doch haben wir nicht mehr den Eindruck, uns weiterzuentwickeln."

Rosa verortet die Depression am Schnittpunkt von neuen Handlungsnormen und einem Leidensbegriff, der sich auf genuin soziale Probleme ausweitet. Insofern sieht auch er Antidepressiva als Antworten, die die Pharmaindustrie auf teilweise soziale Probleme gibt (ebd.). In diesem Zusammenhang ist nach Ehrenberg auch danach zu fragen, ob Antidepressiva eher als Medikamente oder eher als Drogen bezeichnet werden sollten. „Das Schlüsselwort ist: doppelt. An der Stelle des Konflikts, der die Einheit des Subjekts begründete, steht nun eine doppelte Identität, die sich der Person wie eine Wahlmöglichkeit anbietet. Wenn eine Person zugleich gesund ist, dank des Medikaments, und krank, nämlich ohne das Medikament, wer ist dann die wahre Person? […] diese Frage stellt sich in Begriffen, die es Anfang des 20. Jahrhunderts nicht geben konnte: mehr als man selbst (bis wohin?) oder ein anderer als man selbst (wer?) sein. Das ist eine Sprache, die wir alle gut kennen: die Sprache der Droge." (Ehrenberg [1998] 2004:256)

Hier ist auch genau der Ansatzpunkt für die in dieser Studie untersuchte Fragestellung zu sehen, nämlich die Frage, inwieweit die Pharmakotherapie mittels Antidepressiva in manchen Fällen eher als Doping denn als Behandlung zu sehen ist. Gerade bei SSRI besteht der Verdacht, dass „die Dilemmata, die das Subjekt formen, chemisch verschliffen werden könnten", äußert auch Ehrenberg (ebd.:227-230). Da die Medikamente sowohl bei schweren Depressionen als auch bei leichtem Unbehagen angewendet werden können, wird die Dystopie einer Gesellschaft aus „Pharmakomenschen" praktisch realisierbar (ebd.).

---

stärker angestiegen ist. Zwischen 2007 und 2011 stieg der Konsum von Antidepressiva in Deutschland um rund 46%; in Spanien und Portugal hingegen lediglich um rund 20% (Gurol 2013).

Auch Jurk (2008: 205ff.) kritisiert die zunehmende Biologisierung der Diagnose und Medikamentisierung der Therapie der Depression seit den 60er Jahren des 20. Jahrhunderts. Sie sieht den Wandel und die Ausbreitung des Krankheitskonzeptes wesentlich durch die Wirksamkeit der modernen Medikamente begründet. Dadurch ist die Depression selbst zur Krankheit geworden und nicht mehr ein Symptom einer tiefer liegenden psychogenen Störung. Diese Ausrichtung der Diagnose sei wesentlich durch die an wachsenden Märkten interessierte Pharmaindustrie forciert und so die Ursachensuche und -erklärung in den Hintergrund gedrängt worden. „Die medizinische Behandlung drängt das soziale Dilemma zur Seite, das sie nicht lösen kann" (ebd.:206), schlussfolgert auch sie. Das Unbehagen bei diesen Gedanken verstärkt sich, da zu erkennen ist, dass Antidepressiva für immer längere Zeiträume verordnet werden, wie dies eine im Zuge dieser Studie durchgeführte Online-Befragung von mit Psychopharmaka in Behandlung stehenden Patienten gezeigt hat.

Hat Ehrenberg also recht, wenn er formuliert: „Das Individuum von heute ist weder krank noch geheilt. Es ist für unterschiedliche Wartungsprogramme angemeldet." (Ebd.:248) Auch diese Frage lässt das Problem der schwer zu ziehenden Grenze zwischen Treatment und Enhancement erkennen. Um eine Antwort auf diese Frage anbieten zu können, werden im 2. Kapitel Ehrenbergs Thesen einige jüngere Arbeiten der deutschen Arbeitssoziologie und Konzepte neuer Subjektivierungsformen unterstützend zur Seite gestellt. Beide Perspektiven scheinen sich sinnvoll zu ergänzen, denn in der deutschsprachigen Literatur zu diesen Themen mehren sich Warnungen, dass Arbeit in unserer modernen Gesellschaft depressiv machen kann. „Denn es liegen erhebliche Evidenzen für pathologisierende Tendenzen der modernen flexibilisierten, globalisierten, informatisierten und finanzialisierten Arbeitswelt vor; insbesondere tragen die Mechanismen der ‚neuen Unmittelbarkeit der Ökonomie' zu der Ausbreitung von Unsicherheit und Angst bei." (Schmiede 2011:130)

Ergänzend zur Darstellung des Werkes von Ehrenberg zur Depression muss an dieser Stelle noch auf die Arbeit von Elisabeth Summer (2008), einer praktizierenden Psychotherapeutin, eingegangen werden. In ihrem Buch misst sie Ehrenbergs Thesen an ihren praktischen Erfahrungen und möchte die Frage klären, warum nicht alle Individuen depressiv werden, was eine erwartbare Folge wäre, folgt man konsequent Ehrenbergs Argumentation. Sie argumentiert, dass es immer subjektive Krankheitsauslöser auf Seiten der Individuen in Form von kognitiven Fehlleistungen gibt. Nach dem Depressionsmodell von Aaron T. Beck führen diese Fehlleistungen zu einer negativen „kognitiven Triade", die sich in einem negativen Selbstkonzept, einer negativen Sicht auf die Welt und einer negativen Zukunftsperspektive (ebd.:32f.) äußern. Eine auf dieser Triade basierende, falsche generalisierende individuelle Schuldzuweisung und ihre gleichzeitige Interpretation als Ausdruck eigener persönlicher Unzulänglichkeiten erzeugen dann einen sich unfreiwillig verstetigenden Automatismus der falschen Generalisierung und damit schließlich eine depressive Störung.

Besonders interessant an der Arbeit Summers ist, dass sie durch ihre sozialpsychologische und psychologisch-praktische Perspektive zu einer erklärenden Definition der Depression gelangt, die in der medizinisch-psychiatrischen Diskussion ihr Pendant noch vermissen lässt: „Pathologisch depressiv ist, wer sich phasenweise oder permanent in einem mit praktischer Handlungsunfähigkeit verbundenen Zustand der geistig-moralischen Selbstdisqualifizierung bezüglich Lebenstüchtigkeit befindet, beurteilt nach dem sozial gültigen und angeeigneten Maßstab der Selbstbewährung in der bürgerlichen Welt, und logisch verbunden mit dem Gefühl der Wertlosigkeit und des Versagens. Das Individuum leidet an seiner vorgestellten Dysfunktionalität, vollstreckt dieses Urteil gegen Geist, Seele und Körper des eigenen Ich und verliert darüber seine Alltagstauglichkeit. Dies unterscheidet an Depression Erkrankte von normalen Bürgern, die ebenfalls depressive Stimmungsauslenkungen kennen." (Ebd.:231)

Summer bestätigt also Ehrenbergs Thesen der Depression als einer Krankheit der Unzulänglichkeiten und stellt ihnen eine Beschreibung der individuellen psychologischen

Prozesse ergänzend zu Seite, die die gesellschaftlich induzierte Überforderung im Leib der Patienten verankern. Aus ihrer Sicht sind schließlich Therapieformen mit einer ausgeprägten kognitiven Komponente der Pharmakotherapie vorzuziehen, will man die Depression ursächlich bekämpfen.

1.5 Hypothesenbildung

Gewappnet mit dem Wissen zur Kultur- und Entwicklungsgeschichte der Depression ist es an der Zeit, einige Hypothesen aufzustellen, die mittels der für diese Studie durchgeführten empirischen Untersuchungen überprüft werden sollen.

(1) Die Diagnose depressiver Erkrankungen, die Therapieform und die Wirksamkeit eventuell verschriebener Medikamente unterliegen kommunikativen Aushandlungsprozessen zwischen Ärzten und Patienten.

Angesichts des Fehlens objektivierbarer körperlicher Merkmale am Patienten mit depressiven Erkrankungen, kann nicht nach für den Arzt im Moment der Diagnosestellung direkt nachvollziehbaren Kriterien entschieden werden. Der Arzt ist darauf angewiesen, den Aussagen seines Patienten zu vertrauen und kann höchstens versuchen, diese kommunikativ im Patientengespräch zu überprüfen. Daher ist zu vermuten, dass Ärzte durch Erfragen und Zuhören versuchen, verschiedene Symptome depressiver Erkrankungen offenzulegen. Für die Einschätzung der Schwere einer depressiven Erkrankung gilt das Gleiche. Der Arzt muss versuchen, die Anzahl der Symptome vom Patienten durch dessen Erzählungen zu erfahren und sich dabei auf die Wahrhaftigkeit der Schilderungen der subjektiv erfahrenen Schwere der Symptome durch den Patienten verlassen. Sollte diese Hypothese zutreffen, dann ist an diesem Punkt bereits eine erste Antwort auf die zweite Forschungsfrage zu finden. Wenn die Diagnose und Behandlung der Depression kommunikativen Aushandlungsprozessen zwischen Arzt und Patient unterliegen, dann kann der Patient diese Situation in seinem Interesse nutzen. Er kann, wenn er über die typischen Symptome einer Depression informiert ist, dieses Wissen in den Aushandlungsprozess einbringen und so über die Wahl der Pharmakotherapie Antidepressiva zum Zwecke der enhancenden Verwendung erhalten.

Der zweite Aspekt der Aushandlung zwischen Arzt und Patient betrifft die Wirksamkeit des verschriebenen Medikamentes. Da, wie oben dargestellt, die Wirkmechanismen der auf dem Markt verfügbaren Antidepressiva nicht abschließend geklärt und ihre Wirkungen teilweise paradox sind – bei einigen Patienten auch gar nicht eintreten –, ist der behandelnde Arzt auch hier auf die Äußerungen seiner Patienten bezüglich der Wirksamkeit und Nützlichkeit einer Medikation angewiesen. An dieser Stelle wäre, sollte sich die Hypothese bestätigen, ein weiteres Einfallstor für Personen, die eine enhancende Verwendung derartiger Medikamente anstreben und diese über einen Arzt beziehen wollen, zu lokalisieren.

(2) Es kommt auf Grund der breiten Anwendbarkeit einiger Antidepressiva und der sich nicht immer deckenden Problemschilderungen von Patienten mit den Kodierungsmöglichkeiten nach dem ICD-10 zu Ungenauigkeiten bei der Formalisierung und damit zu Verzerrungen der Krankheitsstatistik.

Der Anwendungsbereich der Psychopharmaka wird von den Ärzten möglicherweise auf die von ihren Patienten beschriebenen Probleme erweitert, und deshalb kann auf dem entsprechenden Rezept keine „passende" Kodierung angegeben werden, wie dies der oben zitierte DAK-Bericht (2009) schildert. Es besteht also womöglich eine Diskrepanz zwischen dem mit einem Medikament zu behandelnden real existierenden Problem und dem formal kodierbaren Problem. Des Weiteren ist zu bedenken, dass Ärzte, um den Schein zu wahren und damit Problemen vorzubeugen, auch eine zum Medikament passende Diagnose vermerken können, die jedoch ebenfalls nicht zum Problem des Patienten passt. In diesem Fall wird die Diskrepanz zwischen dem realen Problem des Patienten und dem formal Diagnostizierbaren nicht nachvollziehbar. Es kommt aber ebenfalls zu einer Verzerrung der Krankheitsstatistik.[31] Der Zwang zur Kodierung der diagnostizierten Krankheiten nach ICD-10 kann also auch nachteilige Auswirkungen auf die Krankheitsstatistik haben. Des Weiteren spielt die erzwungene Verwendung von Diagnoseschlüsseln eine Exaktheit des medizinischen Wissens vor, die in der Realität nicht einzulösen zu sein scheint. Ferner ist das Anwendungsspektrum insbesondere von SSRI so breit gefächert, dass auch hier Kodierungsungenauigkeiten entstehen könnten. Auch bei nicht eindeutigen Krankheitsbildern entfalten die Medikamente ihre stimmungsaufhellende und aktivierende Wirkung, so dass eine eventuelle Fehldiagnose nicht über eine ausbleibende Wirkung des Medikamentes zu überprüfen wäre.

(3) Die Behandlungspraxen psychischer Erkrankungen von Allgemeinmedizinern und von auf psychische Erkrankungen spezialisierten Medizinern unterscheiden sich nach wie vor erheblich.

Hinweise auf unterschiedliche Verschreibepraktiken und Diagnosemaßstäbe lieferte bereits Ehrenberg in seinem Werk über die Depression. Diese Unterschiede scheinen sich durch die gesamte Entwicklungsgeschichte der Depression bis heute zu ziehen. Grund zu der Annahme, dass sich an derartig unterschiedlichen Behandlungspraktiken bis heute noch nicht viel geändert hat, gibt auch die relativ junge Publikation der S-3-Leitlinie zur unipolaren Depression (DGPPN u.a. 2009). Die psychiatrische Fachwelt hätte wohl keine jahrelange Kooperation ihrer zahlreichen Organisationen ins Leben gerufen, wenn der Erstellung solcher Leitlinien nicht zwingende praktische Gründe zu Grunde gelegen hätten. Es wird angenommen, dass einer dieser Gründe die von den Behandlungspraktiken der Psychiater stark abweichenden Behandlungspraktiken der Hausärzte waren. Sollte diese Hypothese zutreffen, dann würde auch dies dafür sprechen, dass es vergleichsweise einfach möglich ist, sich entsprechende Medikamente für eine enhancende Verwendung gezielt von Hausärzten verschreiben zu lassen.

---

31 Dass solche Fälle vorkommen, konnte in einem Gespräch mit einem in dieser Art behandelten Patienten in Erfahrung gebracht werden. In diesem Fall wurde die Diagnose Depression vermerkt, obwohl der Patient nicht an Depression erkrankt ist. Er schilderte, das entsprechende Medikament (Sertralin) zu nehmen, da er damit im Allgemeinen motivierter, fokussierter und wacher ist. Es wird also klar zu Zwecken des pharmakologischen Neuro-Enhancements verwendet. Dieser Fall wird im Zuge dieser Arbeit genauer analysiert.

2. Theoretische Konzepte und Studien

Es werden im Folgenden weitere empirische und theoretische Hinweise darauf dargestellt, dass Ärzte entgegen der Vermutung der Autoren der DAK-Studie Pharmazeutika verschreiben, ohne dass eine eindeutige medizinische Indikation (nach ICD-10-Standard) vorliegen muss, und dafür, dass den Medizinern insbesondere in Bezug auf Psychopharmaka weiterhin eine bedeutende Rolle als Gatekeeper und Verwalter von Expertenwissen zukommt. Des Weiteren werden theoretische Konzepte vorgestellt, die den gestiegenen Verbrauch von Pharmaka in jüngerer Zeit zu erklären versuchen. Ferner werden einige jüngere Studien der Arbeitssoziologie vorgestellt, die Ehrenbergs Thesen bezüglich einiger Beschäftigungsgruppen konkretisieren helfen. Und es wird der Versuch unternommen, Ehrenbergs Idee der Depression als einer Krankheit der Unzulänglichkeit mit einigen Subjektkonzepten der neueren deutschen Soziologie zu verbinden.

2.1 Ärzte als Gatekeeper

Zur Bestätigung der Rolle von Ärzten als Gatekeeper und Verwalter von Expertenwissen hat Coveney (2011) eine hilfreiche qualitative Untersuchung durchgeführt: In 25 semi-strukturierten Interviews mit englischen Schichtarbeitern und Studenten im Alter zwischen 18 und 53 Jahren erfragt sie, wie potenzielle zukünftige Nutzer eines wachmachenden und die Aufmerksamkeit steigernden Medikamentes (Modafinil) den (potenziellen) Gebrauch desselben in ihrem Alltagsleben denken, positionieren und verhandeln (ebd.:204, 211-213). Sie kommt zu dem Ergebnis, dass sowohl von Studenten wie auch von Schichtarbeitern der Gebrauch von Medikamenten zur Leistungssteigerung als illegitimer Missbrauch gewertet wird. Einzig zur korrektiven Wiederherstellung der Leistungsfähigkeit auf ein normales, vormals einmal bestandenes Niveau, nach bspw. einer Überbeanspruchung oder Krankheit, wird der Gebrauch von leistungssteigernden Medikamenten akzeptiert.

Von beiden untersuchten Gruppen wird in diesem Zusammenhang auf die Bedeutung der ärztlichen Profession verwiesen, deren Definitionsspielraum eine Feststellung des Bedarfs einer solchen Behandlung unterliegt. Der legitime und sichere Gebrauch, so wird geäußert, könne nur von Ärzten festgestellt und eingeleitet werden. Keiner der Befragten würde eine eigenmächtige Verwendung entsprechender Mittel erwägen (ebd.:213-222). Damit äußerten sich die Befragten derart, wie die potenzielle Legitimität einer Verwendung leistungssteigernder Mittel im Alltag auch in Medienberichten der britischen Presse überwiegend dargestellt wurde (Williams et al. 2008:850). Die Autorin verweist darauf, dass der Status eines Medikamentes als verschreibungspflichtig oder frei verkäuflich maßgeblich das Verständnis desselben durch die (potenziellen) Nutzer formt (ebd.:222, sowie Harding & Taylor (1997) und Stevenson et al. (2008)). Besonders bei verschreibungspflichtigen Medikamenten ist die Konsultation eines Arztes für die meisten Nutzer nach wie vor sehr wichtig. Pharmazeutika, die sich auch zu PNE eignen, sind beinahe ausnahmslos[32] verschreibungspflichtig, wodurch vor dem Hintergrund der eben dargestellten Studie die Rolle von Ärzten für das Forschungsfeld des PNE im Alltag als äußerst wichtig einzustufen ist.

---

32 Johanniskraut-Präparate sind in niedriger Dosierung frei verkäuflich. In Deutschland wurde für höher dosierte Johanniskraut-Präparate 2003 eine Apothekenpflicht eingeführt, welche 2009 abermals verschärft wurde (vgl. Meichsner 2009).

2.2 Medikalisierung und Biomedikalisierung

Für den Themenkomplex des PNE zeigt sich, dass mit dem bekannten Konzept der Medikalisierung nicht alle neuen Facetten und Entwicklungen, die mit der Verwendung von Psychopharmaka als Enhancement-Stoffen in Verbindung stehen, trennscharf zu beschreiben sind. Neuere Arbeiten zur *Pharmazeutikalisierung der Gesellschaft* werfen ein neues Licht auf moderne Psychopharmaka.

Das Konzept der *Medikalisierung* der Gesellschaft beschreibt einen Prozess, in dem körperliche oder soziale Abweichungen von einer allgemeinen Norm als Krankheiten umdefiniert und somit kontrollierbar, behandelbar bzw. normalisierbar gemacht werden. Nicht-medizinische Probleme werden in den Bereich der Medizin hineingeholt, indem sie als medizinisch diagnostizierbar und behandelbar in Begriffen von Krankheit oder Störung definiert werden (Conrad 1992:209). „Der Prozess der Medikalisierung kann [...] als Etablierung eines Wissensregimes interpretiert werden." (Karsch 2011:285) Prominente Beispiele für diesen Prozess sind die „Sozialisierung der Depression" in der zweiten Hälfte des 20. Jahrhunderts (Ehrenberg 2004:53) und die Entdeckung der Behandelbarkeit von ADHS (zuletzt auch für Erwachsene) (Karsch 2011). Während anfangs noch die medizinische Profession für die Medikalisierungstheoretiker als treibende Kraft im Zentrum ihrer Analysen stand, wird heute argumentiert, dass die Pharmaindustrie seit den späten 1980er Jahren eine zunehmend wichtige Rolle spielt (Abraham 2010:604). Auslöser für diesen Wandel war die Vermarktung des Antidepressivums Prozac, das in den USA zeitweilig als pharmakologisches Wundermittel für diverse, nicht mit Depression in Verbindung stehende Probleme verschrieben wurde.

Eine weitere Tendenz, die in der jüngeren Literatur der englischen Soziologie beschrieben wird, ist die *Biomedikalisierung*. Das Präfix ‚Bio' signalisiert hier einen konzeptionellen Wandel in der Medizin, der der steigenden Bedeutung von biotechnologischen Erkenntnissen für das Gesundheitssystem Rechnung tragen soll (Clarke et al. 2003). Im biomedizinischen Regime wird der Körper durch biotechnologische Behandlungen flexibel, manipulierbar und transformierbar gemacht. Insbesondere eine Orientierung in die Zukunft ist charakteristisch für diesen Wandel.

Als Auswirkung dieses konzeptionellen Wandels, der jeden gesunden Patienten als potentiell gefährdet erscheinen lässt, werden heute gesunde Teile der Bevölkerung unter Beobachtung gestellt, untersucht, befragt und in Hinblick auf medizinische Normen verglichen (Coveney et al. 2011:383). Die Identifizierung von Gesundheitsrisiken und ihre Behandlung orientieren sich noch an Krankheitsbildern. Tendenzen der Biomedikalisierung sind also nicht unabhängig von solchen der Medikalisierung. Eine biotechnologische Behandlung kann jedoch schon auf Verdacht oder bei Gefahr, an einem konkreten, diagnostizierbaren Leiden zu erkranken, eingeleitet werden. *Die Biomedikalisierung beschreibt also eine Erweiterung der medizinischen Aufmerksamkeit von der vormals reinen Identifizierung und Behandlung von Krankheiten auf präventive, risikominimierende Behandlungen.*

Die biomedizinische Konzeptualisierung von Körpern beinhaltet jedoch nicht nur präventive Maßnahmen, sondern schließt auch Verbesserungen oder Optimierungen von Körpern, die gewisse Normen nicht erfüllen, ein (Clark & Shim 2011, Rose 2007) und öffnet dadurch das Tor für Enhancement-Anwendungen innerhalb der Medizin. Zugespitzt formuliert Mamo: „In medical discourse and practice there is no longer a prerequisite to pathologise the body to maintain medical authority and jurisdiction: instead biomedicalisation extends its reach to include any and all issues concerning life itself, culminating in a moral imperative to be healthy." (Mamo 2010:175)

Um ein Beispiel zu nennen: Dieser hier benannte Imperativ zur gesunden Lebensführung schlägt sich in besonderer Weise in der Quantified-Self-Bewegung[33] nieder. Dies ist eine Szene, die sich 2007 in den USA gründete und deren Mitglieder sich zum Ziel gesetzt haben, ihren körperlichen Zustand durch moderne Untersuchungs- und Messverfahren statistisch zu erfassen, mit anderen abzugleichen und dadurch eine fortwährende Optimierung ihrer Gesundheit und Fitness zu erreichen (vgl. Auf dem Hövel 2012).

2.3 Pharmazeutikalisierung[34]

Das soziologische Konzept der *Pharmazeutikalisierung* kann als eine Engführung und Spezialisierung des Konzeptes der Biomedikalisierung auf Entwicklungen auf dem Gebiet der Pharmaka verstanden werden. Hintergrund ist die Beobachtung, dass Pharmaka seit Neuerem vermehrt außerhalb ihrer medizinischen Zulassung genutzt bzw. dezidiert als Lifestyle-Medikamente entwickelt werden, um alltägliche Probleme zu lösen. Einige Autoren sprechen von einer „Domestizierung des pharmazeutischen Konsums" (Fox & Ward 2008). Diese Pharmazeutikalisierung des täglichen Lebens wurde bisher nur in den USA klar nachgewiesen. Als Auslöser für die Selbstmedikation wird zum einen angesehen, dass in den USA die Möglichkeit besteht, Werbung für verschreibungspflichtige Medikamente direkt am Kunden zu betreiben, und zum anderen, dass diese Werbung das Interesse der Konsumenten weckt und diese sich in Internetforen selbst organisieren und sich über die Anwendungsmöglichkeiten untereinander austauschen und beraten. Für einige Medikamente werden Beratungsnetzwerke auch direkt vom Hersteller betrieben, um den außermedizinischen Gebrauch des Medikamentes zu fördern (ebd.:859).

In ihrer Studie eben solcher Internetforen weisen Fox & Ward den häuslichen Gebrauch von Medikamenten ohne medizinische Indikation am Beispiel von Medikamenten gegen Fettsucht (Xenical) und Erektionsprobleme (Viagra) nach. Die Motivationen, solche Medikamente zu nehmen, sind, wie sich herausstellte, äußerst vielseitig. So kann Xenical z.B. eingenommen werden, um eine Diät zu beschleunigen, oder aber, im Gegenteil, Anorexie weiterzutreiben (ebd.:865). Die Äußerungen der befragten Forumsnutzer machten deutlich, dass die Grenzen

---

33 „Quantified Self ist ein Gemeinschaft von Anwendern und Anbietern von Lösungen zur Erfassung und Auswertung von Daten über die eigene Gesundheit, das Verhalten oder die Umwelt. Ähnlich einem Spiegel liefern Daten über uns selbst eine Möglichkeit, uns zu reflektieren und zu erkennen, was bessere, informiertere Entscheidungen erlaubt. Die dabei eingesetzten Verfahren umfassen Selbst-Experimente, Verhaltens-Beobachtung, Lifelogging, die Erfassung biometrischer Informationen, psychologische Tests, Dienste zur medizinischen Selbstdiagnose, Genomsequenzierung und vieles mehr." (http://qsdeutschland.de/info/)

34 Bereits 2003 prägte der deutsche Soziologe und Drogenexperte Günther Amendt den Begriff der „Pharmakologisierung des Alltags". Dieser Begriff unterscheidet sich von dem in diesem Abschnitt dargestellten, der englischsprachigen Literatur entnommenen Begriff der Pharmazeutikalisierung („pharmaceuticalization") bezüglich der sozialen Bereiche, auf die er sich bezieht. Amendt bezeichnet Anreize zur chemischen Selbstmanipulation wie „die Entrhythmisierung des Arbeitsablaufs, die Zerschlagung gewachsener und verinnerlichter Zeitstrukturen, wie etwa die Abschaffung von Sonn- und Feiertagen, der ständige Wechsel von Arbeitszeit und Arbeitsort, die Auflösung sozialer Beziehungen und emotionaler Bindungen" als Ursachen, „welche die Bereitschaft zur chemischen Selbstmanipulation geradezu herausfordern, will man nicht abgehängt werden und auf der ‚Loser'-Seite landen" (Amendt 2003:24). Sein Konzept der Pharmakologisierung des Alltags beschreibt also eine Folge der sich rasch ändernden und als wenig stabil erfahrbaren gesellschaftlichen Strukturen und Aufstiegschancen, die dazu führen, dass jeder nun für seine Leistungsfähigkeit selbst einstehen muss. Besonders betroffen sind davon junge Menschen, deren Existenz noch nicht stabilisiert und ausreichend abgesichert ist (ebd.:50). Amendt sieht die Gefahr, dass die schrankenlose Pharmakologisierung des Alltags dazu führt, „dass wir den Menschen nicht mehr als soziales, sondern als manipulierbares und chemisch optimierbares Wesen wahrnehmen" (ebd.). Die Pharmazeutikalisierung im Gegensatz zur Pharmakologisierung fokussiert nicht nur die Bereitschaft zur chemischen Selbstmanipulation (mit Medikamenten) im Alltag, sondern schließt Veränderungen im medizinischen Bereich mit ein. Dabei werden allerdings chemische Wirkstoffe, die keine Medikamente sind, nicht berücksichtigt.

zwischen medizinischen Anwendungen und Enhancement-Anwendungen immer mehr verschwimmen und kaum bestimmbar sind. Für die Anwender lösen die Medikamente Probleme, die ihre Lebensqualität massiv beeinflussen und, die sie sich krank fühlen lassen; für äußere Beobachter erscheinen sie hingegen als Lifestyle-Probleme, ohne medizinische Relevanz.

Ein Beispiel für die Pharmazeutikalisierung auf dem europäischen Markt ist das oben bereits beschriebene Medikament Priligy, das die Ejakulation des Mannes beim Geschlechtsverkehr hinauszögern soll. Das Medikament ist verschreibungspflichtig, behandelt jedoch keine medizinischen Probleme, da sämtliche Körperfunktionen in Verbindung mit der Fortpflanzung intakt sind. Das Medikament ist also zur Behandlung sozialer Probleme (z.B. der Partnerschaft) konzipiert und damit eher ein Lifestyle-Medikament.

Eine derartige Domestizierung des pharmazeutischen Konsums wie in den USA ist in Europa auf Grund der strengeren Zugangsbeschränkungen zu Medikamenten erst einmal nicht zu erwarten. Die eben dargestellte Studie soll beispielhaft in den Themenkomplex der Pharmazeutikalisierung einführen. Im Folgenden wird der Stand der Forschung detaillierter beschrieben und damit auf Entwicklungen aufmerksam gemacht, die ebenfalls Europa betreffen und bedeutsam für die Vermutung sind, dass verordnetes pharmakologisches Neuro-Enhancement stattfindet.

Pharmazeutikalisierung wird von Williams et al. (2011:711) definiert als „the translation or transformation of human conditions, capabilities and capacities into opportunities for pharmaceutical intervention". Dieser Begriff nimmt, wie der Begriff der Biomedikalisierung, Phänomene jenseits der Grenzen des rein Medizinischen oder Medikalisierten (Conrad 2007) in den Blick und schließt damit medikamentöse Behandlungen im Sinne von Lifestyle-Anwendungen und Enhancement ein.

Abraham (2010) definiert die Pharmazeutikalisierung als „the process by which social, behavioral or bodily conditions are treated or deemed to be in need of treatment, with medical drugs by doctors or patients". Beide Definitionen schließen also die Verwendung von illegalen Substanzen und solchen, die nicht von der pharmazeutischen Industrie *als Medikament* hergestellt werden (z.B. Nahrungsergänzungsmittel), aus. Die Definition von Williams et al. ist allerdings in dem Sinne weiter, als dass sie sich nicht nur auf solche Medikamente bezieht, die zur Behandlung oder Prävention von Krankheiten entwickelt wurden, sondern dezidiert die Optimierung von ‚Gesunden' mit einschließt. Abraham dagegen hat mit seinem Begriff der Pharmazeutikalisierung eher eine Ergänzung zu dem der Medikalisierung im Sinn. Er argumentiert, dass beispielsweise im Fall der stetig steigenden Verschreibungszahlen von Ritalin die Medikalisierung nur einen Teil der Fälle durch die verbesserten Möglichkeiten der Diagnose erklärt. Der restliche Teil könnte aus der Entscheidung von Ärzten und Patienten resultieren, eine medikamentöse Behandlung einer Psychotherapie vorzuziehen. Ein anderes Beispiel ist die Entscheidung, Adipositas anstatt mit herkömmlichen Mitteln der Diät, Nahrungskontrolle oder operativen Maßnahmen mit Pharmaka, die Gewichtsverlust herbeiführen (wie oben bereits beschrieben Xenical), zu behandeln (Abraham 2010:605). Konkret formuliert, bedeutet dies, „pharmaceuticalization can grow *without expansion of medicalization*, because some drugs are increasingly used to treat an *established* medical condition involving no transformation of a non-medical problem into a medical one." (Ebd., Herv. i. O.)

Der Vollständigkeit halber sei angemerkt, dass die Medikalisierung ebenfalls eine treibende Kraft der Pharmazeutikalisierung darstellen kann (ebd.:608). Das Forschungsprogramm der Soziologie in diesem Sektor hat nun zur Aufgabe, zu erklären, warum es immer häufiger zu Entscheidungen für eine medikamentöse Behandlung kommt, und zwar nicht nur in den USA, wo direkte Werbung am Konsumenten für verschreibungspflichtige Pharmaka erlaubt ist, sondern auch in Europa, wo dies nicht der Grund einer solchen Entwicklung sein kann.

Wegen des expliziten Bezugs auf die Optimierung von Patienten in der Begrifflichkeit von Williams et al. wird in dieser Studie, die sich mit der Untersuchung von verordnetem PNE beschäftigt, ebendiese zu Grunde gelegt, wenn von Pharmazeutikalisierung die Rede ist. Abraham spricht im Zusammenhang mit der Pharmazeutikalisierung nicht über Enhancement-Anwendungen von Medikamenten bei Gesunden. Er sagt zwar, dass die Pharmazeutikalisierung auch durch die sogenannten „lifestyle drugs" (hier sind verschreibungspflichtige Medikamente wie Viagra eingeschlossen) vorangetrieben wird, jedoch ist dies nur ein weiteres Argument für ihn, dass Pharmazeutikalisierung ohne Medikalisierung stattfinden kann, da in diesen Fällen häufig die medizinische Profession bezüglich Auswahl, Kauf und Benutzung der entsprechenden Mittel umgangen wird (Abraham 2010:605). Abraham formuliert dies nicht explizit, doch scheint er die Optimierung von biologisch gesunden Personen aus seinem Begriff der Pharmazeutikalisierung auszuschließen. Auch deshalb ist sein Begriff für die vorliegende Studie ungeeignet. Implizit scheint dieselbe Annahme wie in der DAK-Studie (DAK 2009) vorzuliegen, nämlich die, dass Ärzte keine Pharmaka ohne klare medizinische Indikation verschreiben.

Diese Annahme erscheint plausibel, wenn Enhancement eindimensional als eine Behandlung verstanden wird, die nicht zur Wiederherstellung von Gesundheit durchgeführt wird, sondern einen Zustand des „better than well" (Elliot 2003) zum Ziel hat. Dass Ärzte eine solche Behandlung verantworten, ist vermutlich tatsächlich zu bezweifeln. Allerdings sind Unterschiede zwischen „gesund" und „mehr als gesund" als soziale Konstruktionen in der Zeit wandelbar. Was eine Krankheit oder eine Störung ausmacht, die eine medizinische Behandlung Wert ist bzw. erfordert, und wo die Grenze zu ziehen ist zwischen Therapieformen und Formen des Enhancements bei Gesunden, sind schwierige Fragen (Williams et al. 2011:718).[35] Conrad (2007) betrachtet die Frage des Enhancements differenziert und unterscheidet drei formen biomedizinischer Interventionen, die sich auf die Pharmazeutikalisierung und insbesondere PNE übertragen lassen: (1) Die *Normalisierung,* wobei biomedizinische Verfahren des Enhancements genutzt werden, um einen Körper an das anzupassen, was Ärzte oder Patienten als normal definieren bzw. als sozial akzeptierten Standard begreifen; (2) *Wiederherstellung,* wo biomedizinische Interventionsmöglichkeiten genutzt werden, um den Körper einer Person wieder in seinen ursprünglichen Zustand zu versetzen; (3) *Steigerung/Verbesserung* der körperlichen Leistungsfähigkeit dergestalt, dass die (soziale) Wettbewerbsfähigkeit des Patienten gehoben wird (Conrad 2007:87-90).

Im Bereich der Biomedizin ist die Schönheitschirurgie ein prominentes Beispiel, das auf alle drei Formen biomedizinischen Enhancements angewendet werden kann. Die Schönheitschirurgie kann eingesetzt werden, um das Aussehen einer Person, die mit Missbildungen zur Welt gekommen ist (z.B. Lippenspalte), zu normalisieren (1). Sie kann ferner eingesetzt werden, um nach einem Unfall das Äußere einer Person wiederherzustellen (2), oder aber, um das intakte Äußere einer Person zu optimieren und ihre Wettbewerbsfähigkeiten auf sozialen Märkten zu verbessern (3). In den ersten beiden Fällen spielt ein medizinischer Nutzen der Behandlung ebenfalls eine Rolle (weil z.B. durch eine Operation das Infektionsrisiko einer offenen Stelle am Körper verringert wird etc.) und die Autoren sprechen hier von *medizinischem Enhancement.*

Dies zeigt, dass die Biomedizin bereits heute in viele Formen von Enhancement involviert ist (Williams et al. 2011:719). Ferner wird ersichtlich, wie Prozesse der Medikalisierung, Biomedikalisierung und auch der Pharmazeutikalisierung sich oftmals überschneiden und zusammenfließen (Coveney et al. 2011:390). Auf die in dieser Studie zu Grunde gelegte Definition von PNE als einer Verbesserung des individuellen Normalzustandes des neuronalen Systems bezogen, sind sowohl die Normalisierung (1) als auch die Steigerung (3) als PNE zu bewerten. Im Falle der (3) Steigerung erschließt sich dies von selbst. Die Steigerung bestimmter körperlicher oder geistiger Eigenschaften ist eine genuin enhancende Handlung. Im Fall der (1) Normalisierung wird ein individuell-normaler Zustand des Patienten in seiner Ausprägung angehoben oder abgesenkt und derart an ein durchschnittliches Normalniveau angeglichen. Dabei handelt es sich

---

35 Beispielhaft zeigt Karsch (2011:276-280) dies für ADHS.

also um die Normalisierung eines (individuell-normalen) Zustandes, der vom Patienten als nachteilig erfahren oder durch Dritte als nachteilig bewertet wird.

Die Verwendung des Begriffes der Pharmazeutikalisierung von Williams et al. in dieser Studie, um PNE als eine Auswirkung dessen betrachten zu können, hat zwei nützliche Vorzüge: Zum einen reduziert die Begrifflichkeit die mannigfaltigen Formen möglichen Enhancements auf solche, die durch Pharmazeutika erreicht werden können, und schließt damit Formen des körperlichen Enhancements mittels Mensch-Maschine-Systemen, Nahrungsergänzungsmitteln, natürlich vorkommenden Wirkstoffen, Körpertechniken, etc. aus. Auf der anderen Seite kann auf Erkenntnisse vorangegangener Forschungsprojekte zurückgegriffen werden, die die Relevanz des Begriffes als analytisches Werkzeug untermauern.

Die Triebkräfte der Medikalisierung und Pharmazeutikalisierung

Die Anzahl der verschriebenen Medikamente in den Industrienationen ist innerhalb der letzten Jahrzehnte deutlich gestiegen. So ist in England von 1989 bis 2008 die Verschreibungshäufigkeit von Medikamenten pro Kopf und Jahr im Durchschnitt von 8 auf 16.4 gestiegen. Von 2000 bis 2007 sind die Ausgaben für Verschreibungen in England um 60 % gestiegen. Und in den USA sind Verschreibungen im Allgemeinen (mit und ohne Rezept) von 1995 - 1996 sowie 2004 - 2005 um 79 % angestiegen (Busfield 2010:934). Für Deutschland lässt sich beobachten, dass jedes Jahr mehr Antidepressiva verschrieben werden. Die Verschreibungen von Medikamenten im Allgemeinen sind in Deutschland zwischen 2004 und 2012 um 11 % gestiegen, nachdem sie zwischen 1993 und 2004 um rund 35 % gesunken waren. Insgesamt ist die Anzahl der Verschreibungen über die letzten 20 Jahre in Deutschland also zurückgegangen (Schwabe & Paffrath 2013:3). Wird jedoch nur die Menge der in Deutschland konsumierten definierten Tagesdosen[36] von Antidepressiva betrachtet, so kann ein Anstieg von 138 % festgestellt werden. Die Zahl der täglich konsumierten Antidepressiva hat sich also zwischen 2000 und 2011 mehr als verdoppelt (OECD 2013). Es scheint so, als wäre das Verschreiben von Medikamenten eine dominante, wenn nicht sogar die dominante Form der Krankheitsbehandlung in den westlichen Staaten geworden. Zumindest für die Behandlung von Depressionen in Deutschland lassen die Zahlen das ebenfalls vermuten: So ist die Anzahl der verschriebenen definierten Tagesdosen der Antidepressiva des Typs SSRI zwischen 2003 und 2012 um 175 % angestiegen (Schwabe & Paffrath 2013). Für den Wirkstoff Methylphenidat, der z.B. in Ritalin enthalten ist, ist im gleichen Zeitraum ein Anstieg von 190 % zu verzeichnen (ebd.).

Im klassischen Verständnis des Zusammenspiels von Pharmaindustrie und Gesellschaft wird angenommen, dass es die Rolle der Industrie ist, das medizinische System zu unterstützen, indem sie Pharmaka entwickelt, die identifizierbare, die Gesundheit betreffende Bedürfnisse stillen können (beschrieben als „the ‚progressive' Model" bei Busfield (2010:935) und als „biomedicalism" bei Abraham (2010:608f.)). Danach wären die Triebkräfte der Medikalisierung und Pharmazeutikalisierung klar identifizierbar als die gestiegene Nachfrage nach neuen (und alten) Medikamenten auf Grund des vermehrten Auftretens von Krankheiten bzw. neuer Möglichkeiten der Diagnostizierung von Krankheiten. Sowohl Busfield (ebd.) als auch Abraham (ebd.:615) identifizieren dieses Modell jedoch als wenig erklärungsmächtig, als idealisierend und simplifizierend. Sie stellen ihm weitere Triebkräfte gegenüber, die im Folgenden zusammengefasst dargestellt werden:

---

[36] "The DDD [Defined Daily Dose; P.S.] is the assumed average maintenance dose per day for a drug used for its main indication in adults." (WHO 2014b)

1) Die Pharmaindustrie

Da Pharmahersteller Wirtschaftsunternehmen sind und auf den Märkten neoliberal organisierter Wirtschaftssysteme bestehen müssen, sind sie, wie alle anderen Wirtschaftsunternehmen auch, der Profitmaximierung (Abraham 2008:871) unterworfen. Allein deshalb kann daran gezweifelt werden, dass die Pharmaindustrie mit ihren Produkten nur aus der Gesellschaft heraus entstehende Bedürfnisse befriedigt. Im Fall der ,neglected diseases' (Busfield 2010:936), also solcher Krankheiten, die in Entwicklungsländern deutlich weiter verbreitet sind als in den Industriestaaten und bei denen geringe Gewinne zu erwarten sind, weil sich der Großteil der Bevölkerung patentierte Medikamente nicht leisten kann, muss die Forschung der Pharmaindustrie von Staaten oder Hilfsorganisationen finanziert werden. Dies zeigt entgegen dem ,progressive model', dass Profit viel eher einen Antrieb für Pharmaunternehmen darstellt als die Befriedigung von Gesundheitsbedürfnissen.

Des Weiteren spricht die Ausdehnung des Entwicklungsbereiches von Pharmaunternehmen auf präventive Medikamente dafür, dass Pharmaunternehmen heute einen Gutteil der Bedürfnisse, die sie befriedigen, selbst erschaffen. Dies ist von einem wirtschaftlichen Standpunkt aus gut nachvollziehbar, denn Mittel, die zur Krankheitsprävention genutzt werden und in den meisten Fällen eine Langzeiteinnahme erfordern, können äußerst profitabel sein. Mit Bezug auf Illichs (1977:16) Diktum, „that doctors gain legal power to create the need that, by law, they alone can satisfy", bringt Busfield (2010:937) die zentrale Verschiebung im Bereich der Definitionsmacht innerhalb der Medizin auf den Punkt, wenn sie formuliert: „pharmaceutical companies create health needs that they alone can satisfy". Dies fördert die Ausbreitung von (Bio-) Medikalisierung und Pharmazeutikalisierung. Da zumindest in Europa direkte Werbung am Kunden für die meisten Medikamente verboten ist, muss das Bedürfnis für neu entwickelte Medikamente vermittelt bei den potentiellen Kunden hergestellt werden. Als Mittelsmänner fungieren häufig die verschreibenden Ärzte, und es wird auf zwei Weisen versucht, Einfluss auf diese zu nehmen:

Zum einen wird direkte Werbung in Fachmagazinen geschaltet, Pharmavertreter suchen Ärzte in ihren Praxen auf, und es werden Proben und kleine Präsente ausgehändigt (Wazana 2000). Obwohl Ärzte den Einfluss dieser Maßnahmen auf ihre Verschreibungspraxis verneinen (Prosser & Walley 2003), zeigen Studien, dass eine Beeinflussung sehr wohl stattfindet (Prosser, Almond & Walley 2003; Wazana 2000) und selbst kleine Geschenke das Verhalten beeinflussen (Katz, Caplan & Merz 2003). Dass die Werbemaßnahmen für die Pharmaunternehmen nicht von geringem Nutzen sind, lässt sich auch deshalb annehmen, da die Ausgaben der Pharmaindustrie für Werbung sowohl in den USA (24,4 % gegenüber 13,4 %) als auch in Europa (23 % gegenüber 17 %) über den Ausgaben für Forschung und Entwicklung liegen.

Zum anderen wird auch indirekt Einfluss auf Ärzte durch Publikationen in Fachmagazinen genommen. So soll es nicht selten vorkommen, dass Forscher von Pharmaunternehmen ihre Ergebnisse publizieren, indem sie als Ghostwriter Artikel verfassen, die dann unter dem Namen ,freier' Wissenschaftler erscheinen. Bei dieser Praxis wird der Publikationsdruck innerhalb des Wissenschaftssystems ausgenutzt (hierzu: House of Commons Health Committee 2005; Sismodo 2007).

2) Die Ärzte

Teilweise befördern auch Ärzte direkt die (Bio-)Medikalisierung und Pharmazeutikalisierung der Gesellschaft. Sie entwickeln zusammen mit der Pharmaindustrie neue Medikamente, um ihren sozialen Status zu verbessern, ihre Karriere voranzubringen, um einzelnen Patienten zu helfen oder aus altruistischen Gründen gemäß des progressiven Modells (Busfield 2010:937). Doch Busfield (ebd.:937f.) identifiziert einige Eigenschaften medizinischen Wissens und medizinischer Praktiken, die eine mögliche Minderung des Expansionsdrucks der Industrie durch die Ärzte, die immerhin die entscheidenden Gatekeeper des Pharmakonsums sind, eher verhindern:

(1) *Interventionismus,* der ursprünglich von Freidson (1970:168) beschrieben wurde als: „the aim of the practitioner is not knowledge but *action.* Successful action is preferred, but action with very little chance of success is to be preferred over no action at all". In England führen bspw. mehr als die Hälfte aller Konsultationen eines Arztes zu einer Verschreibung (National Audit Office 2007), wobei das durchschnittliche Arztgespräch lediglich 13 Minuten dauert (Audit Commission 2004). Eine Verschreibung symbolisiert, dass der Arzt dem Patienten etwas anzubieten hat, das ihm helfen kann, und zwar auch dann, wenn dieses Medikament den Zustand des Patienten eigentlich kaum verändert (Butler et al. 1998). Außerdem kann so das Patientengespräch schnell und erfolgreich beendet und Platz für den nächsten Patienten geschaffen werden. Da die Möglichkeiten, ‚etwas zu tun', für die Ärzte der gestiegenen Anzahl von Medikamenten auf dem Markt steigen und sie beständigen Werbemaßnahmen der Pharmaindustrie ausgesetzt sind, ist es nicht unwahrscheinlich, dass damit auch Verschreibungen ohne klare medizinische Indikation häufiger auftreten (vgl. Busfield 2010:237). Der Interventionismus der Ärzte steht jedenfalls einem strengen Gatekeeping entgegen (ebd.).

(2) *Risikoabwägung:* Ärzte entscheiden sich, wenn nicht klar ist, ob der Patient eine bestimmte Krankheit hat, eher dazu, ein Medikament zu verschreiben, als dazu, dies nicht zu tun. Das Risiko einer Falschmedikation kommt ihnen geringer vor als das Risiko einen Kranken nicht zu behandeln (Scheff 1963). Diese typische Risikoabwägung erhält und befördert den Interventionismus der Ärzte und reduziert ihre Möglichkeiten, sich gegen den Druck der Industrie zu wehren (Busfield 2010:938). Denn werden von der Pharmaindustrie Medikamente zur Verfügung gestellt, die möglicherweise gegen ein bestimmtes Leiden helfen, erhöht die Form der ärztlichen Risikoabwägung die Wahrscheinlichkeit, dass diese Medikamente auch verschrieben werden.

(3) *Aktualität:* Adäquates Gatekeeping wird auch dadurch erschwert, dass Ärzte keine Möglichkeiten haben, sich immer auf dem neuesten Stand der Entwicklungen zu halten. Häufig lernen sie die wichtigsten Informationen über neue Medikamente von Vertretern der Pharmaindustrie (ebd.), da ihnen die Zeit fehlt, die meisten Informationsmaterialien, die sie zu verschreibungspflichtigen Medikamenten erhalten, auch zu lesen.

(4) Die *Medikalisierung* selbst bringt Ärzte dazu, mehr Medikamente zu verschreiben, da es sich um einen Prozess handelt, "that makes medicine and the labels ‚healthy' and ‚ill' *relevant* to an ever increasing part of human existence" (Zola 1972:487), während gleichzeitig die Grenzen der Unterscheidung krank/gesund zunehmend verwischt werden. Die gültige Definition der WHO von 1946 (WHO [1946] 2014a:1) spiegelt dies wider. „Ein solch weiter Gesundheitsbegriff untergräbt die Möglichkeit einer deskriptiven Grenzziehung, denn demnach wäre jeder Eingriff zur Maximierung des umfassenden Wohlbefindens als Therapie zu verstehen." (Kipke 2011, S. 31f.)

Diese vier Punkte zusammengenommen lassen eine Anwendung verschiedener Medikamente außerhalb ihres definierten Gebrauchsfeldes entgegen der Vermutung, die in der DAK-Studie (2009) geäußert wurde, umso wahrscheinlicher erscheinen.

3) Die Öffentlichkeit

Die Öffentlichkeit nimmt eine immer aktivere Rolle in der Ausbreitung des Medikamentenkonsums ein: Die Patienten eignen sich Expertenwissen an („„expert patients" nach Fox, Ward & O'Rourke 2005) und fragen aktiv nach Medikamenten, von denen sie gehört haben (Applbaum 2006). Insgesamt befördert eine konsumorientierte Kultur eine wachsende öffentliche Nachfrage nach Medikamenten, weil sie die Individuen ermuntert, Hilfe aktiv zu suchen und aktiv bestimmte Medikamente nachzufragen, die die Ärzte dann oft auch verschreiben (Carthy, Harvey, Brawn & Watkins 2000).

Doch neben der konsumorientierten Kultur, die hier von englischen Autoren angeführt wird, sind Gründe für die verstärkte Nachfrage auch in modernen Subjektivierungsformen und sich verändernden Arbeitsanforderungen zu suchen. An dieser Stelle soll der Versuch unternommen werden, das Konzept der Pharmazeutikalisierung mit soziologischen Analysen einiger deutscher Autoren zu verknüpfen, um so weitere potentielle Gründe für dessen Ausbreitung in den Blick zu bekommen. Damit sollen auch mögliche Antworten auf die Unterfragestellung b) (Welche Rolle spielen das Wirtschaftssystem und damit zusammenhängende Subjektkonzepte für die Ausbildung (1) depressiver Erkrankungen einerseits und (2) für die Ausbildung des Wunsches nach pharmakologischer Selbstverbesserung?) gegeben werden.

Insbesondere ist es die Aufgabe der Soziologie, soziale Veränderungen aufzuzeigen, welche die Herausbildung des Wunsches nach pharmakologischer Selbstverbesserung potentiell verstärken und mit erzeugen. Anreize zur chemischen Selbstmanipulation entstehen nach Amendt (2003:24, siehe auch Fn. 34, S. 44) nämlich wesentlich durch die tiefgreifenden Veränderungen des modernen Arbeitsmarkts. Solcherlei einschneidenden Veränderungen müssen die Individuen auf die eine oder andere Art begegnen. Sie müssen sich permanent motiviert und leistungsfähig halten und sich gegen Konkurrenten behaupten. Eine Auswirkung dieser Prozesse ist nach Amendt die Herausbildung einer Selbstwahrnehmung, die weniger auf sozialem Zusammenhalt basiert als vielmehr auf der Annahme, der jeweils eigene Leib sei hochgradig manipulier- und chemisch optimierbar (ebd.:64). Das Gefährliche daran ist nun nicht die Möglichkeit solcher Manipulationen, sondern das Gefühl eines Zwanges dazu, möchte man den Anschluss nicht verlieren.

Tatsächlich werden Veränderungen auf dem Arbeitsmarkt und damit zusammenhängender Subjektkonzepte seit einigen Jahren im wissenschaftlichen Diskurs besprochen. So konstatierten Voß & Pongratz (1998) den Subjekttypus des „Arbeitskraftunternehmers" und Sennet (1998) den des „flexiblen Menschen", der, indem er erfolgreich mit seiner Arbeitskraft handelt, den Zerfall von Gemeinschaftlichkeit und Vergesellschaftung eher vorantreibt als ihn zu konterkarieren. Zusätzlich zum modernen Imperativ der Selbstvermarktung setzen Pflicht (Mittelstraß 2001:142) bzw. Zwang (Deutschmann 2002:485) zur Kreativität die Individuen auf dem Arbeitsmarkt unter Druck. Ebenfalls beschreibt Zygmunt Bauman (2005, 2008) in seiner Theorie der flüchtigen Moderne eine Zunahme von Anforderungen und Ängsten, denen sich die Individuen stellen und gewachsen zeigen müssen, um nicht an ihnen zu scheitern. Und Bröckling (2007) beschreibt die Subjektivierungsform des „unternehmerischen Selbst", nach der auch der normale Angestellte einem ständigen Imperativ der Optimierung seiner eigenen Arbeit unterworfen ist und in seinem Aufgabengebiet zu unternehmerischem Handeln aufgerufen wird. „In geradezu penetranter Weise ergeht der Ruf an die Einzelnen, sich dem paradoxen Imperativ einer Selbstoptimierung zu unterwerfen, welche die Abweichung von der Norm selbst zur Norm erhebt." (Bröckling 2013:10-11)

Dass die Subjektivierungsform des „unternehmerischen Selbst" bereits im Arbeitsleben angekommen ist, zeigt Müller (2011) anhand einer Analyse von in größeren Automobilunternehmen mit Angestellten durchgeführten Interviews. Ein Arbeiter, der (nur) seine Pflicht erfüllte und eben nicht den geforderten höheren persönlichen Einsatz für sein Unternehmen zeigen wollte oder konnte, wurde auf Grund dessen entlassen. Auch seine ehemaligen Arbeitskollegen unterstellten ihm, dass die Arbeit wohl „nicht sein Ding" war (ebd.:105). Es zeigt sich deutlich in der Arbeit von Müller, dass es in der untersuchten Automobilbranche nur die Möglichkeiten gab, sich an das Regime des unternehmerischen Selbst anzupassen oder sich auf die Suche nach einem Arbeitsplatz in einer Nische zu machen, wo die Anforderungen an die Selbstoptimierung der eigenen Arbeit noch nicht so weit verbreitet sind.

Die hier nur sehr oberflächlich beschriebenen Entwicklungen stehen einerseits unter dem Verdacht, den Wunsch nach pharmakologischem Enhancement in einigen Individuen hervorzurufen und zu nähren, da Krankheit, Niedergeschlagenheit und Desinteresse – also Zustände, die jeder Mensch zeitweise durchmacht – zunehmend aus dem Arbeitsleben verdrängt werden und die bloße Pflichterfüllung nicht mehr dem heutigen Anforderungsprofil vieler Tätigkeiten entspricht. PNE dient in diesem Sinne also der Herstellung der gesellschaftlich geforderten Leistungsfähigkeit.

Andererseits weisen Studien darauf hin, dass dieselben Tendenzen, wenn sie nicht dazu führen, dass sich Individuen an die Anforderungen ‚herandopen', die Ausbildung psychischer Erkrankungen fördern, die dann wiederum die Einnahme derselben Medikamente, die als PNE genutzt werden können, erforderlich machen. Sowohl Ehrenberg als auch Bröckling sehen Erkrankungen, die aus der Kombination konstitutiver Überforderung, Angst und Gefährdung der seelischen und physischen Gesundheit resultieren, als typische Folge des Regimes des unternehmerischen Selbst. „Indem die Individuen ihre Wut, nicht zu genügen, allerdings ausschließlich gegen sich selbst richten, bestätigen sie wider Willen noch einmal jene Tyrannei der Selbstverantwortung, gegen die ihre leidende Psyche rebelliert." (Bröckling 2007:259)

Schmiede (2011) stellt die Frage, ob Arbeit also depressiv macht, und beantwortet sie nach der Sichtung einiger Studien mit: „Eine vorläufige Antwort kann nur lauten: Grundsätzlich ja!" (Schmiede 2011:130). Dabei ist allerdings gleich zu Beginn darauf hinzuweisen, dass depressive Erkrankungen zwar Erkrankungen der Überforderung sind, doch diese entsteht nicht nur durch exzessive Arbeitsanforderungen. Auch Arbeitslosigkeit gefährdet die psychische Gesundheit, wie Moser (2009) feststellte, vermutlich da sich auch in dieser Situation ein Gefühl des persönlichen Ungenügens einstellt (zitiert nach Schmiede 2011:124, 121).

Besonders hoch ist der Anteil der psychisch Kranken innerhalb der arbeitenden Bevölkerung unter Beschäftigten des Servicesektors im Telekommunikations- und Informatikbereich (ebd.:120, 122f.). Hier dominiert das Leiden an der Arbeit gegenüber der Begeisterung. Standardisierung und kontinuierliche Verdichtung der Arbeit prägen die Arbeitsrealität, und es gibt einen ausgesprochen starken Druck hin auf ständige Verfügbarkeit des Arbeitsvermögens. Die Entgrenzung zwischen Arbeit und Privatleben ist ein omnipräsentes Phänomen, wobei die Arbeitsform der Projektarbeit zahlreiche problematische Einzelphänomene der Flexibilisierung von Arbeit bündelt. Schmiede führt einige Erklärungsansätze der Arbeitssoziologie an, um die steigende Tendenz psychischer Erkrankungen zu erläutern. So treten psychische Belastungen vor allem dann auf, wenn hohe Anforderungen mit geringer Beeinflussbarkeit von Tätigkeiten und Prozessen zusammentreffen (Anforderung-Kontroll-Modell) (ebd.:123). Ebenso führen „Gratifikationskrisen" in Form eines Ungleichgewichts zwischen beruflicher Verausgabung und erhaltener Belohnungen (Gehalt, Anerkennung, Aufstieg, Sicherheit etc.) zur Ausbildung entsprechender Erkrankungen. Zu hohe Arbeitsintensität in Form von Zeitdruck, Ablaufstörungen und fehlenden Delegationsmöglichkeiten erhöhen ebenfalls das Risiko depressiver Erkrankungen, insbesondere wenn sie in Kombination mit abnehmender Sicherheit auftreten (ebd.).

Es sind also bereits Probleme ausgemacht, die die Individuen in den Zustand der Erschöpfung bringen, den Ehrenberg beschrieb. Eine moderne „Psychopolitik" (Rau 2010) schreibt emotionale Normalität vor, „die zugleich eine ökonomische Kompatibilität ist" (Graefe 2011:141f.). „Abweichungen davon werden als therapierbare Krankheiten definiert und reguliert und damit werden soziale Probleme ebenso wie die alltäglichen Wechselfälle des Lebens als psychologische Defizite neu erfunden und der Bearbeitung durch Experten überantwortet." (Ebd.) Die Folge davon sind steigende Verschreibungszahlen von Psychopharmaka und vermutlich auch ein steigender Bedarf an pharmakologischem Neuro-Enhancement, der sich in häufigeren Nachfragen nach entsprechenden Psychopharmaka durch die Patienten niederschlägt. Es kann demnach davon ausgegangen werden, dass in modernen Gesellschaften Probleme, die durch die Arbeitsbedingungen der Individuen ausgelöst werden, zunehmend pharmazeutikalisiert werden.

Eine weitere Erklärung für das höhere Aufkommen psychischer Erkrankungen und die höhere Nachfrage nach Psychopharmaka ist nach einigen Autoren in dem Aufkommen von Erschöpfung durch Entfremdung von sich selbst zu sehen. Danach ist es nicht die Unzulänglichkeit, den äußeren Ansprüchen entsprechen zu können, sondern die Unzulänglichkeit, sich selbst entsprechen zu können, die krank macht. So argumentiert Henning (2008:72), dass wir uns heute „sogar noch von den eigenen Gefühlen [entfremden], denn die Gefühle, die wir fühlen *müssen* […], sind nicht die, die wir als eigene identifizieren können". Somit argumentiert Henning für das Existieren einer eigentlichen Emotionalität, die sich jedoch von der in der Arbeit erzwungenen systematisch unterscheidet. Das Individuum befindet sich in der paradoxen Situation, dass in dem Moment der Aufwertung seiner gesellschaftlichen und betrieblichen Autonomie die Möglichkeiten der Realisierung derselben äußerst beschränkt sind. Die daraus resultierende, anhaltende Identitätskrise mündet schließlich in einen Zustand der Erschöpfung. Im Gegensatz zur Theorie Ehrenbergs sieht dieser Entfremdungs-Ansatz also nicht die Vielfalt der Möglichkeiten und den Zwang, alles wählen und alles entscheiden zu müssen, als problematisch an (vgl. Ehrenberg [1998] 2004:222-223), sondern eher die strukturelle Einschränkung dieser Möglichkeiten, die die Individuen daran hindert, sie selbst zu sein.

Hartmut Rosa entwirft im Zuge seiner Entwicklung einer kritischen Soziologie des Kapitalismus ebenfalls eine interessante Erklärung spätmoderner Entfremdung als Möglichkeit einer normativen Kritik der gesellschaftlichen Beschleunigung, welche er als treibende Kraft hinter den jüngsten gesellschaftlichen Transformationen ausmacht. Sein Konzept der Entfremdung bezieht sich auf insgesamt fünf Dimension und ist gut mit Ehrenbergs Theorie der Depression vereinbar, da in seiner Konzeption Situationen der strukturellen Überforderung ursächlich für moderne Entfremdungserscheinungen sind.

Wie oben bereits kurz angesprochen wurde, haben Individuen in der spätmodernen Gesellschaft nach Rosa sich beständig an gesellschaftliche Beschleunigungsprozesse anzupassen. Dabei verursacht der Anpassungsprozess an diese Form der „verzeitlichten Zeit" die Herausbildung einer „situativen Identität" (Rosa 2005:110). Rosa sieht das Ansteigen der Diagnosehäufigkeit von Depressionen als Folge zeitlicher Überbelastung und eines erhöhten Stresslevels. Der erhöhte Stresslevel wird aus seiner Sicht durch eine „tendenzielle Desynchronisation zwischen Individuum und sozialer Umgebung" (Rosa 2011:224-225) erzeugt. Kommt es zu einer Depression, wird die Zeit als stillstehend wahrgenommen, und „jede bedeutsame Verbindung zwischen Vergangenheit, Gegenwart und Zukunft scheint dabei verloren zu gehen" (ebd.). Entgegen dem Entfremdungskonzept von Henning nimmt Rosa eine Befreiung der Individuen moderner Gesellschaften besonders aus ethischen und moralischen Strukturen als gegeben an. „Sowohl aus der Perspektive der modernen, liberalen Ideologie als auch in der individuellen Selbstwahrnehmung scheinen bindende soziale, religiöse und kulturelle Normen kaum mehr zu existieren." (Ebd.:229) Entscheidend ist also, wie bei Ehrenberg, die wahrgenommene Freiheit, und dementsprechend stellt sich Rosa die Frage, wie es möglich ist, dass Akteure zugleich „exzessiv befreit und trotzdem völlig koordiniert, reguliert und synchronisiert" sind.

Als Antwort darauf konstatiert Rosa eine ständig länger werdende Liste von sozialen Anforderungen, die die ideologisierte Idee einer selbstbestimmten Lebensführung beständig konterkariert. Er argumentiert, dass sich dies vor allem in einer „Rhetorik des Müssens" niederschlägt, die am ausgeprägtesten in westlichen Gesellschaften von sozialen Akteuren bemüht wird, um ihre Handlungen vor sich und anderen zu rechtfertigen. Dabei ist entscheidend, dass die Art der Rechtfertigung sich immer auf *externe Anforderungen* bezieht: „Ich muss nun wirklich arbeiten, Ich muss die Steuererklärung einreichen, Ich muss eine Fremdsprache erlernen" (ebd.:229f.), Ich muss fitter werden, Ich muss Auslandserfahrungen machen, Ich muss mich um meine Altersvorsorge kümmern etc. „[…] die Liste erscheint endlos, und zuletzt ‚müssen wir wirklich etwas unternehmen', um uns zu entspannen, zu entschleunigen, ein wenig zu erholen […]." (Ebd.) Die Folge dieser beständig auf die Individuen einprasselnden externen Anforderungen ist, wie die Folge der Normen anderer Gesellschaften und Kulturen auch, die Erzeugung des Effektes eines *„schuldigen Subjektes"*. „Letztlich werden die Akteure immer wieder von neuem schuldig, weil sie die (sozialen) Erwartungen nicht erfüllt haben. Sie sind schlicht niemals in der Lage, ihre *To-do-Listen* vollständig abzuarbeiten; ganz im Gegenteil scheint der Abstand zum Boden von Jahr zu Jahr (oder Woche zu Woche) größer zu werden." (Ebd.:230)

Es ist in dieser Konzeption eine ähnliche Idee der Unzulänglichkeiten zu entdecken, wie sie bei Ehrenberg zu finden ist. Mit Rosa könnte ergänzend hinzugefügt werden, dass die Krankheit der Unzulänglichkeit wesentlich durch ein *neues Motiv der Schuld* bestimmt wird. Das moderne Subjekt gerät in die Schuld verborgener zeitlicher Normen, die Rosa zum Gegenstand seiner Kritik der „Fremdbestimmung ohne Unterdrücker" macht. Kern seiner Argumentation ist, dass „die ebenso strikten wie unsichtbaren Zeitnormen der Gegenwartsgesellschaft die moderne Verheißung von Reflexivität und Autonomie unterlaufen und *daher normativ nicht zu rechtfertigen sind*" (ebd.:232).

Nach Rosa führen soziale Bedingungen, in denen die strukturellen Gegebenheiten ihres Handelns nicht zulassen, dass die Akteure den ethischen Vorstellungen, denen sie sich verpflichtet fühlen, folgen können, notwendigerweise zu einem Zustand sozialer Entfremdung (ebd. 234): „Entfremdung kann dabei zunächst pragmatisch als ein Zustand definiert werden, in welchem Subjekte Ziele verfolgen oder Praktiken ausüben, die ihnen *einerseits* nicht von anderen Akteuren oder äußeren Faktoren aufgezwungen wurden – sie verfügen durchaus über praktikable alternative Handlungsmöglichkeiten –, welche sie aber *andererseits* nicht ‚wirklich' wollen oder unterstützen." (Ebd., Herv. i. O.)

Das von Rosa formulierte Kernargument lautet entsprechend, dass der kapitalgetriebene Beschleunigungsprozess in seiner spätmodernen Phase die Weltbeziehungen der Subjekte als solche, d.h. die Art und Weise, wie sie zur subjektiven, objektiven und sozialen Welt in Beziehung treten, problematisch werden lässt (ebd.:236). Rosas Ausführungen sind nach eigener Aussage noch nicht zur Vollendung ausgearbeitet, und ebenfalls exkludiert seine Argumentation gegenteilige Tendenzen, doch trotzdem werden im Folgenden die von ihm vorgeschlagenen Dimensionen spätmoderner Entfremdung dargestellt, da sie eine soziologische Konkretisierung der Ehrenbergschen Thesen darstellen und eine Möglichkeit der Verknüpfung von neoliberaler Wirtschaft, daraus entstehenden Subjektkonzepten und Krankheiten aufzeigen.

Die erste Dimension, die Rosa einführt, ist die *Entfremdung vom Raum*. Zwar ermöglicht die gesellschaftliche Beschleunigung eine höhere räumliche Mobilität und Flexibilität der Individuen, gleichzeitig jedoch erzeugt sie dadurch eine wachsende Distanz gegenüber der jeweils konkreten räumlichen und materiellen Umgebung. Häufige Ortswechsel und auch das episodische Aufsuchen gleicher Orte (des Fitnessstudios oder Supermarktes bspw.) lassen keine Verknüpfung der Orte mit der jeweils eigenen Identität mehr zu. „Die räumliche Weltbeziehung nimmt […, stattdessen, P.S.] eine instrumentelle Form an." (Ebd.:236f.)

Die zweite Dimension bezeichnet er als die *Entfremdung von den Dingen*. Sie wird wesentlich durch die hohe Produktions- und Erneuerungsrate der Industrie geprägt, die dafür sorgt, dass die Dinge beinahe allen Personen außer den jeweiligen Produzenten weitgehend fremd bleiben. Einerseits fehlt die Zeit, sich das eigentlich benötigte Wissen über die Dinge anzueignen, die wir kaufen und benutzen, andererseits gibt es so rasch neue Versionen, dass es sich auch gar nicht erst lohnen würde, sich dieses Wissen anzueignen. Selbst für die Benutzung wirklich teurer Dinge fehlt oft die Zeit (ebd.:237ff.). „Infolgedessen leben und bewegen wir uns in Umgebungen, die uns äußerlich und fremd bleiben, zu denen wir keine konstitutive Beziehung aufzubauen vermögen." (Ebd.:239)

Eine weitere Dimension ist die *Entfremdung von den eigenen Handlungen*. Sie resultiert aus dem Überangebot an bereitstehenden Informationen, die man eigentlich erworben haben sollte. Folge ist ein latentes schlechtes Gewissen, weil man niemals so gut informiert ist, wie man es sein könnte oder sollte. Die Entfremdung von den Dingen spielt auch hier eine gewisse Rolle. Ein weiterer Aspekt ist das Gefühl, nicht mehr zu den eigentlichen Kernaufgaben der jeweiligen Arbeit zu kommen, das sich durch beinahe alle Professionen zieht. „Lehrer haben zu wenig Zeit für ihre Schüler, Ärzte und Pfleger für ihre Patienten, Wissenschaftler kommen nicht mehr zum Forschen." (Ebd.:241ff.) Die oben bereits angesprochene Rhetorik des Müssens und die ausufernde Verlängerung der nicht mehr terminierbaren To-do-Listen führen dazu, dass wir alle

Handlungen, die wir durch diese Rhetorik rechtfertigen, als heteronom, als fremdbestimmt erfahren. Darin liegt nach Rosas Argumentation auch die Aussage begründet, dass Menschen in entwickelten Ländern in empirischen Zeitstudien in überwältigendem Maße äußern, dass sie fast nie die Zeit finden, das zu tun, was sie wirklich tun wollen (Rosa 2005:213-235). Subjekte in der Spätmoderne tendieren dazu, die ausbleibenden authentischen Aktivitäten, das was sie eigentlich tun und sein wollten, durch „instant-gratification-Konsumaktivitäten" zu kompensieren. Wir sind so beschäftigt, „dass wir gar nichts mehr ausbilden, was den Anspruch auf Authentizität handlungspraktisch aufrechterhalten könnte." (Rosa 2011:244)

Eine weitere Dimension, die mit der Entfremdung vom Raum und von den Dingen einhergeht, ist die *Entfremdung von der Zeit*. Im spätmodernen Leben isolieren sich die Handlungsepisoden immer mehr gegeneinander, argumentiert Rosa. Die Subjekte können sich ihre Handlungsepisoden nicht mehr „anverwandeln" (ebd.:244-247). Sie sind mit den Worten Benjamins (1974) „erlebnisreich doch erfahrungsarm".

Diese vier eben dargestellten Formen der Entfremdung führen in Konsequenz zu Formen *sozialer- und Selbstentfremdung*. In diesen Formen der Entfremdung schließlich sind deutliche Parallelen zu Ehrenbergs Thesen zu sehen, wie Rosa selbst hervorhebt. Unter Rekurs auf die Kommunitarismusdebatte (Rosa 1998) argumentiert er, dass ein Selbstwertgefühl und eine Identität eben genau aus denjenigen Beziehungen entstehen, die durch die Formen spätmoderner Entfremdung gestört werden. „Subjekte sind geradezu über ihre Handlungen, Erlebnisse, Interaktionspartner und über die Art und Weise, wie sie sich in Raum und Zeit und in der Objektwelt ,verorten', definiert." (Rosa 2011:247-249)

Eine Störung dieser Grundlagen der Weltaneignung könnte schließlich zu genau jener Subjektform führen, die Ehrenberg als das „erschöpfte Selbst" bezeichnet und die eine Tendenz zur Depression aufzuweisen scheint. Damit bestünde das Problem dieser Subjektform nicht nur darin, dass es nicht in der Lage ist, sich beständig neu zu erfinden (Ehrenberg), sondern auch darin, „dass uns das je aktualisierte Selbst ,fremd' erscheint" (ebd.): „Nach meiner Analyse sind wir nicht von unserem wahren, inneren Wesen entfremdet, sondern von unserer Fähigkeit, uns die Welt in ihren räumlichen, zeitlichen, sozialen, handlungspraktischen und dinglichen Dimensionen ,anzuverwandeln'. [...] Denn dass die Welt sich mehr und mehr nicht nur dem gestaltenden und planenden Zugriff der Politik, sondern auch der rationalen Rekonstruktion und der erkenntnistheoretischen Aneignung zu entziehen scheint, ist weniger die Ursache als vielmehr die Folge einer tiefgreifenden Störung in der Weltbeziehung der Spätmoderne, die sich als beschleunigungsinduzierte Entfremdungserfahrung rekonstruieren lässt." (Ebd.:249-250)

Auf die Verbindung von Kapitalismuskritik, neueren Subjektkonzepten und Depression wird am Schluss dieser Studie (Kapitel 4.3) nochmals reflektierend eingegangen. In diesem Abschnitt wurden soziologische Studien und theoretische Konzepte vorgestellt, der Hinweise darauf geben, warum in der Öffentlichkeit Tendenzen bestehen, die die Ausbreitung der Pharmazeutikalisierung der Gesellschaft stützen. Es wurde argumentiert, dass sowohl das Wirtschaftssystem moderner Industrienationen wie auch damit zusammenhängende Subjektkonzepte einerseits den Wunsch nach PNE generieren können und anderseits auch unter dem starken Verdacht stehen, depressive Erkrankungen ursächlich auszulösen. Abschließend wird nun die Rolle einiger größerer Institutionen im Prozess der Ausbreitung der Pharmazeutikalisierung betrachtet.

4) Regierungen, Versicherungen und Zulassungsbehörden

Das Nadelöhr, das jedes neue Medikament passieren muss, ist der Zulassungsprozess. Bedeutsam für die Betrachtung der Phänomene der (Bio-)Medikalisierung und Pharmazeutikalisierung sind internationale Bestrebungen, die Medikamentenregulierung weltweit anzugleichen. Seit 1995 sind Deregulierung und internationale Angleichung der Zulassungsprozesse und -standards zu beobachten (Abraham & Reed 2001, Abraham 2008:879f.). Dies hat in einigen Fällen zur Folge, dass Medikamente sehr schnell die entsprechenden Prüfverfahren passieren und sich nach der

Marktfreigabe erst eklatante Sicherheitsmängel, Nebenwirkungen etc. zeigen (Abraham 2010:611). Auch hat dies zur Folge, dass der Wirkbereich in der klinischen Anwendung der jeweiligen Medikamente eventuell unterbestimmt ist und Ärzte diesen selbst austesten müssen.

Ein weiterer Grund für sehr kurze Freigabeverfahren ist, dass die Prüfbehörden sich zunehmend über die durch die Zulassungsverfahren eingeworbenen Gelder finanzieren müssen. 70 % der Einnahmen der europäischen Prüfbehörde (European Medicines Evaluation Agency) und 50 % der amerikanischen Prüfbehörde (Food and Drug Administration) stammen aus dieser Quelle (Abraham 2008:875). Dies führt zu einem Interessenkonflikt in den Behörden, da sie einerseits die Sicherheit neuer Medikamente sicherstellen sollen, andererseits jedoch auf die Zahlungen der Unternehmen angewiesen sind, deren Produkte sie prüfen müssen. Des Weiteren stellt dies die Prüfbehörden in ein Konkurrenzverhältnis zueinander, denn jedes Prüfverfahren/ Patentverfahren, das eine andere Behörde durchführt, stellt einen verlorenen Kunden dar. D.h. die regulative Dienstleistung, die nunmehr von den Behörden angeboten wird, bemisst sich nach ihrem Nutzen für ihre Kunden (Pharmakonzerne), und diese sind vor allem an schnellen Zulassungsverfahren interessiert. Dementsprechend ist in den USA und vielen Ländern Europas eine drastische Verkürzung der zur Bearbeitung der entsprechenden Prüfanträge benötigten Zeit festzustellen (Abraham & Lewis 1999, Abraham & Lewis 2000).

Eine weitere Besonderheit, die zu einer Art Überschwemmung des Marktes mit ‚neuen' Medikamenten führt, ist das internationale Patentrecht. Ein neuer Wirkstoff ist dann patentierbar, wenn er eine neue und einzigartige molekulare Struktur aufweist (Vos 1991). Staatliche Regulierungsbehörden stellen sicher, dass neu zu patentierende Medikamente eine Wirkung gegenüber Placebos zeigen. Sie müssen jedoch keinen weiteren therapeutischen Nutzen gegenüber schon auf dem Markt vorhandenen Medikamenten aufweisen (Abraham & Davis 2009). Von 3.100 untersuchten neuen Medikamenten, die zwischen 1981 und 2004 auf dem europäischen und US-amerikanischen Markt zugelassen wurden, wiesen nur 10 % einen moderat bis signifikant erhöhten therapeutischen Nutzen auf (La Revue Prescrire 2005). Dies spricht deutlich gegen die Annahme, dass neue Medikamente vorrangig entwickelt werden, um gesundheitliche Bedürfnisse zu befriedigen. Damit diese Vielzahl formal ‚neuer' Medikamente auch verschrieben wird, verhandeln die Pharmakonzerne die Preise der entsprechenden Medikamente mit den Versicherungsverbänden der jeweiligen Länder. Denn die Erstattungsfähigkeit eines Medikamentes erhöht die Wahrscheinlichkeit, dass es verschrieben wird (vgl. Busfield 2010:939).

2.4 Zusammenfassung: Pharmakologisches (Neuro-)Enhancement als Bestandteil der ärztlichen Praxis?

Folgt man der (wenn auch immer schwerer auseinanderzuhaltenden) Unterscheidung von Treatment und Enhancement als analytischer Kategorie, dann sind PE und PNE keine Phänomene, welche sich auf Grund einer fortschreitenden Medikalisierung in der ärztlichen Praxis verankert haben können. Im Sinne der Medikalisierung hängen Formen der Behandlung von Krankheiten mit etablierten Wissenskomplexen über die Krankheit zusammen. Wenn neue Wissenskomplexe etabliert werden, können Ärzte ihren Patienten neue Behandlungen anbieten, für Phänomene, die vorher außerhalb ihres Aktionsspielraumes lagen. Enhancement liegt nach diesem Verständnis immer außerhalb des ärztlichen Handlungsspielraumes, denn existiert eine Diagnosegrundlage für ein ärztliches Handeln, handelt es sich dabei sofort um die Behandlung einer Erkrankung. Vermutlich haben die Autoren der oben zitierten DAK-Studie (DAK 2009) deshalb angenommen, dass die Verschreibungen ohne übliche Diagnosen lediglich auf irrtümlichen Fehlkodierungen bzw. einer ungenauen Kodierung beruhen. Denn formal besteht für

Verschreibungen außerhalb der offiziellen Kodierungen und des bekannten Off-Label-Use keine Legitimierung und damit auch keine Erstattungsfähigkeit der Behandlung.[37]

Wird jedoch eine zur Medikalisierung der Gesellschaft parallele Tendenz der Pharmazeutikalisierung der Gesellschaft anerkannt und ernst genommen, wird ersichtlich, dass pharmakologisches Enhancement mit dem Zweck der Normalisierung oder Verbesserung kognitiver Fähigkeiten oder Zustände durchaus als Therapieform der ärztlichen Praxis infolge einer voranschreitenden Pharmazeutikalisierung sozialer Probleme vorkommen kann. Die Pharmazeutikalisierung hat dabei zwei Dimensionen: (1) Es werden vermehrt Pharmaka eingesetzt, um andere Therapieformen zu ersetzen, und (2) es werden körperliche und geistige *Fähigkeiten oder Zustände* als mit Pharmaka behandelbar bzw. verbesserbar definiert.

Die Gesundheitsdefinition der WHO geht davon aus, dass eine Person nicht zwangsläufig eine Krankheit haben muss, um nicht gesund zu sein. Es reicht schon, wenn sie nicht vollkommenes körperliches, geistiges und soziales Wohlbefinden verspürt. Damit dürfte eine Behandlungsbedürftigkeit des Patienten durch den Arzt beinahe immer gegeben sein, besonders wenn man an den oben dargestellten Interventionismus und die Art der ärztlichen Risikoabwägung denkt. Dies führt weiter zu der Annahme, dass die Unterscheidung zwischen Therapie und Enhancement zwar zu analytischen Zwecken gebraucht werden kann, jedoch in der ärztlichen Praxis mit großer Wahrscheinlichkeit eine sehr geringe, wenn nicht sogar keine Rolle spielt.

Die Frage der Behandlungsbedürftigkeit eines Patienten kann nicht in allen Fällen an objektiven Kriterien entschieden werden. Vielmehr müssen die Behandlungsbedürftigkeit sowie die Art der Behandlung im Patientengespräch zwischen Arzt und Patient ausgehandelt werden (Hypothese 1). Es kommt in Bezug auf pharmakologisches Enhancement darauf an, dass der Patient ein Problem schildert, das sein geistiges oder soziales Wohlbefinden schmälert und das seinen kognitiven oder sozialen Zustand oder seine Fähigkeiten unter das Niveau einer allgemeinen Norm oder unter das Niveau eines früheren Zustandes bringt.

Ein Beispiel für verschriebenes pharmakologisches Enhancement (PE) und die Pharmazeutikalisierung sozialer Probleme im Sinne einer Normalisierung oder Verbesserung ist die medikamentöse Behandlung von vorzeitigem Samenerguss. Es gibt zwar nicht-medikamentöse Behandlungsmöglichkeiten dieser Problemstellung, doch ganz im Sinne der Pharmazeutikalisierung wurde von der Pharmaindustrie eine pharmazeutische Lösung hierfür entwickelt (Priligy). Dieses Angebot ermöglicht es dem Patienten, mühselige und langwierige körpertechnische (Trainings-) Methoden durch einen direkten neurophysiologischen Eingriff zu umgehen. Es handelt sich hierbei um ein Beispiel für fortschreitende Pharmazeutikalisierung nach einer vorangegangenen Medikalisierung des Problems der frühzeitigen Ejakulation.

---

37 Die Heilmittel-Richtlinie des Gemeinsamen Bundesausschusses regelt in § 13 Abs. 2 Satz 3 die generelle Pflicht der Angabe einer konkreten Diagnose mit Therapieziel(en) nach Maßgabe des jeweiligen Heilmittelkataloges. Dies gilt seit dem 01.07.2014 generell für alle Heilmittelverordnungen (nicht nur solche, die Pharmaka betreffen). Nach § 295 des Sozialgesetzbuches (SGB) 5 ist in den Abrechnungsunterlagen mindestens eine Behandlungsdiagnose anzugeben. Eine Behandlungsdiagnose ist laut ICD-10 eine Diagnose, derentwegen der Patient im entsprechenden Quartal behandelt wurde und für die der Arzt Leistungen abgerechnet hat. Das Wirtschaftlichkeitsgebot (§ 12 (1) SGB 5) besagt: „Die Leistungen müssen ausreichend, zweckmäßig und wirtschaftlich sein; sie dürfen das Maß des Notwendigen nicht überschreiten. Leistungen, die nicht notwendig oder unwirtschaftlich sind, können Versicherte nicht beanspruchen, *dürfen* die Leistungserbringer nicht bewirken und die *Krankenkassen nicht bewilligen*" (Herv. P.S.). Sollte auf einer Verordnung eine nicht zum Medikament passende Behandlungsdiagnose vermerkt sein, ist die Verordnung ungültig und von Krankenkassen formal abzulehnen, da die Zweckmäßigkeit und Wirtschaftlichkeit nach dem Wirtschaftlichkeitsgebot nicht zu überprüfen ist. In der Praxis fehlen den Krankenkassen jedoch die Ressourcen, um derartige Prüfungen durchzuführen.

Ebenfalls kann an diesem Beispiel der Wandel hin zu einer „wunscherfüllenden"[38] Medizin" (Kettner 2006) erkannt werden. In der „wunscherfüllenden Medizin" erlangt die umfassende Gesundheit des Patienten äußerste Wichtigkeit und wird „als eine komplexe, positive, sozio-biophysische Qualität gedacht, die immer mehr gesteigert und verbessert werden kann." (Ebd.)

Ob allerdings tatsächlich ein Paradigmenwechsel hin zu einer wunscherfüllenden Medizin stattgefunden hat, wird berechtigterweise diskutiert. Die jüngere Tendenz der Betonung der Salutogenese lässt sich auch im ‚traditionellen' Rahmen der Medizin begründen und deutet eher einen Akzentwechsel an (vgl. Buyx & Hucklenbroich 2009:44, Haubl 2012:71-72, Synofzik 2009a:177-178). Da die Konzepte der herkömmlichen (kurativen) und der wunscherfüllenden Medizin nicht analytisch disjunkt sind, schlägt Synofzik (ebd.) den Begriff der *„Präferenzmedizin"* vor.[39]

Die Akzentverschiebung hin zu einer Präferenzmedizin bzw. einer wunscherfüllenden Medizin wird durch die gültige Gesundheitsdefinition der WHO gedeckt und beschreibt Veränderungen, die mit denen in der englischsprachigen Soziologie unter dem Begriff der Pharmazeutikalisierung und Biomedikalisierung verhandelten in Verbindung stehen. Es ist zu überlegen, ob die Herausbildung einer Tendenz der Präferenzmedizin bspw. als eine Folge der Transformationen der Biomedikalisierung betrachtet werden könnte. An dieser Stelle können diese Überlegungen nicht fortgeführt werden, doch es erschien sinnvoll, zumindest kurz darauf hinzuweisen, da hier vermutlich Schnittstellen der jüngeren deutsch- und englischsprachigen soziologischen Forschung ausgemacht werden können.

Besonders vor dem Hintergrund von Hypothese 1 ist zu schlussfolgern, dass die Akzentverschiebung hin zu subjektiven Befindlichkeiten der Patienten insbesondere im Bereich der Behandlung depressiver Erkrankungen und in ähnlichen Bereichen mit Bedarf einer interaktiven Aushandlung der Behandlungsbedürftigkeit sowie der Art der Behandlung stattfinden. Wie oben bereits erwähnt wurde, existieren mit Priligy vergleichbare Medikamente für ein pharmakologisches *Neuro*-Enhancement, welche also direkt für eine Anwendung als Enhancer von Prozessen im Gehirn (z.B. der Gedächtnisleistung) entwickelt wurden, (noch) nicht. Doch in dieser Studie wird die Annahme verfolgt, dass pharmakologisches Neuro-Enhancement (PNE) geistiger Fähigkeiten und Zustände durch die Verwendung *schon vorhandener Psychopharmaka* stattfindet, da einerseits ein Bedarf in der Bevölkerung (vorheriger Abschnitt – 3. Öffentlichkeit) zu vermuten ist und andererseits Ärzte sich verpflichtet sehen, diesem Bedarf, so er denn geäußert wird, nachzukommen (vorheriger Abschnitt – 2. Ärzte).

Pharmakologisches Neuro-Enhancement wird in dieser Studie als ein Bestandteil der gesellschaftlichen Tendenzen der Pharmazeutikalisierung von medizinischen, sozialen und körperlichen Problemen verstanden. Dabei werden unter anderem vormals außerhalb der medizinischen Behandelbarkeit liegende Problemstellungen in den Aktionsradius einer medikamentösen Beeinflussung inkludiert. Wie bei der Medikalisierung dehnt sich der Aktionsraum des Medizinischen aus. Die Folge ist, dass die medikamentöse Behandlung dieser Problemstellungen zur primären Behandlungsform vor alternativen, meist langwierigeren, anstrengenderen, aber

---

38 „Wünsche im hier interessierenden Sinne sind nicht einfach nur gedachte Möglichkeiten, sondern kulturell interpretierte Bedürfnisse. Wunscherfüllende Medizin widmet sich Bedürfnissen, während kurative Medizin am Krankheitsbegriff orientiert ist […]." (Ebd.:11).

39 „Während die ‚klassische Medizin' vorwiegend von universellen Wertvorstellungen geprägt ist (z.B. Schmerzfreiheit, Lebensverlängerung), orientiert sich die ‚wunscherfüllende Medizin' in graduell höherem Maße an partikularen Präferenzen (z.B. eigene Körpervorstellungen beim Wunsch nach Geschlechtsumwandlung oder Extremitätenamputation, eigene Ansicht über Jugendlichkeit und das Altern bei dem Wunsch nach Anti-Aging-Maßnahmen, eigene Ansichten über Frohgestimmtheit bei Einnahme von Psychopharmaka). Das heißt, sie bezieht sich auf Behandlungswünsche, die von vorwiegend rein subjektiven Präferenzen getragen werden […]." (Synofzik 2009a:179)

unter Umständen nachhaltigeren Behandlungsformen avanciert. Auch medizinische Behandlungen können nach dieser Auffassung von pharmakologischem Neuro-Enhancement als eben solches verstanden werden. Viele medikamentöse Behandlungen, die unter die Rubrik wunscherfüllende Medizin oder Präferenzmedizin fallen, erfüllen die hier angelegte Definition von PNE.

Auf den Themenbereich der Depression bezogen, ist eine Pharmazeutikalisierung depressiver Erkrankungen klar erkennbar und bereits aus Ehrenbergs Darstellung der Thematik herauszulesen.[40] Dabei helfen die im vorangegangenen Abschnitt dargestellten Triebkräfte der Pharmazeutikalisierung dabei, nachzuvollziehen, warum es einerseits zu immer mehr Verschreibungen von Antidepressiva kommt (Pharmaindustrie, Ärzte, Versicherungen und Regierungen), und die dargestellten Zusammenhänge zwischen sich ändernden Arbeitsanforderungen, dem Wirtschaftssystem und daran gekoppelten Subjektivierungs- und Entfremdungsformen helfen andererseits eine Idee davon zu entwickeln, warum unter Umständen tatsächlich immer mehr Menschen an depressiven Erkrankungen leiden. Ebenfalls helfen letztere zu verstehen, warum sich der Wunsch nach PNE mittels Antidepressiva innerhalb der arbeitenden Bevölkerung in Zukunft immer häufiger entwickeln könnte. Die beschriebenen Entwicklungen können exakt die Ursachen sein, „welche die Bereitschaft zur chemischen Selbstmanipulation geradezu herausfordern, will man nicht abgehängt werden und auf der »Loser«-Seite landen." (Amendt 2003:24, siehe auch S. 44, Fn. 34)

Da die Behandlung depressiver Erkrankungen auch Pharmazeutikalisierungsprozessen unterliegt, ist zu untersuchen, ob Antidepressiva neben der den Zustand des Patienten wiederherstellenden Verwendung (klassisch-kurativ) auch zum Zwecke einer Normalisierung oder Verbesserung des Zustandes der Patienten (im Sinne einer präferenzmedizinischen Behandlung von Patienten, die sich bspw. von ihren Alltagsproblemen zu stark herausgefordert fühlen) eingesetzt werden. Ist dies der Fall, dann kann bei diesen Formen der Verwendung von Antidepressiva von PNE gesprochen werden.

Das Thema dieser Studie, die Frage danach, ob ärztlich verordnetes PNE stattfindet und warum und wie es möglich ist, sich zum Zwecke des PNE Antidepressiva verschreiben zu lassen, ist in einem komplizierten Geflecht miteinander zusammenhängender, jedoch in der Literatur bisher einzeln beschriebener sozialer Phänomene zu verorten. Wie in den vorangegangenen Kapiteln dargelegt wurde, tangiert die Fragestellung gleichermaßen die Kultur- und Entstehungsgeschichte der Depression und der Antidepressiva, Tendenzen der Pharmazeutikalisierung im medizinischen System, Tendenzen der Pharmakologisierung des Alltags, durch das Wirtschaftssystem induzierte Veränderungen in der Arbeitswelt und damit zusammenhängende Subjektivierungsformen, wie deren Auswirkungen auf die Identitätsbildung der Individuen.

---

40 Spätestens mit der Verbreitung der SSRI in den 1970er Jahren setzte der Prozess der Pharmazeutikalisierung der Depression ein. Die Folgen waren, dass depressive Zustände wesentlich als mit Pharmaka therapierbar betrachtet wurden, diese Form der Behandlung vorhergehende Behandlungsformen nachhaltig ersetzte und die Psychiatrie die Psychologie als primäre Behandlungsinstanz auf dem Gebiet der Depressionen verdrängen konnte.

3. Methodik und Empirie

3.1 Vorerhebung und Vorlauf der Datenerhebung

Anlass für die Wahl der Themenstellung war die Lektüre einiger Artikel zu jüngeren Tendenzen des Neuro-Enhancements und ein Fernsehbeitrag, der das Leben dreier Personen schilderte, die ihren Alltag nur unter Zuhilfenahme von Drogen und Medikamenten bewältigen konnten, da sie sonst den Anforderungen mehrerer Jobs und denen der eigenen Kinder bspw. nicht hätten genügen können. Unter Berücksichtigung der Theorien zu gesellschaftlicher Beschleunigung und den Arbeiten zum Wandel der Arbeitsverhältnisse erschien es folgerichtig, anzunehmen, dass dieses Phänomen einen recht großen Anteil der deutschen Bevölkerung betreffen könnte.

Die massive Herunterrechnung der Zahlen in der DAK-Studie des Jahres 2009, die oben dargestellt wurde, ließ weiteres Interesse aufkommen und die Suche nach Personen, die sich Medikamente hatten verschreiben lassen, um damit bestimmte optimierende Zwecke zu erreichen, wurde aufgenommen. Da der Leistungsdruck in vielen Studiengängen nach der Bologna-Reform zugenommen hat, erschien es sinnvoll, erst einmal unter Bekannten und Studenten zu erfragen, ob eine Person mit derartigen Erfahrungen bekannt ist. Nach relativ kurzer Zeit konnte tatsächlich ein junger Mann gefunden werden, der sich kürzlich Antidepressiva „hat verschreiben lassen", um deren Wirkung im Alltag zu testen. Er berichtete, dass zwei Freunde von ihm mit dem gleichen Ziel zum Arzt gegangen waren und es auch bei ihnen (in einem Fall erst beim zweiten Versuch) geklappt hatte. Es ist also möglich, sich Antidepressiva verschreiben zu lassen. Und wenn das möglich ist, dann sollte es auch nicht viel schwerer sein, sich andere Medikamente verschreiben zu lassen, die zu PE und PNE geeignet sind. Um das Thema jedoch nicht zu groß werden zu lassen, sollte der Fokus lediglich auf den Verschreibepraktiken von Antidepressiva (insbesondere SSRI) liegen, zumal für diesen Fall schon ein Interviewpartner bekannt war.

Als Teil der Vorerhebung gilt selbstverständlich auch eine umfangreiche Literaturrecherche. Einschlägige soziologische Literatur war allerdings nur zu sehr spezifischen Unterthemen zu finden. Das einschlägigste soziologische Werk, das für diese Studie von großem Nutzen war, ist Ehrenbergs „Das erschöpfte Selbst". Die meisten Soziologen hatten sich bisher mit ADHS oder der medizinethischen Besprechung von Neuro-Enhancement beschäftigt. Auch zu den Verschreibepraktiken von Antidepressiva scheinen bisher keine Soziologen publiziert zu haben. Alle weiteren Zusammenhänge und nützlichen theoretischen Konzepte mussten also recherchiert werden. Die Literaturrecherche zog sich über einen langen Zeitraum hin und wurde beendet, als die einzelnen Puzzleteile der das Themenfeld schneidenden Publikationen nach und nach einen größeren Zusammenhang darstellen konnten.

Auch die Datenerhebung gestaltete sich schwieriger, als anfangs gedacht. Die beiden Freunde des ersten konkreten Falles, die ebenfalls Antidepressiva zu Enhancement-Zwecken einnahmen, waren nicht zu einem Gespräch mit mitlaufendem Diktiergerät bereit. Personen, die Antidepressiva aus medizinischen Gründen verschrieben bekamen, wollten ebenfalls nicht darüber sprechen. Und auch interviewbereite verschreibende Ärzte waren trotz ihrer zahlenmäßig hohen Verbreitung in Berlin aus zeitlichen Gründen nur schwer für ein 45- bis 60-minütiges Interview zu gewinnen.

Auf Grund der dargestellten Umstände zog sich der Prozess der Datenerhebung in die Länge, und auch eine Theorie nach der die gesammelten Daten ausgewertet werden sollten, konnte auf Grund der Unsicherheiten über die am Ende tatsächlich zur Verfügung stehenden Gesprächspartner und erhobenen Daten erst einmal nicht festgelegt werden. Der Anspruch war es jedoch, das Forschungsfeld aus möglichst vielen Perspektiven in den Blick zu bekommen, um so möglichst genau die vielen verschiedenen Aspekte der aus der Literatur zusammengesammelten potenziellen Zusammenhänge innerhalb des Forschungsfeldes nachvollziehen zu können. Der gewählte Zugang ist letztendlich als explorativ zu bezeichnen, und als dazu passendes methodisches Auswertungsinstrument wurde die *Grounded Theory* gewählt. Diese erschien auf Grund ihrer pragmatistischen Forschungslogik und der sich abwechselnden, iterierenden Zyklen von Induktion/Abduktion einerseits und auf die Daten bezogenen deduktiven/experimentellen Phasen andererseits gut geeignet, ein exploratives Vorgehen zu stützen.

Besonders die Grounded Theory begreift die drei Verfahrensschritte der wissenschaftlichen Forschung (Datenerhebung, Analyse und Theoriebildung) weniger als Abfolge aufeinander aufbauender Schritte, denn als dynamisch miteinander verknüpfte, parallel stattfindende Modi des Forschungshandelns (vgl. Strauss 1991:46). Dabei stehen die drei Modi in einem Verhältnis der wechselseitigen Kontrolle. Besonders in Fällen des schwierigen Zugangs zum Forschungsfeld, wie in der vorliegenden Studie, bietet die Grounded Theory die Möglichkeit, erst einmal Daten zu einer eher unspezifischen Fragestellung anhand eines Falles zu erheben. Diese Daten können anschließend analysiert und zu ersten theoretischen Konzepten zusammengefasst werden.

Diese *Ad-hoc-Hypothesen* können im Anschluss auf Grund der im Zuge des *theoretical sampling* erhobenen weiteren Daten einer empirischen Prüfung unterzogen werden und münden im Ergebnis in elaboriertere Konzepte (vgl. Strübing 2002:329). Dabei kann das theoretical sampling auch als qualitätssicherndes und kontrollierendes Verfahren betrachtet werden. „1. Es fördert einerseits die konzeptuelle Dichte der entstehenden Theorie, indem Varianten des Phänomens systematisch erarbeitet und durch übergreifende Konzepte integriert werden, 2. es erhöht damit aber zugleich die Reichweite der Theorie, indem es in kontrollierten und explizierten Schritten eine Ausweitung des Untersuchungsbereichs ermöglicht und so in Richtung auf eine umfassende Theorie des Gegenstandsbereichs wirkt. Weil Auswahl und Erhebung der Daten sukzessive und prozessgesteuert erfolgen, ergibt sich überdies 3. die Chance, nicht nur die Adäquanz der ausgewählten Daten, sondern auch die zu ihrer Gewinnung zu verwendenden Erhebungsmethoden zu optimieren." (Ebd.:333).

Ein weiterer Aspekt der Grounded Theory, der sie besonders adäquat für die Bearbeitung einer Fragestellung der vorliegenden Art macht, ist, dass sie nicht den Anspruch erhebt, Ergebnisse zu erzielen, die für eine breite Population repräsentativ sind. Ihr Ziel ist es vielmehr, eine Theorie aufzubauen, die ein Phänomen spezifiziert, „indem sie es in Begriffen der Bedingungen (unter denen ein Phänomen auftaucht), der Aktionen und Interaktionen (durch welche das Phänomen ausgedrückt wird), in Konsequenzen (die aus dem Phänomen resultieren) erfasst [...]" (Steinke 1999:75). Auf diese Weise unterscheidet sich sozialwissenschaftliche Forschung von naturwissenschaftlicher. Auf Grund der interpretativen Vorgehensweise der Grounded Theory können ihre Schlüsse nicht eindeutig und zwingend sein, wie das bei einem naturwissenschaftlichen Experiment ‚theoretisch' der Fall sein kann. Sozialwissenschaftliche Forschung beinhaltet immer auch Deutungsspielräume und muss divergierende Perspektiven von Forschenden anerkennen (vgl. Strübing 2002:340). Das soll nicht bedeuten, dass Ergebnisse der Grounded Theory nicht auch einer externen Güteprüfung standhalten können. Nur muss der jeweilige Prüfer die eben erwähnten forscherspezifischen Perspektiven und Schlüsse anerkennen. Am Ende dieser Studie wird der Versuch stehen, die zusammengetragenen Daten in ihrem Zusammenhang darzustellen und diesen auf die in der englischen wie deutschen soziologischen Literatur beschriebenen Konzepte zu beziehen.

3.2 Datenerhebung (Theoretical Sampling)

(1) Hospitation eines konkreten Falles und qualitative Interviews mit der behandelnden Allgemeinmedizinerin und dem behandelten Patienten

Zu Beginn der Untersuchung wurde versucht, dem konkreten Fall des jungen Mannes, der sich kürzlich erfolgreich Antidepressiva hat verschreiben lassen, weiter zu folgen. Hierzu wurde die entsprechende Ärztin kontaktiert und angefragt, ob es möglich sei, im Einverständnis mit dem Patienten bei den entsprechenden Patientengesprächen vor Ort zu sein. Insgesamt zwei Patientengespräche wurden auf Tonband aufgenommen, um sie später genau analysieren zu können.[41] Die Idee hierbei war, durch eine konversationsanalytische Untersuchung des Gesprächsablaufs die verbalen Aushandlungsprozesse der Diagnose und der Medikation und die Wirksamkeit derselben zu ergründen (Überprüfung der Hypothesen 1 & 2). Von Nachteil war allerdings, dass der Patient die Diagnose bereits gestellt bekommen hatte und während der Patientengespräche nur noch die therapiebegleitenden Prozesse erfasst werden konnten. Dies war zwar nicht optimal, jedoch ist auch der hospitierte Behandlungsverlauf durchaus interessant für diese Studie. Letztendlich wurde auf eine konversationsanalytische Auswertung der hospitierten Patientengespräche verzichtet, da die Transkripte keine Informationen über den Moment der Diagnosestellung liefern, der für eine Konversationsanalyse von besonderem Interesse gewesen wäre.

Um die hospitierten Gesprächstermine mit jeweils perspektivischem Wissen der Ärztin und des Patienten kontrastieren zu können und so etwas genauer die Handlungsgrundlagen der beiden Personen zu verstehen, wurde mit beiden jeweils ein offenes, 45- bis 60-minütiges Interview geführt. Jedes in dieser Studie geführte Interview wurde transkribiert (ebenfalls die Mitschnitte der Patientengespräche) und ausgewertet.

Die behandelnde und verschreibende Ärztin des konkreten Falles wurde nicht zum selbigen befragt, da sie der medizinischen Schweigepflicht unterliegt und dementsprechend keine Aussagen über den Patienten treffen wollte. Jedoch wurde sie bezüglich der allgemeinen Verschreibepraktiken von Psycho- und Neuropharmaka befragt und zu Entwicklungen auf diesen Gebieten. Da das erste Arztinterview mit einer Allgemeinmedizinerin geführt wurde und die Literatur auf eventuell divergierende Behandlungspraktiken zwischen Psychiatern und Allgemeinmedizinern hinweist, wurden anschließend gezielt Psychiater in Berlin kontaktiert, um die nach den ersten Interviews gebildeten Ad-hoc-Hypothesen zu überprüfen.

(2) Qualitative Interviews mit zwei klinischen Psychiatern

Insgesamt wurden 30 Berliner Psychiater kontaktiert. Viele Kontaktanfragen blieben unbeantwortet. Acht Psychiater sagten entweder aus Zeitgründen ab oder deshalb, weil sie nur noch therapeutische Behandlungen anbieten und keine Psychopharmaka mehr verschreiben. Sechs der angefragten Personen signalisierten prinzipielle Gesprächsbereitschaft. Darunter waren allerdings nur zwei, die zeitnah einen Termin vereinbaren konnten. Da bis zum Zeitpunkt der Rückmeldungen teilweise bereits mehr als ein Monat vergangen war und teilweise Termine erst in einem weiteren Monat möglich waren, konnten letztendlich nur zwei klinische Psychiater an Krankenhäusern interviewt werden. Dabei bestätigte sich die Vermutung, dass sich die Behandlungspraktiken der Psychiater und der befragten Allgemeinmedizinerin stark unterscheiden (Hypothese 3).

---

41 Drei weitere Patientengespräche liegen in Form kurzer Zusammenfassungen durch den Patienten vor, da hier eine Hospitation aus terminlichen Gründen nicht möglich war. Oft hatte der Patient vorher festgelegte Termine verschoben und im Anschluss spontan die Ärztin aufgesucht. Dadurch wurde eine genaue konversationsanalytische Untersuchung auf Grund des Mangels exakter Gesprächsprotokolle unmöglich. Allerdings ist es durch die Zusammenfassung der Termine durch den Patienten möglich, den Behandlungsverlauf nachzuvollziehen.

Nicht geklärt werden konnte die Frage, ob niedergelassene Psychiater eventuell nochmals anders handeln.

(3) Online-Fragebogen

Da die Bereitschaft, Interviews zu geben, bei den mit Antidepressiva in Behandlung stehenden Patienten nicht besonders hoch ausgeprägt erschien, wurde versucht, über einen Online-Fragebogen Einblick in die Perspektive einiger Patienten bezüglich der wahrgenommenen Wirkung und des Nutzens sowie des wahrgenommenen Erfolges der Behandlung zu erhalten. Er wurde in studentischen Facebook-Gruppen, in Internetforen, die sich teilweise kritisch, teilweise informierend mit dem Thema auseinandersetzen, und auf der Internetseite von Q-Set.de veröffentlicht. Dadurch sollte ein möglichst breites Spektrum von Patienten erreicht werden. Der Fragebogen wurde mit möglichst vielen offenen Fragen entworfen, um den beantwortenden Personen die Möglichkeit zu geben, ihre jeweils persönlichen Erfahrungen mit Antidepressiva so frei wie in einem Interview zu formulieren. Die Anonymität der Online-Umfrage hat die Bereitschaft von Patienten, Auskunft über ihre Erfahrungen zu geben, deutlich erhöht. Auf diese Weise konnten 60 zusätzliche Erfahrungsberichte gesammelt werden.

Ein weiterer Fokus neben den spezifischen Therapieerfahrungen der Patienten war ihre Einschätzung darüber, ob mit den eingenommenen Antidepressiva ein kurativer Effekt eingetreten ist – ob also depressive Erkrankungen durch die ausschließliche Einnahme von Antidepressiva geheilt werden können. Die Klärung dieser Frage erschien besonders vor der Theorie Ehrenbergs bedeutsam, denn er argumentiert, dass die Depression zwar behandelbar, jedoch nicht heilbar ist. Befinden sich die Patienten tatsächlich in „Wartungsprogrammen" (Ehrenberg 2004:248), und wirken Antidepressiva so ähnlich wie Schmerzmittel, die zwar eine Linderung der Symptome herbeiführen, jedoch keine Heilung? Die Beantwortung dieser Frage ist letztendlich auch entscheidend für eine Einschätzung der gestiegenen Verschreibungszahlen von Antidepressiva. Ist das häufige Verschreiben von Antidepressiva eine kurative Handlung, oder wird damit lediglich kurzfristig der Zustand der Patienten verbessert?

3.3. Statistische Auswertung der Online-Umfrage

Die in der Online-Umfrage offen gestellten Fragen wurden gesondert ausgewertet und werden weiter unten zusammen mit der Auswertung der geführten Interviews präsentiert. An dieser Stelle erfolgt die statistische Auswertung der Angaben. Dabei ist darauf hinzuweisen, dass besonders Umfragen mit derartig geringen Fallzahlen eine hohe Anfälligkeit für radikale Einschätzungen und extreme Meinungen haben. Diese fallen durch die geringe Gesamtzahl der antwortenden Personen stark ins Gewicht. Um solcherart Verzerrungen entgegenzuwirken, wurde darauf geachtet, den Fragebogen in möglichst vielen verschiedenen Internet-Foren zu veröffentlichen und dadurch eine möglichst heterogene Stichprobe zu erhalten. Dies erscheint auch in zufriedenstellendem Maße gelungen zu sein:

Insgesamt wurden 60 Fragebögen beantwortet. Dabei gaben 40 % an, ein eher geringes Bildungsniveau zu haben (ohne Schulabschluss, Real-/Hauptschule oder Berufsausbildung) und 50 % gaben an, zumindest Abitur gemacht zu haben (bzw. einen entsprechend höheren Abschluss). 10 % enthielten sich einer Angabe (Abb. 3).

		Häufigkeit	Prozent
Gültig	Kein Schulabschluss	1	1,7
	Real-/Hauptschule	12	20,0
	Berufsausbildung	11	18,3
	abgeschlossenes Studium	8	13,3
	akademischer Grad	5	8,3
	Abitur	16	26,7
	Fachhochschule	1	1,7
	Gesamt	54	90,0
Fehlend		6	10,0
Gesamt		60	100,0

Abbildung 3: Auswertung - höchster Bildungsabschluss

Während bezüglich des Bildungsniveaus relative Heterogenität in der Stichprobe festzustellen ist, ist bezüglich der Altersverteilung eine deutliche Überrepräsentation des Anteils der 20- bis 30-Jährigen zu erkennen. Sie bilden 39,6 % der Befragten, die eine Angabe zu ihrem Alter gemacht haben. Dies deckt sich allerdings mit der Aussage der interviewten Hausärztin, dass vermehrt junge Menschen mit depressiven Erkrankungen zu ihr kommen. Es ist hier also keine Verzerrung zu vermuten. Den zweitgrößten Anteil bildet die Gruppe der 40- bis 50-Jährigen mit 20,8 %, gefolgt von den unter 20-Jährigen mit 15,1 %. Die Geschlechtsverteilung innerhalb der Stichprobe scheint ebenfalls der in der Literatur dargestellten „normalen" Verteilung zu entsprechen, da auch hier häufig ein höherer Psychopharmaka-Konsum durch Frauen festgestellt wird. Dieser liegt ca. 2- bis 3-mal höher als der von Männern (Pfeiffer-Gerschel et.al:99) (Abb. 4).

Befragt bezüglich der Symptome, wegen derer die Personen in Behandlung mit Antidepressiva stehen bzw. standen, wurden am häufigsten jeweils Schlafstörungen und Angstzustände angegeben (jeweils 28-mal), gefolgt von Antriebslosigkeit (27-mal), Schwermütigkeit (25-mal), Überforderung (24-mal) und Konzentrationsproblemen (17-mal). Insgesamt lässt sich sagen, dass diejenigen Personen, die als bei ihnen diagnostizierte Krankheit Depression angaben, ebenfalls die meisten Symptombeschreibungen auswählten. Die Depression scheint also die meisten Symptome zu vereinen. Insgesamt gaben 56,7 % der Befragten an, wegen Depressionen (bzw. Burn-Out) in Behandlung zu sein. Der Behandlungsvorschlag zur Verwendung von Antidepressiva erfolgte bei 76,7 % durch den Arzt. Nur 16,7 % fragten selbst nach einer Behandlung mit Antidepressiva.

			Geschlecht		
			weiblich	männlich	Gesamt
Altersgruppen	bis 20	Anzahl	6	2	8
		% der Gesamtzahl	11,3 %	3,8 %	15,1 %
	20-30	Anzahl	16	5	21
		% der Gesamtzahl	30,2 %	9,4 %	39,6 %
	30-40	Anzahl	3	4	7
		% der Gesamtzahl	5,7 %	7,5 %	13,2 %
	40-50	Anzahl	9	2	11
		% der Gesamtzahl	17,0 %	3,8 %	20,8 %
	50-60	Anzahl	1	2	3
		% der Gesamtzahl	1,9 %	3,8 %	5,7 %
	60+	Anzahl	0	3	3
		% der Gesamtzahl	,0 %	5,7 %	5,7 %
Gesamt		Anzahl	35	18	53
		% der Gesamtzahl	66,0 %	34,0 %	100,0 %

Abbildung 4: Auswertung - Alter und Geschlecht der Stichprobe

51,7 % der Befragten wurden von ihren Ärzten auch über alternative Behandlungsmöglichkeiten in Form verschiedener Psychotherapien informiert. 20 % gaben an, darüber nicht mit ihrem Arzt gesprochen zu haben, und weitere 28,3 % trafen hierzu keine Aussage. Bezüglich der Behandlungsdauer mit Antidepressiva äußerten 53,3 %, dass sie die Medikation dauerhaft einnehmen sollen und kein Absetzen geplant ist. 20 % der Befragten gaben an, nur temporär in Behandlung mit Antidepressiva (gewesen) zu sein. Die restlichen 26,7 % trafen hierzu keine Aussage.

Bezüglich der Bewertung der Nachhaltigkeit ihrer Behandlung konnten die signifikantesten und für diese Studie interessantesten Ergebnisse ermittelt werden: So gaben 60 % der Befragten an, dass die Medikation vor allem dabei half, die Symptome des jeweiligen Problems abzuschwächen. Zur Behebung der Ursache sei jedoch eine andere Form der Behandlung notwendig. Weitere 15 % äußerten sich bezüglich der Ursachenbehebung auf die gleiche Weise, konnten jedoch zudem keine Verbesserung ihrer Symptome feststellen. Insgesamt äußerten also 75 % der Befragten, dass die Medikation bei ihnen keine oder keine kurative Wirkung entfaltet hat und sie zur Ursachenbehebung eine andere Art der Therapie benötigen. Lediglich 6,7 % der Befragten gaben an, mit ihrer Medikation ihr Problem gelöst zu haben und keine weitere Form der Therapie mehr zu benötigen. In der Mehrzahl der Fälle führte die Medikation hauptsächlich dazu, dass die Patienten ihren Alltag wieder teilweise bis vollumfänglich bestreiten konnten. Weiterhin auffällig ist noch, dass viele der Befragten angaben, bereits sehr viele verschiedene Psychopharmaka im Laufe ihrer Behandlung ausprobiert zu haben.

3.4 Auswertung der qualitativen Erhebung

Im Folgenden wird die Auswertung der qualitativen Erhebung dargestellt. Hierzu werden die transkribierten Aussagen bezüglich verschiedener Themengebiete, die sich als relevant herauskristallisiert haben, zusammengefasst. Dabei werden die verschiedenen Perspektiven der befragten Akteure auf das jeweilige Themenfeld kontrastiert.

3.4.1 Die Wirkung der SSRI

Die interviewte Hausärztin beschreibt die Wirkung der Antidepressiva des Typs SSRI, welche sie am häufigsten verschreibt, da sie in ihrer Erfahrung sehr gut verträglich sind, als:

[…] so eine Art aufklarende, innerliche Ruhe, also so weg von diesem: „Oh Gott, oh Gott, ich krieg das alles nicht hin, und das sind alles Berge, und ich weiß gar nicht wo ich anfangen soll, dann ziehe ich mir die Decke über den Kopf." Das ist ja so der klassische Patient dafür […].

Dadurch wird im Wesentlichen wieder eine Handlungsfähigkeit und Alltagstauglichkeit des Patienten hergestellt. Interessant ist, dass sie den klassischen Patienten für dieses Medikament als denjenigen beschreibt, der eine Antriebsschwäche auf Grund von Überforderungssituationen vorweist. Kriterium für den Gebrauch von SSRI scheint also im Wesentlichen die Behebung solch einer Antriebsschwäche zu sein und nicht die Behebung einer möglicherweise dahinterliegenden Krankheit. Die Aussagen der Befragten des Online-Fragebogens zur Wirkung der SSRI decken sich mit der Beschreibung der Wirkung durch die Ärztin. Die Wirkung wird als antriebssteigernd und stimmungsaufhellend empfunden. Gleichzeitig sinkt die Emotionalität der Patienten. Dadurch äußern sie die Erfahrung einer „entspannteren Grundeinstellung", die zu weniger Ängsten in „sozialen Situationen oder unter Stress" führen kann. Einige Patienten berichteten von einer zu starken Wirkung, die dann in „innere Unruhe" umschlug. Auch kam es einige Male vor, dass eine „emotionale Verflachung" empfunden wurde.

Keine Trauer mehr. Aber auch kein Glück. Ich wurde nicht wieder glücklich. Aber ich wurde wenigstens nicht depressiv.

Der Patient, der sich SSRI zum Zwecke des PNE hat verschreiben lassen, beschreibt die Wirkung ähnlich und äußert sich gleichzeitig etwas genauer über die verschiedenen *enhancenden Aspekte der Wirkung*. So beschreibt er (1) eine euphorisierende Wirkung:

Ich bin gut drauf! Aber ‚gut drauf' kann hier auch schon überschwänglich heißen. Also, das war damals auch schon so, dass ich also unter Strom stand und Radfahren auf einmal noch viel mehr Befriedigung brachte als sonst. Oder Sport generell … Da sind mir sogar irgendwann im Januar/Februar Tränen beim Joggen runtergelaufen.

Ferner wird (2) eine Wirkung sekundären Enhancements auf Grund der positiveren Grundeinstellung beschrieben. Grund dafür ist das Auflösen von Ängsten und dadurch ein offeneres Zugehen auf andere Personen. Dies würde dann zu vermehrt positiven Erfahrungen mit anderen Personen führen:

Wenn man jetzt davon ausgeht, weil man ja gut drauf ist, kommt man ja gut an, kriegt man entsprechendes Feedback, ja? Da gibt es also ganz andere Komponenten, die die Lebensqualität infolge, aber nicht direkter Folge, ähm, verbessern. Ja, auch einfach, wenn du weniger Ängste hast, mehr soziale Kontakte, auch das kann einem viel geben.

Des Weiteren wurde das Medikament als (3) Partydroge getestet und konnte auch hier eine entsprechende Wirkung entfalten:

[…] wir haben das auch schon zu Partyzwecken missbraucht, indem wir die doppelte bis dreifache Dosis genommen haben. Und dann war man auch sehr viel energetischer und konnte auch sehr schlecht einschlafen. Also von daher, es kommt irgendein Spaß auf, irgendeine Euphorie.

Befragt bezüglich seiner Einschätzung zur leistungssteigernden Wirkung der SSRI, die besonders für die potenzielle Nutzung des Medikaments als pharmakologischem Neuro-Enhancer von Bedeutung ist, äußerte er sich wie folgt:

Also ich würde sagen, sie sind insofern leistungssteigernd, als dass man das Gefühl hat, mehr Energie zu haben.

Ja, also es mag Menschen geben, die auf Gesellschaftskonformität Wert legen - besonders viel Wert legen. Den Menschen mag das vielleicht eine Hilfe sein, weil sie vorher gehindert daran waren, Depressionen hatten oder Antriebsschwäche hatten. Dadurch eben sich verstecken mussten, weil sie auch nicht offen umgehen konnten mit ihrer Krankheit. Für die Leute mag es eine Hilfe sein. Diese Phase wird kleiner.

Nach Aussage des Patienten, der keine Symptome einer Depression mit den SSRI behandelt, ist die wesentlich leistungssteigernde Wirkung in einem sekundären Enhancement zu sehen. Da man das Gefühl von mehr Energie hat, sich besser fühlt, ist man auch bereit, mehr Dinge zu tun. Bedeutsam für die Eignung der SSRI als pharmakologische Neuro-Enhancer ist jedoch vor allem die zweite Aussage des Patienten. Danach entfaltet die Verwendung dieser Medikamente bei Personen, die keine starken Symptome einer Depression aufweisen, nicht automatisch eine leistungssteigernde Wirkung im gesellschaftlichen Sinne. Sie sorgt lediglich für eine erhöhte Leistungsbereitschaft. Wenn der gesellschaftliche Leistungsbegriff, die gesellschaftlichen Leistungserwartungen an ein Individuum stark in einer Person verankert sind, dann könnte die energetische Wirkung auch auf die Arbeitsmotivation bspw. befördernd wirken. Im vorliegenden Fall hat der Nutzer keine Arbeitsstelle und auch keine Familie etc., so dass sich kein erhöhter Output in einem Arbeitsverhältnis entwickelt. Daraus ergibt sich die Annahme, dass für eine leistungssteigernde Verwendung von SSRI grundlegend entsprechende Einstellungen und Werte sind, die ein Individuum zu gesellschaftskonformen Handlungen anleiten.

Zusammenfassend lassen sich auf Grundlage der erhobenen Daten Unterschiede in der erfahrenen Wirkung durch Anwender von SSRI ausmachen. Viele Anwender beschreiben eine antriebssteigernde Wirkung und ein Abnehmen der Emotionalität dahingehend, dass äußere Einflüsse keine starken Reaktionen mehr in den Individuen auslösen. Allerdings beschrieb keiner der Befragten der Online-Umfrage eine derartig euphorisierende Wirkung, wie das im Falle der enhancenden Verwendung beschrieben wird. Es scheint also so zu sein, dass die Wirkung dieser Medikamente bei Personen mit depressiven Symptomen eher als eine Normalisierung ihrer Handlungsfähigkeit im Alltag zu bezeichnen ist, denn als eine Erhöhung der Leistungsfähigkeit, während bei Personen, die keine depressiven Symptome aufweisen, ein leistungs*steigernder* Effekt im Sinne von PNE möglich ist. Ob in diesen Fällen tatsächlich eine gesellschaftskonforme Leistungssteigerung eintritt, ist abhängig von den verinnerlichten Wertstrukturen der Personen.

3.4.2 Antidepressiva können Depressionen nicht heilen

Aus allen untersuchten Perspektiven wurde eine die Depression heilende Wirkung der Antidepressiva mehrheitlich verneint. In einer Antwort auf eine Interviewanfrage äußerte sich ein Psychiater wie folgt:

Etwas gestolpert bin ich aber über Ihre Fragestellung, ob etwa Antidepressiva als kurativ empfunden werden oder es zu einer Abschwächung der Symptomatik führt. Dies empfinde ich nicht als dialektischen Gegensatz, sondern beschreibt im Wesentlichen den erwünschten Prozess nach Verschreibung von Psychopharmaka. Die von Ihnen angeführte ursächliche Problematik bleibt (unbeachtet der alten These von endogenen und exogenen Depressionen) ja immer von der Gabe von Antidepressiva unberührt, bis der Patient u.U. aufgrund der Symptomabschwächung in der Lage ist, diese lösungsorientiert anzugehen.

Letztendlich stützt dies Ehrenbergs Aussage, dass die Depression (zumindest mittels Antidepressiva) nur behandelbar, nicht jedoch kurierbar ist (Ehrenberg 2004:239). Die sinnvollere Therapieform ist eine Psychotherapie, weil der Patient im Zuge dessen etwas über sich lernt. Im Wesentlichen geht es bei einer Psychotherapie darum, dass Gedankenmuster, die die Symptome auslösen, aufgebrochen und hinterfragt werden. Die Gabe von Antidepressiva kann dem Patienten dabei helfen, einen Zugang zu den eigenen Gedankenmustern erst einmal zu ermöglichen. So betrachtet beginnt die eigentliche Therapie der Krankheit erst ab diesem Moment, und die Antidepressiva sind als ein die Therapie unterstützender Wirkstoff zu sehen.

I: Kann man denn überhaupt [..., eine Depression, P.S.] mit AD heilen?

A: Na ja, man kann die Depression…die Phase verkürzen.

I: Also es ist schwierig mit Heilen und nicht Heilen?

A: Hmm, Hmm [A. Nicken]

I: Okay. Und dann ist natürlich auch die Gefahr eines Rückfalls gegeben?

A: Genau, dann sagt man, die Medikamente ein ¾ Jahr lang nehmen und wenn es ihm dann wieder gut geht, noch ein ¾ Jahr lang, und man kann es versuchen abzusetzen. Und dann hofft man, dass es das einzige Mal in ihrem Leben war. Und wenn man Pech hat, wiederholt es sich dann.

I: Und wäre eine gleichzeitige Behandlung mit einer Psychotherapie… würde die den Erfolg oder die Geschwindigkeit vielleicht erhöhen?

A: Gleichzeitig ist immer gut, ja. Aber eine mittelgradige kann man auch nur mit Psychotherapie behandeln. Gleichen Effekt vielleicht langfristiger anhaltend, weil der Patient etwas über sich gelernt hat. Gleichzeitig ist gut, das machen wir ja hier in der Tagesklinik. Und wenn ein Patient keine AD haben will, muss er nicht.

Interessant ist an dieser Stelle besonders die Aussage, dass man eine mittelgradige Depression auch ausschließlich mittels einer Psychotherapie behandelt kann und dass der Effekt möglicherweise sogar länger anhält. Im Falle der ausschließlichen Behandlung mit Antidepressiva ist ein Rückfall wahrscheinlicher, und es wird kein externer Einfluss auf den Heilungsprozess genommen („Und dann *hofft* man […]"), der daher eher als Selbstheilungsprozess des Patienten zu bezeichnen wäre.

Letztendlich äußert die interviewte Klinikpsychiaterin in der oben zitierten Stelle, dass bis hin zu schweren Depressionen eine ausschließliche Behandlung mittels einer Psychotherapie möglich und sogar nachhaltiger wäre.[42] Daher erscheint es zunehmend paradox, dass in westlichen Gesellschaften immer mehr Antidepressiva verschrieben werden, und es sind Gründe dafür zu suchen, dass die medikamentöse Therapie einer psychotherapeutischen vorgezogen wird. Auch verwunderlich ist es, dass in der Online-Umfrage lediglich in zwei Fällen von einer normalen Verwendungsdauer der Antidepressiva (1,5 bis 2 Jahre) berichtet wird. Die überwiegende Mehrheit der Patienten berichtet von längeren Verwendungsdauern und häufigen Medikamentenwechseln, und über die Hälfte der Befragten (53,3 %) gaben gar an, die Medikamente dauerhaft einzunehmen. In all diesen Fällen eine Nicht-Therapierbarkeit der Patienten zu unterstellen, erscheint überzogen, und so drängt sich die Frage auf, ob als therapeutisches Konzept, wenn man es denn so nennen will, hinter diesen Behandlungen lediglich eine Symptomabschwächung steht. Die Patienten werden dadurch wieder alltags- und arbeitsfähig, die ursächlichen Gründe für die Problematik werden davon aber nicht berührt. Unterstützt wird diese Vermutung dadurch, dass 60 % der online Befragten angaben, lediglich eine Symptomabschwächung zu bemerken. Zur ursächlichen Lösung ihrer Problematik eine andere Form der Therapie zu benötigen, gaben sogar 75 % der Befragten an. Lediglich 6,7 % äußerten eine durch den angeschobenen Selbstheilungsprozess erfahrene kurative Wirkung. In zwei Fällen wurde die medikamentöse Behandlung nach über einem Jahr erfolglos abgebrochen, und ein weiterer Patient beschrieb seine Medikation als kontraproduktiv für eine Psychotherapie.

Ich fühlte weniger, sowohl Trauer als auch Freude. Für eine Therapie war jedoch ein Zugang zu eigenen Emotionen notwendig. Daher war im Nachhinein die Medikation kontraproduktiv.

---

42 Ergänzend kann hier noch ein Zitat des interviewten, enhancenden Patienten angeführt werden, das sich mit den Aussagen der Ärztin deckt: „[…] also ein Verhindern der Depression ist nicht möglich, weil sie auf Gedankenmustern basiert und die Gedanken nicht anders sind. Aber die negative, also die Länge und Tiefe dieser Erfahrung, vielleicht geht man da auch noch auf etwas anderes ein, ist ja nicht nur Depression, wir kennen ja auch ganz andere Zustände, nehmen wir Liebeskummer, ist auch eine Form der Depression. Und das kann jeder nachvollziehen, der so eine Erfahrung schon einmal hatte, und wie lang sich das zieht und wie intensiv das ist. Das kann vielleicht gemildert werden, aber es wird nicht verhindert."

Im weiteren Verlauf der Analyse sind Gründe dafür zu suchen, warum trotz der in den meisten Fällen nicht kurativen Wirkung der Antidepressiva, diese so häufig verschrieben werden. Auch muss darauf eingegangen werden, was dies womöglich für die Gesellschaft bedeutet und ob dieses Phänomen eventuell auch eine Form des PNE ist, allerdings eine, die sich von den bisher in der Literatur besprochenen Formen des Neuro-Enhancements unterscheidet, weil sie von Ärzten als Form der Behandlung verschrieben wird. Hierauf wird im letzten Kapitel dieser Studie erneut Bezug genommen.

3.4.3 Die kommunikative Konstruktion der psychischen Erkrankung

(1) Bewertungsmaßstäbe

Eine standardisierte Normalitätsdefinition und der subjektive Leidensdruck dienen als Referenzen für ärztliches Handeln und die Diagnostizierung einer Krankheit. Sowohl bei den in einer Klinik arbeitenden Ärzten als auch bei der interviewten Hausärztin wurde danach gefragt, wie sie ermitteln, wann es sich bei von Patienten beschriebenen Problemen um eine Krankheit handelt oder nicht. Obwohl sich die Ansichten und Vorgehensweisen zwischen Klinikern und Hausärzten in vielen Punkten unterscheiden, was noch zu zeigen ist, konnte in diesem Punkt eine Übereinstimmung festgestellt werden. Bei der Diagnostizierung psychischer Krankheiten stehen Ärzte vor allem vor dem Problem, dass es keine eindeutigen Messgrößen und Prüfverfahren gibt. Gleiche Symptome können von zwei unterschiedlichen Personen einmal als Krankheit und einmal als vorübergehende Störung erfahren werden. Eine Diagnosestellung, die sich ausschließlich nach einem Kriterienkatalog richtet (wie z.B. dem ICD-10), ist daher nicht ausreichend, da der subjektive Leidensdruck eines hysterionischen Patienten oder Hypochonders damit nicht ausreichend beachtet wird. Andererseits kann auch nicht nur dem jeweils subjektiv erfahrenen Leid eines Patienten Rechnung getragen werden, da manche Personen sich bspw. mehr Leidensfähigkeit zumuten, als aus medizinischer Sicht vertretbar ist.

Von den interviewten Ärzten wird daher ein auf standardisierten Normalitätsvorstellungen basierender Krankheitsbegriff verwendet. Auf diese Weise versuchen sie einer Über- oder Unterbewertung des subjektiven Leidens(drucks) eines Patienten entgegenzuwirken. Gleichzeitig sehen sie sich aber auch verpflichtet, den Patienten mit seiner „Grundpersönlichkeit" anzunehmen. Letztendlich ist die Diagnosestellung also davon abhängig, welche und wie stark erfahrene Leiden der Patient schildert und welchen standardisierten Normalitätsvorstellungen der behandelnde Arzt folgt. Aus der Synthese beider Komponenten erwachsen schließlich die Diagnose einer psychischen Krankheit (gemäß ICD-10) und deren Behandlungsform.

I: Aber dieses normale Funktionieren, richtet man sich da nach dem subjektiven Erleben des Patienten? Weil es gibt ja Leute, die sagen, ich habe zwei Nächte nicht geschlafen, das war so schlimm... Und dann gibt es Leute, die machen unglaublich viel, und wenn sie dann mal eine Woche lang nur das halbe Pensum schaffen, dann bricht schon ihr Selbstbild zusammen und sie sagen, ich funktioniere nicht mehr normal, obwohl das sozusagen das normale Pensum der Vergleichsgruppe wäre. Also legt man sozusagen allgemeine Kriterien des normalen Funktionierens an, oder sagt man, ich gucke, was für den Patienten das Normale ist, und entscheide dann danach?

A: Na ja, das ist schwierig in der Psychiatrie. Also wenn mir jemand sagt, ich habe zwei Nächte nicht geschlafen, dann gucke ich den an und sage: „Na und? Gucken Sie mal, wie es weitergeht. Wie sieht denn das nachts aus oder abends? Gehen Sie mal ne Runde spazieren, rauchen Sie nicht, trinken Sie nicht so viel Alkohol!" Also schon das Normale, für alle im Durchschnitt, das Normale guckt man sich an. Und dann muss man natürlich auch gucken, was ist für den Patienten normal. Das ist so ein Abwägen. Aber eigentlich geht man von dem Normalen, was für alle normal ist, aus.

A: [...] Weil für die Diagnosestellung, muss man sagen, hat es ja schon ein bisschen damit zu tun, z.B. mit der Grundpersönlichkeit des Patienten. Also jemand der eine schwere Depression hat, also das kann sich ja durchaus vom Leidensdruck ... äh ja, das einer sagt: „Ne, trotzdem, ich schaffe alles! Ich mache alles!" Ja?

I: Also das normale Funktionieren ist sozusagen erst mal gar nicht so entscheidend für die Diagnose?

A: Also, ähm, es gibt, also dieser Punkt so des Alltagsrelevanten, klar, ist schon ein Punkt, aber man muss halt gucken. Es gibt halt Menschen, die sagen: „Ach, für mich ist es schon eine Katastrophe." Da gibt es ja hysteri-onische Grundpersönlichkeiten die sagen: „Ach Herr Doktor, ich sage Ihnen, ich habe wieder zwei Nächte nicht geschlafen, es ist so derbe schlecht." Und dann sieht man in der Exploration, ja gut, aber eigentlich so richtig hart objektivbierbare Kriterien gibt es nicht, aber trotzdem scheint dieser Mensch, weil er halt von der Grundpersönlichkeit so strukturiert ist, der gerät dann viel schneller in eine Krise, oder jemand der ganz hohe Ansprüche an sich selbst hat, für den ist es dann natürlich auch hoch dramatisch, wenn schon eine leichtere depressive Symptomatik da ist und der hat dann sogar, dass dann das ganze Selbstbild zusammenbricht, und das kann dann schnell auch suizidal werden z.B. Also, ja, letztendlich das Individuelle ist halt immer ein wichtiger Punkt, den man sehen muss.

Ja, es geht immer darum, dass das so kontrovers diskutiert wird, so nach dem Motto, wir sind ja alle, auch die gesund sind, nicht permanent glücklich. Und äh sollen es jetzt nur Tabletten sein, damit die permanent glücklich sind. Aber so ist es ja nicht, sondern es ist ja schon eine Krankheit, wenn ich normale Dinge nicht tun kann. Und das ist natürlich ein bisschen schwieriger als bei anderen Krankheitsbildern, wo ich eine definierte Messgröße habe. [...] Dass sich jeder mal irgendwann schlecht fühlt, ist gut, aber es hält eben nicht so lange an, es ist der Unterschied. Es ist der Schweregrad. Es ist die alltäglichen Dinge dann meistern können. Mit welcher Anstren-gung schafft der Patient das noch oder schafft er das gar nicht mehr? Führt es zu Arbeitsunfähigkeit oder Schulunfähigkeit oder Studienunfähigkeit? Äh, führt es zu einer Beziehungsunfähigkeit? Aber das sind ja Nähe-Distanz-Konflikte, ähm, solche Sachen eben. Kann er ein normales Leben leben oder kann er das nicht mehr? Wenn er das nicht mehr kann, dann ist es eine Krankheit.

I: Wie wichtig sind subjektive Einschätzungen über das normale Funktionieren der Patienten in ihrem Alltag für eine Diagnose?

A: Wie weit die Patienten ihren Alltag bewältigen?

I: Genau. Das ist ja bei jedem Patienten unterschiedlich ...

A: Ja, es ist nicht für die Diagnose an sich als solche, aber für den Schweregrad der Diagnose. Also ich kann jemanden haben mit Depressionen, der aber eigentlich alles gebacken kriegt. Der zwar einen Leidensdruck hat, aber sich dann irgendwie durchkämpft durch seinen Alltag und das auch hinkriegt. Ich kann aber auch einen haben, der eine vielleicht objektiv gar nicht so schwerwiegende Erkrankung hat, sich aber subjektiv überhaupt nicht mehr in der Lage fühlt, irgendwelche alltäglichen Verrichtungen durchzuführen. Und dann ist es zum einen eben schon die Einteilung in die Schweregrade, zum anderen Teil aber auch das subjektive Empfinden des Patienten, wie er damit umgeht.

Ersichtlich wird in den hier zitierten Passagen, wie kontingent der Prozess der Diagnostizierung einer psychischen Erkrankung letztendlich ist. Es scheint sich die erste Hypothese dieser Studie bereits an dieser Stelle zu bestätigen. Die Diagnostizierung einer psychischen Erkrankung unterliegt kommunikativen Aushandlungsprozessen zwischen Arzt und Patient. Auch eine Antwort auf die Unterfragestellung e) (Wie legitimieren Ärzte die Behandlung von Patienten mit Psychopharmaka?) ist hier zu finden. Teilweise erwächst die Legitimität der Verwendung von Psychopharmaka bereits aus der Beschreibung eines Patienten bezüglich seines Leidensdrucks. Hierin ist ebenfalls ein Einfallstor für Manipulationen des Arztes durch den Patienten zu sehen. Legt man es darauf an, entsprechende Medikamente verschrieben zu bekommen, muss man glaubhaft vermitteln, dass man einem gewissen Leidensdruck unterliegt und sein Leben auf Grund dessen nicht mehr normal führen kann. Der Arzt hat kaum eine Möglichkeit, die subjekti-ven Schilderungen zu überprüfen.

Nach Habermas handelt es sich hierbei um repräsentative Sprechakte, die den Hand-lungstypus des dramaturgischen Handelns ausmachen. Diese Sprechakte beziehen sich auf die subjektive Welt des Sprechenden, zu der nur dieser einen privilegierten Zugang hat. Sie stehen unter dem Geltungsanspruch der Aufrichtigkeit[43] (Authentizität). D.h., der Arzt kann die Aussagen nicht überprüfen, er kann nur an die Wahrhaftigkeit der Aussagen glauben oder eben nicht. Wie Habermas schreibt, sind „die dramaturgischen Qualitäten des Handelns [...] in gewisser Weise parasitär; sie sitzen einer Struktur zielgerichteten Handelns auf [...]." (Habermas 2006:136) Unter diesem Handlungstypus lassen sich sehr gut die eigentlichen Intentionen des Sprechenden verbergen. Hat er nun das Ziel, Hilfe zu suchen, oder sucht er Möglichkeiten der Verbesserung seiner geistigen Fähigkeiten? Ärzte scheinen diesem Dilemma teilweise entgehen zu wollen, indem sie die oben angesprochenen Annahmen über ein in der jeweiligen Gesellschaft ‚normales Leben' zur Relativierung der Patientenaussagen anlegen. Jedoch lassen sich dadurch nur die geäußerten Ansprüche bezüglich eines durchschnittlichen Normalitätsstandards überprüfen (Schlafdauer, Aktivitätsniveau, etc.) und nicht die Wahrhaftigkeit der gemachten Aussage. Sollten die Äußerungen also jenseits der allgemein geltenden Vorstellungen eines normalen Lebens liegen, werden Ärzte schnell geneigt sein, die Wahrhaftigkeit der Aussagen anzunehmen und eine entsprechende Behandlung einzuleiten. Hierfür sprechen auch die in Abschnitt 2.3 beschriebenen handlungsleitenden ärztlichen Motive des (1) Interventionismus[44] und der (2) ärztlichen Risikoabwägung[45].

Zusammenfassend formuliert, sind Ärzte bei der Diagnostizierung von psychischen Krankheiten also darauf angewiesen, die alltägliche Funktionalität des Patienten in Relation zu einer angenommenen Normalität der Gesamtbevölkerung zu setzen. Die Art und Weise der Problemschilderung durch den Patienten kann das Ergebnis dieses Prozesses maßgeblich beeinflussen, da diese Schilderungen das einzige Mittel für Ärzte sind, etwas über den psychischen Zustand des Patienten zu erfahren und diesen anschließend den im ICD-10 definierten Schweregraden und der beschriebenen Symptomatik gemäß einzuteilen. Im Folgenden sollen einige Zitate des jungen Mannes, der sich Antidepressiva hat verschreiben lassen, illustrieren, dass er genau die eben beschriebenen Mechanismen der Diagnostizierung psychischer Krankheiten nutzen konnte, um sein Ziel zu erreichen. Der Patient selbst beschreibt, gefragt nach seinem Verhältnis zu der Ärztin, dieses als manipulativ:

Und ich würde sagen, das ist eins in dem ich sie in ihrem fachlichen Wissen respektiere und zugleich trotzdem nicht zu 100 % ihr vertraue, weil ich ja was Bestimmtes von ihr will, also ehrlich gesagt, leicht manipulativ mit ihr umgehe. [...] ich gehe hin, haue das Wort raus. Der Arzt weiß, ich bin kompetent, glaubt mir das. Und das habe ich ja dort auch nur so erlebt. Also die kann ja auch heute nicht sagen, wenn ich sage, ich bin schlecht drauf oder so. Ey, ich kann ja auch gut drauf sein und der sonst was erzählen.

Der Patient schildert sehr treffend, wie er den oben beschriebenen privilegierten Zugang zu seiner Gefühlswelt nutzt, um die Diagnostizierung zu beeinflussen. Er hat durchschaut, dass die Ärztin keine Möglichkeiten hat, das Gesagte extern zu überprüfen. Unterstützend wirkte zusätzlich in diesem Fall noch die Relationierung der Patientenbiographie mit der ‚normalen Vergleichsgruppe' durch die Ärztin:

---

43 Obwohl sich die Theorien von Habermas und Luhmann stark unterscheiden und vor allem der Kommunikationsbegriff sehr verschieden ist, ergänzen sie sich doch bezüglich der Kommunikation von Aufrichtigkeit. Luhmann beschreibt auf seine ‚typische Art' die Unmöglichkeit der Kommunikation von Aufrichtigkeit folgendermaßen: „[...] wenn man nicht sagen kann, daß man nicht meint, was man sagt, weil man dann nicht wissen kann, daß andere nicht wissen können, was gemeint ist, wenn man sagt, daß man nicht meint, was man sagt, kann man auch nicht sagen, daß man meint, was man sagt, weil dies dann entweder eine überflüssige und verdächtige Verdopplung ist oder die Negation einer ohnehin inkommunikablen Negation. Dies Paradox der Kommunikation ist nicht zu vermeiden." (Luhmann 1997:311)
44 „The aim of the practitioner is not knowledge but action. Successful action is preferred, but action with very little chance of success is to be preferred over no action at all." (Freidson 1970:168)
45 Ärzte entscheiden sich, wenn nicht klar ist, ob der Patient eine bestimmte Krankheit hat, eher dazu, ein Medikament zu verschreiben, als dies nicht zu tun. Das Risiko einer Falschmedikation kommt ihnen geringer vor, als das Risiko einen Kranken nicht zu behandeln. (Scheff 1963)

Na ja, wenn man jetzt biographisch betrachtet, ja, also ich bin jetzt 31, und sie hat das durchaus schon mal durchblicken lassen, dass ja schon viele Dinge passiert sind im Leben. Also, dass ein anderer 31-Jähriger halt wenigstens eine Ausbildung fertig gekriegt hat oder so. Und ich halt zwei Mal Studium abgebrochen, und so. Also von daher, ich würde sagen, biographisch gesehen hat sie da ihre Standarderwartungen widerspiegeln sehen.

In Relation mit anderen gleichaltrigen Personen hat es der Patient in den Augen der Ärztin bisher nicht geschafft, ein vergleichbares Level sozialer Normalität zu erreichen. Die Frage, welche Gründe außerhalb einer psychischen Erkrankung dazu geführt haben könnten, dass der Patient bisher kein höheres Maß an gesellschaftlicher Konformität erreichen konnte, wird von der Ärztin nicht in Betracht gezogen bzw. bleibt außerhalb der medizinischen Entscheidungsfindung. An diesem Fall kann konkret nachvollzogen werden, wie an standardisierten Normalitätsdefinitionen orientierte Entscheidungen unter Umständen enhancende Verwendungen von Medikamenten als medizinisch notwendig verschleiern können. Eventuell vorliegende Probleme des Patienten, sich hierarchischen Strukturen unterzuordnen oder die allgemeinen gesellschaftlichen Wertvorstellungen als die eigenen anzuerkennen, werden von der Ärztin pharmazeutikalisiert, indem sie als psychisch generierte Störungen definiert werden. Eine derartige Abwägung durch Ärzte ist allerdings auch nicht zu erwarten. Sie sind Experten medizinischen Wissens und haben sich verpflichtet, dieses Wissen anzuwenden, um Leid von Menschen, die bei ihnen Hilfe suchen, nach allen Möglichkeiten abzuwenden bzw. zu mildern. Sie handeln in diesem Sinne nach dem für ihre Profession typischen Selbstverständnis.

In dem hier dargestellten Fall konnten außerdem noch zwei weitere Komponenten ausgemacht werden, die die ärztliche Entscheidungsfindung beeinflussten.

(2) Das Arzt-Patienten-Verhältnis

Das Arzt-Patienten-Verhältnis bildet ein weiteres Einfallstor für Manipulationen durch den Patienten. Dieses ist nach Aussage der behandelnden Ärztin maßgeblich durch die Einschätzung der kognitiven Fähigkeiten der Patienten beeinflusst. Sie gab an, grundsätzlich ein eher direktives Verhältnis zu ihren Patienten zu unterhalten. Jedoch erkennt sie – abhängig von der Schlüssigkeit der Argumentation und den individuellen Erfahrungen der Patienten – auch Selbstdiagnosen in manchen Fällen an.

Vom Vollakademiker mit Titel eben zum Analphabeten, der wirklich ein Kreuz statt einer Unterschrift macht [ist alles dabei, PS]. Und entsprechend gestaltet sich die Beziehung ja auch anders.

Also ich lasse den Patienten einen bestimmten Spielraum, Wahlmöglichkeiten für irgendwas. Stell auch manchmal irgendwie verschiedene Dinge, ähm, anheim, auch was Medikamente angeht, wenn er eben eine entsprechende Vorbildung hat. Aber im Großen und Ganzen schon eher direktiv.

Ich hatte als Beispiel jetzt eine Patientin, die aus Westdeutschland zugezogen ist, mit einer Psychose, und die jetzt einige Zeit keine Medikation hatte und jetzt dann wieder einen Schub bekommen hat, mit Stimmen hören, und sehr belastet war dadurch. Und sie wusste welches Medikament sie vorher genommen hatte. Sie sagte ja, ich hab sie gefragt, und sie sagte ... Ich muss sagen, sie war extrem distanziert zu ihrem Wahnerleben und super gut in der Führung und hat auch gesagt, sie hat früher viele Selbsthilfegruppen geleitet ... Also das ist ein Paradebeispiel dafür, dass ein Patient sehr wohl auch super informiert ist, schon eine ältere Dame, und die habe ich dann auch gefragt: „Ja was haben Sie denn vorher genommen? Und wie war das denn? Wann hat das gewirkt? Wie hat das gewirkt?" Und da sie Olanzapin hatte, damit sehr zufrieden war und sagte, da war die Symptomatik weg, das ist eine Dosiseinstellungsfrage, habe ich sie auch wieder auf Olanzapin eingestellt. Ich muss das Rad nicht neu erfinden, wenn es funktioniert hat.

Der Patient im vorliegenden Fall gab vor der Ärztin an, sich bereits ausgiebig mit Psychoanalyse beschäftigt zu haben und zudem bereits mit Substanzen, die den Serotoninspiegel beeinflussen, experimentiert zu haben (5-HTP, welches in England frei verkäuflich ist). Infolgedessen hätte er immer eine positive Wirkung verspürt, daher ginge er davon aus, dass auch Antidepressiva, die ebenfalls den Serotoninspiegel im Synaptischen-Spalt erhöhen, eine angenehme Wirkung entfalten müssten. Die Ärztin folgte auf Grund der Expertise des Patienten seiner Selbstdiagnose:

Okay, für mich persönlich war es psychosomatisch. Ich habe ja hohen Blutdruck seit langer Zeit und ich hatte wieder Gastritis und ich bin mir bei beiden bewusst, dass das Stresserkrankungen sind und man hat mich auch schon auf alles untersucht, so herz und nierenmäßig, ne? Und es kommt nichts raus, aber kein Arzt hat selbst diesen Schritt gemacht zusagen: „Okay, sie haben etwas Körperliches, aber wir müssen eigentlich an etwas anderem arbeiten." So weit ist es nie gegangen. Höchstens Medikamente für das Symptom halt, was dann körperlich war. Ja, und diesen Schritt bin ich dann gegangen. Also ich bin in die Praxis gegangen und habe gesagt, also das habe ich auch vorher immer schon gesagt, aber dann habe ich gesagt, was ich will: SSRI. Und dann wurde ich halt von der einen, also das ist eine Praxis mit vier Ärzten, weitergeleitet an Frau A., weil die da eben auch die psychotherapeutische Ausbildung für hat, und die war begeistert von meinem Vorschlag und hat gemeint, dass würde sie schon bei viel einfacheren Sachen, bei Prüfungsangst verschreiben, und deswegen, äh, gar kein Problem, können wir machen.

Der Patient hat selbsttätig seinen hohen Blutdruck und eine vorhandene Gastritis als psychosomatische Erkrankungen diagnostiziert und konnte damit und mit der von ihm gegenüber der Ärztin dargestellten Expertise bezüglich Psychoanalyse und pharmazeutischen Wirkstoffen überzeugen. Nach den Gründen befragt, warum er Antidepressiva ‚ausprobieren' wollte, antwortete er im Interview wie folgt:

I: Und in diesem Zusammenhang, wenn Sie sich an das erste Gespräch mit Ihrem Arzt erinnern, in dem die SSRI-Pillen verschrieben worden sind: Mit welchem Anliegen sind Sie denn da in das Gespräch gegangen?

P: Ich hatte vorher, das war letztes Jahr im November-Dezember, eine Zeit, in der es mir nicht besser, sondern immer schlechter ging. Also ein halbes-dreiviertel Jahr, nachdem ich in Ecuador voll gut drauf war. Und hab dann angefangen, über einen Bekannten 5-HTP zu probieren. 5-HTP ist ein Vorbotenstoff des Serotonins, und uns war klar, dass man damit den Serotoninhaushalt manipulieren kann. Wir wussten halt nicht, in welchem Ausmaß, und da wir vorher schon Erfahrungen mit MDMA hatten, wussten wir aber, dass das interessant ist. Und ich wusste es ganz besonders für mich, dass eben, ja, ich da auf einmal eine Befreiung erlebe. Manchmal auch noch einen Tag danach oder auch Wochen danach. Auch mit Psylocibin und Psylocin schon ähnliche Versuche gemacht praktisch. Und alles deutet darauf hin, der Serotoninhaushalt ist interessant, und ich wusste, in der Wissenschaft haben sich diese Antidepressiva, unter denen 5-HTP auch lief, in den 80ern, haben sich die weiterentwickelt, und dann wollte ich an dieser Weiterentwicklung teilhaben, um Erfahrungen sammeln zu können und vielleicht auch mir persönlich eben helfen zu können. Aber die Erfahrung war erstmal das Ziel. Auch mit dem Wissen, dass ich damit eine Abhängigkeit eingehe und mich selbst als depressiv erstmal abstempeln muss. Weil sonst die Diagnose nicht entspricht.

Das von ihm geäußerte primäre Ziel war nicht das gegenüber der Ärztin geäußerte. Statt einer Behandlung des vermeintlich psychosomatisch bedingten hohen Blutdruckes und der Gastritis standen vor allem ein Ausprobieren und ein Sammeln von Erfahrungen im Vordergrund. Dafür wurde die Diagnostizierung einer Depression, welche die Verwendung von SSRI zur Behandlung formal legitimiert, bewusst in Kauf genommen. Zuletzt konnte den Daten folgender unterstützender Umstand entnommen werden, der die Diagnose und Verschreibung in diesem Fall zusätzlich begünstigte.

(3) Das medizinische Feld der Psychosomatik

Sowohl die interviewte Hausärztin als auch die interviewten Klinikärzte äußerten, dass der Komplex der Psychosomatik erst in jüngerer Zeit und in kleinen Schritten Einzug in den medizinischen Mainstream hält. Dabei wurden früher psycho-somatische Erkrankungen häufig nicht als solche erkannt, und den Patienten konnte in diesen Fällen nicht geholfen werden. Auch die entsprechenden Diagnosen[46] werden heutzutage seltener gestellt. Diese Verschiebung ist einerseits positiv, da dadurch Patienten eher geholfen werden kann, denen früher nicht zu einer Vorstellung des Problems bei einem psychiatrischen Facharzt geraten worden wäre. Allerdings ist das Erkennen und Diagnostizieren psycho-somatischer Erkrankungen stark von der Expertise des Arztes abhängig, da es auch hier keine objektivierbaren, harten Kriterien gibt, nach denen sich zu richten ist. Zudem gibt es bisher wenig gesichertes Wissen auf diesem Gebiet der Medizin. Die Hausärztin äußert sich im Interview folgendermaßen zur Psychosomatik:

Diese Psychosomatik da. Die rennen von Pontius zu Pilatus, weil sie Herzrhythmusstörungen vermuten oder Herzrasen haben, zum Kardiologen, der findet nichts. Zum zweiten, dritten Kardiologen, in die Notaufnahme, niemand findet was. Dann kommen vlt. noch irgendwelche anderen Sachen dazu, Gefühl von Atemnot oder irgendwas, dann rennen sie zum Pulmonologen, und die sitzen dann alle da: „Sie haben nichts." So, das ist ein häufiges Phänomen, die dann wirklich erleichtert sind, wenn man sagt, sie haben nichts Organisches, das wissen wir jetzt auch, das müssen wir nicht auch noch 20 mal bestätigen lassen. Das ist eine psychosomatische Erkrankung, das ist auch eine Krankheit, und die kann man auch behandeln, wenn man das möchte, und dann sind die schon sehr entlastet. Weil das finde ich subjektiv auch sehr schlimm für einen Patienten, einem Patienten, der einen Leidensdruck hat, zu sagen, sie haben nichts. Das wird immer wieder gemacht. Und das finde ich ganz furchtbar, weil das nimmt den Patienten eben überhaupt nicht an.

Ersichtlich wird, dass sie die Behandlung psycho-somatischer Erkrankungen als unbedingt notwendig erachtet und es in diesem Zusammenhang für sehr wichtig hält, den Patienten und seine Schilderungen anzunehmen. Sie geht dabei davon aus, dass ein Patient, der ein gewisses Leiden schildert, immer einen korrespondierenden Leidensdruck hat.[47] Dieser muss aus ihrem professionellen Selbstverständnis heraus behandelt werden. Insofern hat der Patient mit seiner Äußerung, seine gesundheitlichen Probleme seien vermutlich psycho-somatisch bedingt, den Handlungsdruck auf Seiten der Ärztin nochmals erhöht. Das Anerkennen psycho-somatischer Erkrankungen ist sicherlich eine positive Entwicklung innerhalb der Medizin. Jedoch bildet auch dieser Themenkomplex ein Einfallstor für Manipulationen durch Patienten. Im vorliegenden Fall konnte genau dieses beobachtet werden, und es kann nicht unterstellt werden, dass der Patient dies bewusst ausgenutzt hat. Es ist zu vermuten, dass dieser nicht wusste, dass seine Ärztin die Behandlung psycho-somatischer Erkrankungen persönlich sehr ernst nimmt. Abgesehen davon, dass das Erkennen psychischer Erkrankungen durch einen weiten Kontingenzrahmen gekennzeichnet ist, öffnet der Komplex der psycho-somatischen Erkrankungen ein weiteres Feld der medizinischen Praxis, das weitgehend nur durch kommunikative Aushandlungsprozesse mit den Patienten durch den Arzt bearbeitet werden kann. Ein Klinikpsychiater sieht hier die Gefahr der Überdiagnostizierung durch Hausärzte:

Natürlich, die Gefahr, dass Hausärzte auch vorschneller Zustände als Depression einordnen, die vielleicht eine normale Trauerreaktion sind oder was ganz anderes. Das ist sicher auch ein Aspekt, der negativ [an der sich ausbreitenden Anerkennung psycho-somatischer Erkrankungen, PS] zu bewerten ist.

Zusammenfassend hat die Analyse der geführten Interviews mit Hausärzten und Klinikpsychiatern gezeigt, dass die Diagnostizierung psychischer Erkrankungen wesentlich einem kommunikativen Aushandlungsprozess zwischen Ärzten und Patienten unterliegt. *Dabei konnten als wesentliche Komponenten der Konstruktion die (1) Bewertungsmaßstäbe der Ärzte, (2) das Verhältnis des jeweiligen Arztes zu seinem Patienten und (3) das relativ junge Feld der Psychosomatik ausgemacht werden.* Diese drei Komponenten können, wie ebenfalls an einem konkreten Beispiel nachvollzogen werden konnte, als

---

46 „In der Rheumatologie z.B. mit diffusen Gelenkbeschwerden oder mit solchen aus meiner Sicht Phantasie-Diagnosen wie Fibromyalgie-Syndrom oder chronisches Fatigue-Syndrom. Solchen Verlegenheitsdiagnosen, die man gibt, wenn man nichts Organisches findet."
47 Auch Klinikärzte folgen dieser Ansicht: „Wenn ich keinen Leidensdruck habe, dann gehe ich nicht zum Arzt. Dann habe ich in der Regel auch keine Depression. Oder?"

Einfallstor für Manipulationen durch Patienten genutzt werden, um sich gezielt bestimmte Medikamente verschreiben zu lassen. Besonders auf die Bewertungsmaßstäbe und das Verhältnis zum jeweiligen Arzt kann ein Patient selbst großen Einfluss nehmen.

3.4.4 Kommunikative Konstruktion der Wirkung von Psychopharmaka

Ist eine Diagnose erst einmal gestellt, ist eine weitere Besonderheit psychischer Erkrankungen gegenüber den meisten körperlichen Erkrankungen, dass auch deren Behandlung kommunikativen Aushandlungsprozessen unterworfen ist. Dabei ist es nicht nur die Art und Weise der Behandlung, sondern auch die Wirksamkeit der Medikamente, die der Arzt einerseits zu beeinflussen versucht, andererseits lediglich über die Berichte des Patienten nachvollziehen kann. Die interviewte Hausärztin nutzt den von ihr gepflegten, direktiven Umgang mit Patienten, um die Wirkung der von ihr verschriebenen Medikamente auf gewisse Weise zu präformieren:

Es ist ja immer so, dass eigentlich der Arzt die Medikation auch schon ist. Je nachdem, wie ich mit dem Patienten umgehe, wie ich ihm das Medikament anbiete, wird es Wirkung, Nicht-Wirkung, Nebenwirkungen haben. Wenn ich einem Patienten sage: „Also, ich habe hier eine Tablette für Sie. Ähm, ja, die kann man jetzt geben. Ich glaube, dass das für Sie ganz gut wäre. Da gibt es so ein paar Nebenwirkungen, aber das muss Sie ja nicht unbedingt betreffen. Probieren wir mal aus." Oder ich sage: „Passen Sie auf, ich habe hier ein Medikament, damit arbeite ich schon viele Jahre. Das kenne ich sehr gut. Das wird bei Ihnen mit Sicherheit klasse funktionieren, wie bei den anderen Patienten auch. Nebenwirkungen – brauchen wir gar nicht drüber zu reden. Ich sehe so gut wie nie irgendetwas. Vielleicht mal, dass Sie ein bisschen zunehmen. Achten Sie auf Ihr Gewicht! Das kann man aber handeln. Hauptsache psychisch geht es ihnen gut. Ähm, wenn irgendetwas ist, Sie können mich ja jederzeit anrufen. Ich rechne nicht damit, dass irgendetwas ist. Und fangen Sie am besten gleich morgen damit an, oder holen Sie es heute noch – Sie haben ja auch einen ordentlichen Leidensdruck – damit das möglichst schnell besser wird." Sie merken den Unterschied, was würden Sie nehmen? Wo würden Sie Nebenwirkungen kriegen. Ist ganz klar.

Die Ärztin nutzt die ihr durch ihren Expertenstatus verliehene Autorität aus, um Patienten ganz im Sinne des Thomas-Theorems[48] auf eine bestimmte Medikation positiv einzustellen. Ihre Rolle als Ärztin erlaubt es ihr, bis zu einem gewissen Grade Einfluss auf ihre Patienten auszuüben, auch wenn diese vielleicht von gegenteiliger Überzeugung sind. Die Wirkmächtigkeit sozialer Rollen und der damit verbundenen Erwartungen wurde z.B. in dem sogenannten Milgram-Experiment (Milgram 1963) nachgewiesen.

Allerdings ist diese Art der Präformierung kein Garant für therapeutischen Erfolg. Vielmehr scheint es so zu sein, dass diese Art der psychologischen Unterstützung der medikamentösen Therapie den massiven Unsicherheiten in der Wirksamkeit von Psychopharmaka geschuldet ist. So kann eine Wirksamkeit bei unterschiedlichen Patienten selbst auf Grundlage umfangreicher Erfahrungen des Arztes nicht prognostiziert werden. In einigen Interviewpassagen kam dies zum Ausdruck:

Also es ist schon bei den Psychopharmaka so, dass man, und das sage ich den Patienten auch, unter Umständen nicht gleich mit dem Ersten das richtige hat, dass es einfach nicht wirkt, dass der Patient das eben doch nicht verträgt, ähm wir fangen ja auch niedrig dosiert an, weil man nicht weiß, ob der Patient jetzt wirklich gut drauf anspricht oder nicht. Das hat jetzt auch nicht immer mit dem Gewicht des Patienten […].

Wobei man nicht vorher sagen kann, für welchen Patienten ist welches Medikament am geeignetsten. Ja, SNRI ja auch. Man muss dann einfach ausprobieren. Also es gibt so bestimmte Erfahrungen, die ich gesammelt habe, mit Medikamenten, wo ich sage, das passt jetzt besser für den, das passt besser für den. Aber man muss immer mit einer paradoxen Wirkung rechnen.

---

48 "If men define situations as real, they are real in their consequences." (Thomas 1928)

[…] nur eben muss man gucken, ob es wirklich mit der Substanz geht, die man als erstes auswählt, oder ob man sagt, das ist jetzt doch nicht das Gelbe vom Ei, wir probieren jetzt noch was anderes und gucken, ob es dann besser ist.

[…] das ist ja in der Psychiatrie immer wieder unser Problem, dass diese Anti-Psychotika oder auch die Antidepressiva, dass da nicht das erste hilft, was ich dem Patienten gebe. 30 % oder noch mehr respondieren gar nicht auf das erste AD.

Weitere Evidenzen für die Unsicherheiten bezüglich Psychopharmaka sind in den Angaben der Befragten der Online-Erhebung zu erkennen. Befragt nach den Medikamenten, die ihnen verschrieben wurden, gab ein Großteil der Befragten an, bereits zwei oder mehr Produkte eingenommen zu haben. Dies könnte allerdings auch daran liegen, dass viele Ärzte verschiedene Psychopharmaka in Kombinationen verschreiben. Dies hat ebenfalls mit den unvorhersehbaren Wirkungen bei unterschiedlichen Personen zu tun. Es ist teilweise notwendig, den nicht ge-wünschten Effekten eines Medikamentes mit einem anderen entgegenzusteuern. Dies ist z.B. häufig der Fall, wenn antriebssteigernde Antidepressiva verschrieben werden, die bei einigen Personen besonders stark wirken. Damit die Patienten am Abend einschlafen können, wird in diesen Fällen häufig zur Nacht ein eher sedierendes Medikament zusätzlich verschrieben.

Gerade die häufigste Kombination ist sicherlich ein sedierendes Antidepressivum zur Nacht, wo man tatsächlich ein bisschen runterkommt, Ruhe findet, innerlich ausgeglichener ist. Damit er aber nicht zu lätschert ist und am Tag seine Sachen gebacken kriegt, noch ein antriebssteigerndes morgens.

Letztendlich sind aber viele verschiedene Wirkstoffkombinationen denkbar, und diese können den externen Anforderungen, denen der jeweilige Patient unterliegt, angepasst werden. In dem durch Hospitation einiger Patientengespräche dokumentierten Fall war zu beobachten, dass der Patient auf viele Medikamente empfindlicher reagierte, als das in der Erfahrung der Ärztin bisher der Fall war. D.h., die Medikamente schlugen besonders stark an oder wurden aus anderen Gründen nicht vertragen. Es ist insgesamt über den hospitierten Zeitraum von 2,5 Monaten eine beachtliche Anzahl an Medikamentenwechsen beobachtet worden. Außerdem wurde die Dosis des Hauptmedikaments (Sertralin, ein SSRI) auf Grund höherer externer Belastungen erhöht, da die Wirkung nicht mehr ausreichend erschien. Im Verlauf der beobachteten Patientengespräche gelangte die behandelnde Ärztin zudem zu der Erkenntnis, dass die Behandlung mit Antidepres-siva das vermeintliche Problem hinter der psycho-somatischen Störung des Patienten nicht zu beheben vermag. Trotzdem riet sie dazu, die medikamentöse Behandlung fortzuführen, da der Patient eine Prüfungssituation zeitnah zu bestehen hatte.

Während des beobachteten Zeitraumes kristallisierte sich allmählich heraus, dass die Behandlung, die dem Patienten verschrieben wurde, also nicht die dem eigentlichen Problem angemessene ist. Seine vermeintlich psycho-somatisch verursachte Gastritis besserte sich nicht. Dies ist insofern auch nicht verwunderlich, als der Patient seine Behandlungsbedürftigkeit mit Antidepressiva maßgeblich selbst als solche definiert hat. Eine depressive Störung, die mit Sertralin normalerweise positiv beeinflusst werden kann, lag von Anfang an nicht vor. Letztend-lich kommen Arzt und Patient darin überein, dass das eigentliche Problem – die Abgrenzungs-probleme, die er zu seiner Mutter hat, da diese ihn emotional zu sehr einnimmt und zu manipu-lieren versucht – nur durch eine Psychotherapie zu therapieren ist. Es liegt also vermutlich tatsächlich eine psycho-somatische Erkrankung vor. Allerdings sind Antidepressiva für eine derartige Anwendung weder zugelassen, noch vermögen sie einen therapeutisch-kurativen Effekt zu erreichen. Die Ärztin nutzte allerdings die durch den Patienten durchaus als positiv erfahrene und ihr gegenüber so auch beschriebene Wirkung, um ihn über die bevorstehende Prüfungsphase hinweg auf einem Niveau der Leistungsfähigkeit zu halten. Hierzu verdoppelte sie sogar die Dosierung. Da es sich aus den eben dargelegten Gründen nicht um eine kurative Behandlung der eigentlichen Problematik des Patienten handelte, ist zu überlegen, ob die behandelnde Ärztin in diesem Fall nicht eher die antriebssteigernden und stimmungshebenden Aspekte der Wirkung des Sertralins zu sekundärem Enhancement nutzte.

Sie haben jetzt gerade Stress mit Prüfungen und so, und das müssen Sie irgendwie überstehen [...] Aber diese Geschichte mit Ihrer Mutter, äh, so wie ich Sie jetzt über den längeren Zeitraum kenne, ähm, ist ein ungelöster Konflikt, der immer irgendwie da sein wird, wenn Sie es nicht irgendwann in einer Psychotherapie angehen.

Das erklärte Ziel der Behandlung ist das Überstehen der Prüfungen. Damit wird in diesem dokumentierten Falle das Medikament nicht zur Behandlung einer Depression verwendet. Der Patient klagt auch nicht über Antriebsschwäche, Lustlosigkeit oder andere depressive Symptome, die eher dem offiziellen Indikationsspektrum des Sertralins entsprechen würden. Er hat vor allem einen hohen Blutdruck und eine Gastritis, deren Ursachen durch Ärztin und Patient in einer psycho-somatischen Stressreaktion gesehen werden. Daher wird die in diesem Fall dokumentierte Verwendung des Medikaments als verordnetes pharmakologisches Neuro-Enhancement eingestuft. Wenn auch nur durch eine gehobene Grundstimmung und etwas mehr Tatendrang, so verbessert das Medikament doch die individuell-normalen kognitiven Funktionen und Zustände des Patienten (sekundäres Enhancement). Damit wird eine Effizienzsteigerung und bessere Kontrollierbarkeit mentaler Prozesse erreicht und der Patient an die äußeren Ansprüche der bevorstehenden Prüfungssituation angepasst. Es sind also sowohl die Grundbedingung sowie zwei Zusatzziele der Definition des PNE erfüllt.

Im weiteren Prozess der Behandlung konnte beobachtet werden, dass es bei den Folgeterminen im Wesentlichen um die Suche nach der optimalen Dosierung des Medikamentes ging: Da Sertralin ein antriebssteigerndes Antidepressivum ist, war das Hauptthema der Folgetermine zumeist die Gabe eines sedierenden Antidepressivums, welches den Patienten nachts zur Ruhe kommen lassen sollte. Dieser konnte nach der Verdopplung der Dosis nicht mehr schlafen. Es wurden immer wieder verschiedene Dosierungen und Wirkstoffe ausprobiert, doch der Patient reagierte derart empfindlich auf die sedierenden Wirkstoffe, dass am Ende des Beobachtungszeitraumes die Sertralin-Dosis wieder halbiert wurde und der Patient beschloss, keine sedierenden Wirkstoffe mehr zu nehmen. Der Prozess der Behandlungsfindung war also auch noch nach einem Jahr in diesem Falle nicht abgeschlossen, wurde maßgeblich durch die Äußerungen des Patienten bezüglich der Wirkungen der Medikamente beeinflusst, und die Ärztin überantwortete dem Patienten teilweise sogar eigenmächtige Dosis- und Präparatswechsel.

Deutlich wurde an diesem Fall, dass eine Behandlung mit Psychopharmaka wesentlich durch einen Prozess des Ausprobierens geprägt ist, bis die am besten zu einem Patienten passende Wirkstoffkombination gefunden ist. Deutlich wurde auch, dass sich die behandelnde Ärztin in diesem Fall nicht auf ihre Erfahrungen verlassen konnte, weil mehrfach paradoxe und übermäßig starke Wirkungen auftraten. *Der konstruktivistische Charakter der Wirksamkeit von Psychopharmaka* lässt erkennen, dass sich auch hier ein Einfallstor für Manipulationen durch Patienten befindet. Es ist leicht möglich, sich ein anderes Medikament verschreiben zu lassen, wenn man PNE als Ziel hat und mit der Wirkung einer bisherigen Medikation nicht zufrieden ist.

Des Weiteren kann vermutet werden, dass der flexible und unbestimmte Charakter moderner Antidepressiva hinsichtlich ihrer Wirksamkeit und Anwendungsbereiche sowie ihre relativ gute Verträglichkeit dazu führen, dass Ärzte das Indikationsspektrum entsprechender Wirkstoffe eigenmächtig erweitern. Wenn ein Patient eine positive Wirkung berichtet, ist das primäre Handlungsziel des Arztes, Linderung zu verschaffen, erst einmal erfüllt. So geschehen ist es in dem hier berichteten Fall. Erst nach ca. 10-monatiger Behandlung empfiehlt die Ärztin eine andere Therapieform (Psychotherapie). Die Verwendung von Antidepressiva hat zwar eine positive Wirkung entfaltet, jedoch war der Patient nie depressiv, wie er selbst äußerte. Die Ärztin folgte lediglich dem Wunsch des Patienten, eine Behandlung mit Antidepressiva ausprobieren zu wollen. Dazu führten vor allem die im vorhergehenden Teil angeführten strukturellen Bedingungen der Diagnostizierung psychischer Krankheiten. An dieser Stelle wird bereits deutlich, dass es besonders auf dem Gebiet der Psychopharmaka, welche sich auch zu PNE eignen, entgegen der

Annahme der Autoren der DAK-Studie (DAK 2009), zu Verschreibungen der entsprechenden Medikamente kommen kann, auch wenn eine medizinische Indikation gemäß dem jeweiligen Indikationsspektrums nicht gegeben ist

Damit wurden bisher zwei Teilaspekte der ersten Hypothese dieser Studie bestätigt: *Sowohl die Diagnose depressiver Erkrankungen als auch die Wirksamkeit verschriebener Medikamente unterliegen kommunikativen Aushandlungsprozessen zwischen Ärzten und Patienten.* Es scheint also tatsächlich so zu sein, dass moderne Psychopharmaka auch für Ärzte auf gewisse Weise „obskure Dinge" (Henkel 2011:50-51) darstellen, deren Wirkung nicht vorhersagbar ist. Sie sind im Wesentlichen und „weit über ihre physiologischen Wirkevidenzen hinausgehend, vor allem ein kommunikativ erzeugter Gegenstand" (Vogd 2013:109), und zwar ein wechselseitig durch den Arzt und den Patienten in der Interaktion für eine spezifische Behandlung erzeugter Gegenstand. Paradoxe Wirkungen sind nie auszuschließen, und es mangelt an Erklärungsmodellen für sie.[49] Insofern ist ein Psychopharmakon, obwohl es das gleiche Produkt in der gleichen Zusammensetzung ist, bei zwei unterschiedlichen Patienten niemals faktisch das Gleiche. Es entfaltet unterschiedliche Wirkungen und erfüllt verschiedene Zwecke, wirkt stärker oder schwächer oder auch mal gar nicht. Bezüglich des Verschreibens von Psychopharmaka müssen auch erfahrene Ärzte immer wieder neu ausprobieren, was gut wirkt und was nicht. Des Weiteren scheint ausschlaggebend für den Gebrauch von Psychopharmaka die kommunikative Konstruktion als „heilsam und wirkmächtig" zu sein, wodurch sich die Pharma-Kommunikation von ihrer institutionellen Einbindung löst und ein kommunikatives Eigenleben gewinnt (vgl. ebd.:110). Als Auswirkung dessen konnte die Verwendung eines Antidepressivums außerhalb des offiziellen Indikationsspektrums zur Behandlung einer vermeintlich psycho-somatischen Erkrankung beobachtet werden. Ausschlaggebend für die Fortführung der Behandlung mit diesem Medikament waren nicht „physiologische Wirkevidenzen", sondern ausschließlich die kommunikative Konstruktion der positiven Wirkmächtigkeit des Medikamentes durch den Patienten.

3.4.5 Unterschiede der Handlungspraktiken zwischen Hausärzten und Klinik-Ärzten

Durch die Kontrastierung der Aussagen der interviewten Hausärztin mit den Aussagen von zwei Klinikpsychiatern konnte festgestellt werden, dass sich der Umgang mit Patienten und Medikamenten bezüglich psychischer Erkrankungen zwischen diesen beiden Arztgruppen stark unterscheidet. Von beiden Klinikern wurden diese Unterschiede direkt thematisiert:

Ja, das ist sicher auch ein Problem, muss man sagen, dass die Niedergelassenen, also auch vor allem die Hausärzte und nicht die Fachärzte, dann relativ schnell aus dem Topf irgendetwas ziehen, und ich in der Rettungsstelle habe dann natürlich immer die Patienten mit Noteinweisung, kommen vom Hausarzt, wo ich dann den Schein kriege und dann denke: „Was hat dieser Patient mit dieser Diagnose zu tun? Hat da nicht jemand doch einfach mal so zack den Stempel aufgedrückt?" Das wird halt dann gefährlich, wenn die Hausärzte dann auch noch schnell dabei sind, halt eben auch Medikamente zu verschreiben, ohne dass ein Facharzt involviert war. Dadurch ist sicher auch zu erkennen, dass die Verschreibungszahlen so in die Höhe geschossen sind.

Anhand dieser Transkriptstelle können einige der im vorangegangenen Abschnitt gezogenen Schlussfolgerungen bestärkt werden. In der Erfahrung des Klinikpsychiaters sind durch Hausärzte gestellte Diagnosen psychischer Erkrankungen teilweise nicht adäquat. Zudem stellt er fest, dass häufig voreilig Medikamente verschrieben werden, die unter Umständen nicht mit dem Krankheitsbild des Patienten korrespondieren. Diese Aussage lässt vermuten, dass Fälle wie der oben beschriebene, in dem Antidepressiva zur Behandlung einer vermuteten psycho-somatischen

---

49 Auch für die Wirkung von Antidepressiva mangelt es bisher an Erklärungen: „Wir wissen immer noch nicht warum Antidepressiva wirken. Da gibt es Hypothesen aber letztlich weiß man es nicht 100-prozentig."

Störung eingesetzt wurden, keine Ausnahme darstellen. Auch erklärt sich der Interviewpartner teilweise die steigenden Verordnungszahlen von Psychopharmaka auf diese Weise. Jedoch führt er noch eine weitere interessante Aussage über die Art und Weise einer nachhaltigen Behandlung mit Psychopharmaka an:

Nicht von einem SSRI aufs nächste umsetzen. „Wenn das nicht wirkt, dann nehme ich ein andres.“ Ja, völliger Blödsinn. Das ist so eher die Kritik, dass man sagt, man würde sich eine leitliniengerechte Behandlung wünschen auch seitens der Hausärzte, dass man sagt: Okay, erst ein SSRI, wenn es keinen Effekt zeigt, dann macht nicht Umstellen Sinn, sondern Lithium als Verstärkung z.B. – Wenn das nicht wirkt, dann muss man überlegen, ob man etwas aus einer anderen Wirkstoffklasse nimmt. Also dass es wirklich Hand und Fuß hat, das Vorgehen. Das würde ich mir sehr wünschen.“

Der Klinikpsychiater bezeichnet häufige Medikamentenwechsel, wie dies in dem beobachteten Fall sowie in der Online-Befragung auch dokumentiert wurde, indirekt als schlechte medizinische Praxis. Eine leitliniengerechte Behandlung der Patienten findet in den meisten Fällen durch Hausärzte nicht statt. Eine weitere Klinikpsychiaterin äußert noch einen Unterschied der Behandlung depressiver Erkrankungen:

Wir haben auch mal Patienten, die leichter betroffen sind, und die kriegen bei uns kein Medikament. Ganz klar, wenn wir der Meinung sind, das können wir psychotherapeutisch auffangen, dann kriegen die kein Medikament von uns. Wenn die eine leichte Depression haben, dann kann man auch abwarten. Aber das mag ja in der Praxis anders sein, weil die Patienten kommen da auch anders hin. Die wollen jetzt Hilfe. Und der Hausarzt kann sich jetzt keine 20 Minuten mit denen hinsetzen oder eine halbe Stunde und mit denen reden. Der Rezeptblock ist leichter gezückt. Und ich habe die Zeit hier, oder ich nehme sie mir, sagen wir mal so.

In der psychiatrischen Klinik ist es so, dass leichte Depressionen vorwiegend ohne Medikamente behandelt werden. Selbst mittelgradige Depressionen können ausschließlich durch Psychotherapie behandelt werden, wie die gleiche Ärztin in einer weiter oben zitierten Transkriptstelle äußerte. Allerdings muss in diesem Zusammenhang auch der unterschiedliche strukturelle Rahmen betrachtet werden. Während Klinikpsychiater fest angestellt sind und in diesem Sinne nicht so dienstleistungsorientiert arbeiten müssen, sind Hausärzte eher darauf angewiesen, ihre Patienten schnell zufriedenzustellen. Patienten psychiatrischer Abteilungen von Krankenhäusern bleiben zumeist einige Tage vor Ort zur Beobachtung und Anpassung der Behandlung. Der Patient eines Hausarztes ist hingegen nur für kurze Zeit mit dem Arzt in Kontakt und erwartet eine Problemlösung, wenn er das Sprechzimmer wieder verlässt. Das Einkommen eines Hausarztes ist gegenüber dem eines Klinikpsychiaters direkt vom Patientenaufkommen abhängig. Einerseits steigt es, wenn in der gleichen Zeit mehr Patienten behandelt werden können, andererseits kommen Patienten eher wieder, wenn sie Behandlungserfolge erfahren. Insofern ist es nachvollziehbar, dass Hausärzte (1) Antidepressiva auch bei Erkrankungen verschreiben, für die diese offiziell nicht indiziert sind, da hierdurch das subjektive Befinden des Patienten schnell gesteigert werden kann. So geschehen ist es auch in dem oben beschriebenen Fall. Des Weiteren ist es aus dieser Perspektive nachvollziehbar, dass (2) nicht die gewünschte Wirkung entfaltende Wirkstoffe von Hausärzten schneller gegen andere ausgetauscht werden. Nur so ist ein schneller Behandlungserfolg (in den wenigsten Fällen wohl ein Therapieerfolg) herzustellen. Des Weiteren ist die Ausbildung eines Allgemeinmediziners im Prinzip nicht auf die Behandlung psychischer Erkrankungen ausgelegt:

Ja, wobei man den Hausärzten da nicht immer was Böses unterstellen sollte, oder auch etwas Geschäftüchtiges unterstellen muss, weil das sind oft Allgemeinmediziner, die haben einen umfassenden Überblick von der Medizin, aber die aller aller wenigsten waren jemals in der Psychiatrie. Das ist gar nicht vorgesehen, dass die mal ein viertel oder vielleicht ein halbes Jahr auch in der Psychiatrie mitarbeiten.

Es stellt sich also heraus, dass Hausärzte und Klinikpsychiater bei der Behandlung psychischer Erkrankungen verschiedene Zielsetzungen verfolgen. Psychiater, so stellen sich die Unterschiede bislang dar, sind daran interessiert, psychische Erkrankungen genauer zu diagnostizieren und nachhaltiger zu behandeln, während Hausärzte eher eine schnelle Linderung der Leiden ihrer

Patienten anstreben. Daher äußert die Klinikpsychiaterin, dass eine Vergleichbarkeit der Behandlung psychischer Erkrankungen durch Hausärzte und Psychiater eigentlich nicht gegeben ist:

Aber ich muss noch mal sagen, Hausarzt: Ich glaube nicht, dass man einen guten Psychiater mit einem Hausarzt vergleichen kann.

Gleichwohl werden im Folgenden weitere festgestellte Unterschiede dargestellt und Praktiken der Kliniker mit denen der Hausärztin als exemplarischem Fall verglichen. Dabei wurden verschiedene, von den Ärzten vertretene Modelle depressiver Erkrankungen festgestellt, die Rolle der institutionellen Rahmung untersucht und der Gebrauch von ICD-10-Kodierungen hinterfragt.

(1) Unterschiede im Verhältnis zwischen Arzt und Patient

Also es ist ja auch nie ein Entweder-Oder. Man kann ja auch mit einer Psychotherapie behandeln. Man kann mit Antidepressiva und einer Psychotherapie behandeln. Ähm es gibt kein richtig oder falsch. Oft ist der Weg auch erstmal, dass sie sagen: „Hach ne, keine Chemie!" Und ich sage: „Ja gut!", auch wenn ich der Meinung bin, okay das wird es jetzt nicht sein, und in 100 [Stocken] Prozent der Fälle liege ich eigentlich damit richtig. Es ist so gut wie nie, dass es dann nicht stimmt. Dass es aber für den Patienten jetzt erst mal der Weg ist... Er muss diese Erfahrung jetzt erst mal machen. Wir geben was Pflanzliches. „Probieren wir ein bisschen Baldrian, oder trinken Sie einen Tropfen Baldrian-Melisse-Tee zur Nacht!" Und dann, ja, okay, also sie wollen das erst mal so versuchen. Das ist ja auch okay. Kann der Patient ja machen. Wenn er dann wiederkommt und sagt: „Haa, das war es jetzt doch nicht ...", dann steht er aber auch hinter der Therapie, die er dann verordnet bekommt.

Diese Passage wurde dem Transkript des Interviews mit der Hausärztin entnommen. Sie äußerte, ein direktives Verhältnis mit ihren Patienten zu pflegen. Wenn Patienten jedoch Vorbehalte gegenüber einer pharmakologischen Behandlung äußern, dann ist sie auch bereit, diesbezüglich Zugeständnisse zu machen, obgleich sie der Überzeugung ist, dass Behandlungsformen mit pflanzlichen Wirkstoffen meist nicht den gewünschte Erfolg erzielen können. Immer jedoch besteht eine Behandlung bei ihr aus der Gabe von Medikamenten. Eine psychotherapeutische Behandlung kann von ihr nicht geleistet werden, und sollte ein Patient dieses wünschen, muss sie ihn an einen entsprechenden Arzt weiterleiten. Insofern wird der direktive Ansatz von ihr nie völlig aufgegeben, möchte ein Patient nicht zu einem Psychiater überwiesen werden. Die Formen der Behandlung psychischer Erkrankungen, die sie anbieten kann, sind an Medikamente gebunden, und insofern richtet sie die Patientenkommunikation in diese Richtung aus. Anders äußerten sich die Klinikpsychiater:

Also wir haben hier z.B. eine geschlossene Station im Haus, und da kommt man oft nicht drum herum, ganz direktiv zu arbeiten, weil die Patienten sind ganz oft gegen ihren Willen untergebracht. Da haben wir einen Behandlungsauftrag, weil sie z.B. gefährdend sind für sich und für andere, und die müssen behandelt werden. Da mache ich als Arzt Ansagen. Hier in der Tagesklinik ist es so, dass wir ja Patienten haben, die schon ziemlich gesund sind, auf dem Weg nach draußen, und da geht es nur mit dem Patienten zusammen. Die sind alle freiwillig hier, die wollen was für sich tun. Das ist ein ganz anderer Ansatz. Die sind auch in der Lage, etwas für sich zu tun, und eigentlich wird da fast alles abgesprochen mit dem Patienten, und ich gebe Empfehlungen, und entweder sie gehen mit oder nicht.

Die depressiven Patienten sind oft in der Lage, für sich selber Entscheidungen zu treffen. Und die kriegen ja alle auch psycho-edukative Therapien hier. D.h., da gibt es eine Angstgruppe, da gibt es eine Depressionsgruppe. Da wird über die Krankheiten aufgeklärt. Das findet auch hier statt. Und umso besser ein Patient über seine Krankheit Bescheid weiß, desto besser kann man in der Regel auch mit ihm arbeiten.

Wir beraten ja immer mit dem Patienten gemeinsam, wie vorgegangen wird. Das ist ja auch so der Standard, was alles angeht, auch, was Medikamente angeht. Dieses sogenannte Shared-Decision-Making, dass man immer gemeinsam guckt, dass wir auch dem Patienten sagen: „ Hören Sie zu, es gibt die und die Optionen. Die medikamentösen Optionen haben die Vorteile und die Nachteile, und es gibt diese Medikamente. Das macht mehr müde, das ist mehr antriebssteigernd, das macht dick als Nebenwirkung." So, dass man das halt gemeinsam überlegt.

Wenn ein Patient nicht in die geschlossene psychiatrische Abteilung einer Klinik eingewiesen werden muss, verfolgen die Klinikpsychiater ein psycho-edukatives Modell. Hierbei sollen Patienten vor allem etwas über ihre Krankheit lernen und dadurch in die Lage versetzt werden, mit dem Arzt zusammen über ihre Therapie zu entscheiden. Dieses Modell der Patientenkommunikation wird als Shared-Decision-Making bezeichnet. Anders als Hausärzte verfügen Klinikärzte sehr wohl über die Ressourcen, auch Psychotherapien als Behandlung anbieten zu können. Ein Patient, der starke Vorbehalte gegenüber Psychopharmaka hat, kann sich also für eine reine Verhaltens- oder Gesprächstherapie entscheiden. Diese Möglichkeit hat der Patient eines Hausarztes nicht, jedenfalls nicht unmittelbar.

An dieser Stelle kann also auch der dritte Teilaspekt der ersten Hypothese als bestätigt angesehen werden. Auch die Wahl der Therapieform bei depressiven Erkrankungen unterliegt kommunikativen Aushandlungsprozessen zwischen Arzt und Patient. Allerdings trifft diese Hypothese in vollem Umfang nur auf die Behandlung bei Klinikpsychiatern zu. Bei Hausärzten kann der Patient lediglich Einfluss auf die Art der Medikamente nehmen. Wünscht er eine nicht pharmakologische Therapie, muss er zu einem Psychiater oder Psychologen wechseln.

(2) Die Verwendung der ICD-10-Kodierungen

Es wurde die Hypothese aufgestellt, dass es auf Grund der breiten Anwendbarkeit einiger Antidepressiva und der sich nicht immer deckenden Problemschilderungen von Patienten mit den Kodierungsmöglichkeiten nach dem ICD-10 zu Ungenauigkeiten bei der Formalisierung und damit zu Verzerrungen der Krankheitsstatistik kommt. Diese Hypothese konnte nicht in vollem Umfang bestätigt werden. So bieten die Klassifizierungsmöglichkeiten nach Aussage aller interviewten Ärzte genügend Optionen, ein vorliegendes Krankheitsbild angemessen zu beschreiben. Die Hausärztin antwortete bezüglich der Kodierungsmöglichkeiten wie folgt:

I: Gibt es oft Fälle, in denen Krankheitsbilder, die geschildert werden, schwer zuzuordnen sind zu diesen ICD-10-Kodierungen?

A: Ach, wir finden eigentlich immer was. Der ICD-10 ist derartig umfangreich, das ist eigentlich nicht so problematisch. Also wir benutzen bei weitem nicht alle Diagnosen, die dieser ICD-10 bietet. Man hat so seine Standard-Diagnosen, und, ähm, das ist bei uns sicherlich schon eine ganze Menge durch dieses breit Aufgestellte. Das ist klar, aber es ist jetzt nicht so ... Wir verschlüsseln die psychiatrischen Erkrankungen sicherlich nicht so differenziert, wie ein Psychiater das tut. Dafür verschlüsseln wir aber auch ein Diabetes, ne Hypertonie und haste nicht gesehen.

Ne, das ist schon sehr differenziert, also man kann das schon sehr differenziert machen mit diesen Untereinteilungen und, äh, wenn man sich also viel Mühe gäbe, dann könnte man das auch noch viel dezidierter machen. Die Zeit ist einfach nicht da, und das halte ich dann auch nicht für notwendig. Also, das ist ja eigentlich eine organisatorische Sache und dient ja nur der Dokumentation, ahm, für die Krankenkassen. Also praktisch, weil die Krankenkassen ja von uns nicht mehr bekommen als die Abrechnungen und die Rezepte und Krankenhauseinweisungen, aber sie kriegen ja keinerlei Befunde. Und da müssen sie entscheiden, ob das jetzt angemessen ist, was sie zahlen sollen, oder nicht. Und deswegen macht es schon Sinn, eben möglichst umfangreich Diagnosen zu dokumentieren und alles, was man tut, mit einer Diagnose abzusichern. Jedes Rezept und jede Handlung und alles. Aber es ist jetzt auch nicht meine primäre Aufgabe, das korrekt bis ins Hundertste zu dokumentieren im ICD-10.

Die Hausärztin gebraucht die ICD-10-Kodierungen nach eigener Aussage primär zur Legitimierung und Dokumentation der ärztlichen Handlungen vor den Krankenkassen. Dabei ist sie sich bewusst, dass sie diese Arbeit durchaus genauer machen könnte und bestätigt damit die Aussage des Klinikpsychiaters, dass die Kodierungen psychischer Erkrankungen durch Hausärzte zumeist mangelhaft ausfallen. Interessant ist, dass sie sagt, sie hätte ihre „Standard-Kodierungen", die sie immer wieder anwendet. Diese Aussage konnte durch den beobachteten Fall bestätigt werden, denn der Patient hat auf seinen Rezepten nicht die Diagnose einer psycho-somatischen Erkrankung vermerkt, sondern die Diagnose Depression.

Der Gebrauch von Standard-Kodierungen (wie z.B. der der Depression) hat auch den Vorteil, dass auf diese Weise eine Vielzahl von Medikamenten den Indikationsspektren entsprechend verschreibbar wird. Das häufige Wechseln von Wirkstoffen bei der Behandlung, wie es in dem beobachteten Fall geschehen ist, erscheint den Krankenkassen bei der Diagnose Depression vermutlich legitim. Bei anderen Diagnosen würden zu häufige Medikamentenwechsel vielleicht nicht von den Krankenkassen mitgetragen. Insofern ist die Diagnosestellung auch eine Form der Absicherung der verschriebenen Behandlung des (Haus-)Arztes gegenüber den Krankenkassen, könnte vermutet werden. Diese Argumentation wurde allerdings durch eine Aussage der Hausärztin weitgehend entkräftet:

I: Ist es schon mal vorgekommen, dass Krankenkassen gesagt haben: „Nö, das erstatten wir nicht, weil der Code nicht zu dem Medikament passt oder Ähnliches?"

A: Nein, noch nicht. Bei der Datenflut können die das auch eigentlich gar nicht. Das ist auch gar nicht zuordenbar, wir haben ja einen Quartalszeitraum, 3 Monate, und in diesem Zeitraum können eben auch diverse Diagnosen auflaufen. Dann können die gar nicht sehen, was gehört jetzt überhaupt wozu, also das ist ... Und selbst wenn man es mal, also es ist uns sogar schon mal passiert, wir sind zwar zertifiziert, rezertifizieren jetzt, aber es ist uns auch schon mal passiert, dass ein Patient der im DMP-COPD ist, diese Diagnose seit zwei Jahren nicht auf dem Schein hat. Wir rechnen aber die Schulung ab, rechnen jedes Quartal die dazugehörigen Leistungsziffern ab. Das ist nicht mal aufgefallen. Und im psychiatrischen Bereich ist denen das völlig unmöglich. Also das Einzige wäre, der hat jetzt Diagnose, weiß ich, Bronchitis und bekommt aber Antidepressiva. Dann würde es theoretisch auffallen, aber bei der Datenflut. Also das ist mir auch noch nie passiert.

Laut Aussage der Ärztin ist es den Krankenkassen bei psychischen Erkrankungen unmöglich, eine Kontrolle der Angemessenheit von Behandlungen durchzuführen. Letztendlich ist es den Krankenkassen dadurch auch unmöglich, das gesetzlich vorgeschriebene Wirtschaftlichkeitsgebot (§ 12 (1) SGB 5; siehe S.61, Fn. 37) zu gewährleisten. In Konsequenz können Ärzte theoretisch unkontrolliert Psychopharmaka verschreiben, und die Krankenkassen müssen sich auf die jeweilige Angemessenheit der Behandlung verlassen. Die Kodierung von Diagnosen gemäß ICD-10 und ihr Vermerk auf den entsprechenden Rezepten ist verpflichtend für die Ärzte. Jedoch besteht keine Möglichkeit, die Genauigkeit der Kodierung zu kontrollieren oder die Entsprechung der Kodierung mit der tatsächlichen Erkrankung des Patienten zu überprüfen. Die Annahme der Autoren der DAK-Studien (DAK 2009 & 2015), dass Ärzte keine Medikamente ohne *entsprechende* medizinische Indikation verschreiben, spiegelt das strukturell bedingte, wiewohl ‚naive' Vertrauensverhältnis zwischen Krankenkassen und Ärzten wider. Es mutet in Anlehnung an ein Gedicht von Morgenstern (1981 [1910]) beinahe so an, dass in der Studie und in der Folge vermutlich auch bei den Krankenkassen die Auffassung vertreten wird, dass „nicht sein kann, was nicht sein darf".

Ganz im Gegenteil jedoch ist von einer starken Verzerrung der Krankenstatistik, die anhand der ICD-10-Kodierungen über depressive Erkrankungen geführt wird, auszugehen. Auch ist davon auszugehen, dass es häufig, zumindest bei Hausärzten, zu einer Verschleierung von nicht sachgemäßen Psychopharmakaverordnungen durch die Verwendung von nicht dem medizinischen Problem des Patienten entsprechenden ICD-10-Kodierungen kommt. Gefragt nach den Anwendungsgebieten von SSRI, also nach den Erkrankungen, bei denen sie diese Medikamente verschreibt, antwortete die Ärztin Folgendes:

I: Und was sind das für Anwendungsgebiete?

A: Depressionen, Angsterkrankungen, gemischte Formen. Angst-Depressionen, ähm, *Prüfungsstress, Prüfungsvorbereitung, Mobbing am Arbeitsplatz. Mit den entsprechenden Konsequenzen. Psychosomatische Störungen,* die der Patient jetzt erst mal sehr somatisiert. Wenn man ihn davon erst mal so ein bisschen weg hat und sagt: „Okay, da ist jetzt aber nichts. Das ist psychiatrisch, und, ähm, lassen Sie uns das doch mal probieren, dann werden Sie auch diese Symptomatik los."

Wie die Ärztin auch schon gegenüber dem interviewten Patienten angab, nutzt sie die Antidepressiva für ein sehr breites Anwendungsspektrum und auch für geringere Problemstellungen als psycho-somatische Erkrankungen. Sämtliche im obigen Zitat markierten Anwendungen entsprechen nicht der offiziellen Indikation von SSRI. Es ist zu vermuten, dass auf den Rezepten für Patienten, die in der Prüfungsvorbereitung bspw. Antidepressiva verschrieben bekommen, eine Diagnose, die dem Indikationsspektrum entspricht (Depression, Angststörung, Zwangsstörung), verzeichnet wird. Auch hier kommt es in der Folge zu einer Verzerrung der Krankenstatistik.

Des Weiteren ist nach der hier verwendeten Definition festzustellen, dass es sich bei derartiger Verwendung von Psychopharmaka zur Prüfungsvorbereitung oder zur Vermeidung von Stress durch Mobbing oder in Prüfungssituationen um ärztlich verordnetes pharmakologisches Neuro-Enhancement handelt, da in diesen Fällen ein individuell-normaler Zustand der Patienten zu Zwecken der Effizienzsteigerung und besseren Kontrollierbarkeit mentaler Prozesse, des umweglosen Erreichens von Glück und Zufriedenheit, einer optimalen individuellen Anpassung an äußere Ansprüche und/oder der Ersetzung vermeintlich mühseliger, klassischer Methoden zur Erreichung derselben Zwecke behandelt wird.

Selbst bei Klinikpsychiatern kann es vorkommen, dass eine Diagnose nicht dem tatsächlichen Problem des Patienten entspricht. Dies ist allerdings nur in Ausnahmefällen der Fall, wie im Folgenden zu zeigen sein wird. Das Problem hinsichtlich der Diagnostizierung, welches von den Klinikpsychiatern geäußert wurde, bezieht sich vornehmlich auf den Problemkomplex Burn-Out. Sie schilderten, dass in den letzten Jahren auf Grund der Präsenz in den Medien vermehrt Personen mit der Selbstdiagnose Burn-Out in Kliniken kämen. Dies hätte auch damit zu tun, dass ein Burn-Out gegenüber der Depression eher als etwas Positives erfahren wird:

Ja, das hat sich mit Sicherheit verändert. Klar. Patienten sind jetzt informierter über ihre Erkrankung auch durchs Internet. Da wird ganz einfach gegoogelt. Kommen dann mit Diagnosen hier an. Im Augenblick kämpfen wir mit der Diagnose Burn-Out. Alle, die hier ankommen, haben ein Burn-Out und auf gar keinen Fall eine Depression.

I: [...] dann kann man ja auch sagen, die Burn-Out Diagnose das ist ja ...
A: Das ist ja was ganz Tolles jetzt, ein Burn-Out zu haben.
I: Richtig, man hat sich ja so angestrengt, ja.
A: Genau, man hat sich so aufgerieben auf der Arbeit, dass man darüber kaputtgegangen ist. Das hat ja fast was Positives in unserer jetzigen Berichterstattung."

Es gibt die Diagnose Burn-Out als solches nicht. Alle psychiatrischen Diagnosen sind ja im ICD-10 festgelegt. Und die DGPPN nimmt Stellung dazu und sagt, das ist ein Risikozustand. Ja, Burn-Out. Das ist keine Krankheitsentität, sondern, ja, ist ein Risikozustand, in dem halt ein Missverhältnis besteht zwischen – das ist es ja immer – individuellen, ja, Belastungen oder Vulnerabilität und halt Arbeitsüberlastung, ja. Aber eine Erkrankung ist es nicht als solches.

Interessant ist, dass die Patienten den Burn-Out, obwohl er genau genommen die Vorstufe einer depressiven Erkrankung, ein Risikozustand, ist, eher positiv bewerten. Gemäß den Ausführungen in Kapital 1.4, nach denen die Depression eine Erkrankung der Überforderung, des Ungenügens, mit den gesellschaftlichen Anforderungen Schritt zu halten, oder wie Rosa es darstellt, eine Krankheit der Schuld, der eigenen To-Do-Liste niemals gerecht werden zu können, ist, kann vermutet werden, dass die Depression deshalb von Betroffenen als Niederlage erfahren wird, weil sie nicht in der Lage waren, den verinnerlichten gesellschaftlichen Anforderungen von Flexibilität, Eigenverantwortlichkeit etc. (siehe Kapitel 2.3 und 4.3) zu entsprechen. Dagegen bedeutet ein Burn-Out nach Meinung der Patienten anscheinend genau das Gegenteil. Das Anstreben der gesellschaftlichen Leistungsanforderungen hat dazu geführt, dass der Körper irgendwann nicht mehr leistungsbereit war. Es handelt sich also beim Burn-Out aus Sicht der Patienten eher um eine Krankheit der Überanstrengung und der sich selbst aufgebenden Hingabe denn um eine Krankheit der Unzulänglichkeit.

Letztendlich ist dieses verzerrte Bild wohl wesentlich der medialen Berichterstattung geschuldet. Jedenfalls müssen auch Klinikpsychiater auf die Patienten mit (vermeintlichen) Burn-Out-Symptomen reagieren. Dies ist insofern problematisch, als Burn-Out kein leistungsberechtigter Krankheitszustand ist und dementsprechend keine ICD-10-Kodierung hierfür existiert (DGPPN u.a. 2009). Ein Anspruch auf längerfristige kassenwirksame Leistungen besteht nur, wenn gleichzeitig zum Burn-Out eine psychische oder somatische Krankheit festgestellt wird (ebd.:11).

I: Und was macht man dann?

A: Ja, man guckt halt, dass das in die Diagnoseschublade reinpasst sozusagen. Also dann sind es halt leichte Depressionen oder Anpassungsstörungen. Es geht ja immer um die Arbeit dann beim Burn-Out meistens.

In diesem Fall finden Klinikpsychiater also unter Umständen auch eine passende Diagnose, wie dies die interviewte Hausärztin auch für andere Problemstellungen tut. Auch hier ist wiederum eine Verzerrung der Krankheitsstatistik depressiver Erkrankungen festzustellen. In vielen Fällen werden wohl Risikozustände vor einer eigentlich depressiven Erkrankung bereits als eine solche deklariert, um kassenwirksam Leistungen in Anspruch nehmen zu können.

Dies ist nach der ermittelten Datenlage jedoch die Ausnahme bei Klinikpsychiatern. Entgegen dem ausschließlich legitimatorischen Gebrauch der ICD-10-Kodierungen bei der Hausärztin werden die Kodierungen in Kliniken auch genutzt, um Boundary Objects (Star & Griesemer 1989) zwischen Psychiatern, Psychologen und anderen Ärzten herzustellen. Ihnen kommt im klinischen Kontext also eine weitaus bedeutendere Funktion zu als im hausärztlichen Gebrauch:

[…] Da wird bei jedem Entlassungsbrief drauf geguckt: Was sind oben für Diagnosen gestellt, was kriegt der Patient für Medikamente? Und wenn der jetzt vielleicht zu viele Neuroleptika, also Anti-Psychotika, kriegt, jetzt vielleicht mal bei einer Depression mit psychotischem Erleben, wie man vermuten würde, dann wird das im Verlauf begründet. Einen Verlaufsbericht der Behandlung schreiben, und dann muss das begründet werden. Ja.

[…] aber bei uns ist es so, dass alle Arztbriefe nur mit ICD-10-Diagnosen versehen sind und wir in jedem Arztbrief auch eine diagnostische Beurteilung haben als eigenen Absatz, wo wir auch individuell für diesen Patienten diskutieren, warum wir anhand welcher Symptom-Konstellationen zu dieser Diagnose gekommen sind letztendlich.

[…] wir diskutieren für jeden Patienten individuell, warum wir uns für diese Diagnose entschieden haben, und diskutieren aber gleichzeitig auch, welche Differentialdiagnosen wir im Hinterkopf hatten. […] Was jetzt von der therapeutischen Konsequenz keine massiven Unterschiede macht, aber dass man halt weiß, ja von diesem Klassifikationssystem passt es dann auch mal in zwei der Bereiche vielleicht.

Ja, also ich glaube, dass in der Klinik das schon überprüft wird, weil man hat ja einen Stationsarzt, der schreibt den Brief, dann einen Oberarzt, der liest die Korrektur, und dann nochmal einen Chefarzt.

In Kliniken wird den Aussagen der interviewten Ärzte nach wesentlich exakter mit den Kodierungsmöglichkeiten des ICD-10 umgegangen, als dies von der Hausärztin dargestellt wurde. Wesentlich hierfür ist die Einbindung der Ärzte in die Arbeitshierarchie. Während die Hausärztin lediglich den Krankenkassen *formal* Rechenschaft bezüglich der von ihr verordneten Behandlungen schuldet, müssen die Klinikpsychiater auf eine exakte Verwendung der Kodierungen mit zusätzlichen differentialdiagnostischen Möglichkeiten achten. Dies wird durch die jeweils übergeordneten Ärzte überprüft. Der daraus resultierende Arztbrief wird zudem eher von anderen, externen Personen gelesen, nachdem er fertiggestellt wurde. Er ist ein Transferdokument für die Kommunikation zwischen Ärzten. Der Arztbrief wird für den einzelnen Behandlungsfall in der behandelnden Einrichtung erstellt beginnend mit der Aufnahme in die Einrichtung und endend mit der Entlassung des Patienten aus der Einrichtung. Insofern dient er als Boundary Object und ist damit wesentlich bedeutungsvoller als die Rezepte der Hausärztin, die lediglich an die Krankenkassen weitergeleitet werden.

Durch die strukturelle Überwachung des regelkonformen Arbeitens in Kliniken ist es unwahrscheinlich, dass es möglich ist, sich dort in gleichem Maße Medikamente zum Zwecke des PNE verschreiben zu lassen, wie dies im Falle der Hausärztin beobachtet wurde. In Kliniken werden Antidepressiva erst bei mittelgradigen bis schweren Depressionen verschrieben, und obwohl der Prozess der Diagnose genauso der kommunikativen Konstruktion zwischen Arzt und Patient unterliegt, erscheint es doch schwieriger, dass dieser Prozess durch den Patienten manipuliert wird.

I: [...] Gibt es Techniken, um herauszufinden, wie schwer eine Depression ist?

A: Ja, da gibt es Ausprägungsgrade. Leicht, mittel, schwer. Und das kann man abfragen. Wenn ein Patient im Alltag nicht mehr funktioniert, dann ist es in der Regel eine schwere Depression. Wenn sie nur noch im Bett liegen und nichts mehr tun. Wenn sie ... Also es geht um: Stimmung, Antrieb und Interesse. Und wenn alle drei betroffen sind ... Also wenn nur zwei betroffen sind, ja, und in leichter Ausprägung, dann haben wir was Leichtes. Sind zwei betroffen und wir haben noch ganz viele andere Symptome, nämlich suizidale Gedanken, vermindertes Selbstwertgefühl, Grübeln und Schlaflosigkeit, dann ist es was Mittelgradiges. Und wenn ein Patient alle drei Symptome hat, schwergradig ausgeprägt, und noch ganz viele andere Symptome von den eben schon genannten dazu hat, dann ist es was Schweres. Und dann funktionieren die eben im Alltag nicht mehr. Sie liegen nur noch im Bett und machen nichts mehr. Sie schaffen es nicht mehr zur Arbeit. Und da fängt man an, das einzusortieren, soweit es geht, und bei einer leichten sagt man: Okay, wir können abwarten, der Patient beginnt eine Psychotherapie. Vielleicht ist der ganze Spuk auch in ein, zwei Wochen vorbei. So wird man es in der Praxis machen. Und mittelgradig, da muss man schon mal überlegen, den Patienten auch ansprechen. Manche sagen auch: „Ich würde ganz gerne ein AD nehmen." Und man sagt: „Gucken Sie, dass wir vielleicht ambulant eine Psychotherapie finden!" Und schwer würde ich immer in eine Klinik einweisen eigentlich, oder zumindest schon mal warnen. Man kann auch mit einem AD beginnen. Und danach, also schon nach der Ausprägung der Depression richtet sich der Einsatz eines AD.

Selbst dem Wunsch eines Patienten nach einer pharmakologischen Behandlung wird laut Aussage der Ärztin nicht zwangsläufig stattgegeben. Psychotherapien werden im klinischen Kontext häufiger angewendet. Eine Verwendung von Antidepressiva für psycho-somatische Erkrankungen, wie dies in dem dokumentierten Fall bei der Hausärztin geschehen ist, oder gegen Prüfungsstress etc. erscheint unter den Bedingungen, die in einer Klinik herrschen, undenkbar. Die Möglichkeiten der Manipulation durch den Patienten in Richtung eines Rezeptes für Antidepressiva im Prozess der kommunikativen Konstruktion der Erkrankung und Behandlungsform sind im klinischen Behandlungskontext weitaus begrenzter, als sich dies im hausärztlichen Kontext darstellt. Dies könnte auch in dem ausgeprägteren Erfahrungsschatz begründet sein, auf den Klinikpsychiater bezüglich psychischer Erkrankungen zurückgreifen können.

[...] aber das Grundsätzliche kann ich mit voller Überzeugung auch aus meiner klinischen Erfahrung sagen. Die Diagnose, die lässt sich eben schon klar stellen und abgrenzen von anderen Zuständen wie normaler Trauerreaktion oder mal einen schlechten Tag zu haben. Ja, also deshalb ist das schon klar zu fassen als Krankheitsbild. Und es ist immer wieder auch erstaunlich, wie gleich halt die Erkrankung immer wieder auftritt.

Klinikpsychiater halten sich außerdem auch strenger an die Behandlungsleitlinien für depressive Erkrankungen. Dies ist ebenfalls durch ihre feste strukturelle und institutionelle Einbindung begründet. Demgegenüber gibt es für Hausärzte keinerlei Verpflichtungen, sich an die Behandlungsleitlinie zu halten:

Klar. Da wird keiner nachschauen, ob jemand sich da wirklich dran hält. Wir haben ja auch noch eine ärztliche Behandlungsfreiheit sozusagen. Aber in der Klinik wird sehr drauf geachtet. Also wenn was Neues rauskommt, geht es in die Fortbildung rein, und die Oberärzte achten drauf, dass wir uns dann daran halten.

Obwohl die Klinikpsychiater durch ihre institutionelle Einbindung, ihre spezifischere Ausbildung und ihren Erfahrungsschatz sich in einer weniger kontingenten Situation bei der Diagnose depressiver Erkrankungen befinden und diese mit weniger Beliebigkeit stellen, als dies bei der Hausärztin beobachtet wurde, können sie den grundsätzlich konstruktivistischen Charakter der Diagnostizierung depressiver Erkrankungen nicht von der Hand weisen:

[...] das wird ja auch oft kritisiert oder von der Anti-Psychiatrie-Bewegung so dargestellt, das sind irgendwie irgendwelche willkürlichen Konstrukte und das ist nichts Greifbares, und, hm, wo man immer wieder sagen muss: „Ja, stimmt." Also stimmt insofern, dass, wenn man bei einem Knochenbruch ein Röntgenbild macht, dann sieht man deutlich, dass es das ist. Aber trotzdem gibt es eine klare Definition auch von der ICD-10 her, zusammenge-fasst, und halt Hauptkriterien und Nebenkriterien, äh, zusammengestellt und, ja ... Natürlich hat es auch immer ein bisschen mit der Erfahrung des Untersuchers zu tun, die Feinabstimmung zu machen zwischen jetzt leichter, mittelschwerer und schwerer Depression. Und das ist sicher noch so der Punkt, wo man sagen kann: Na ja, da ist halt so eine, hmm, kann man diskutieren. Wo ist denn jetzt wirklich die Grenze zwischen mittelschwer und schwerer Depression?

Der Arzt übersieht in seiner Darstellung die konstruktivistische Seite der Patientenangaben und sieht Diskussionsspielraum lediglich durch die differierenden Erfahrungen der behandelnden Ärzte. Auch Klinikpsychiater können die Wahrhaftigkeit der Patientenangaben nicht überprüfen, und dadurch bleibt Hypothese 1 dieser Studie auch für den klinischen Kontext gültig. Allerdings wird der Aushandlungsspielraum im kommunikativen Prozess sowohl von Patienten wie von Ärzten durch die stärkere institutionelle Rahmung des klinischen Kontextes deutlich einge-schränkt.

(3) Von den Ärzten vertretene Modelle der Depression

Bei der Analyse der erhobenen Daten konnten neben den schon dargestellten Unterschieden auch unterschiedliche Modelle der Depression festgestellt werden, die von Ärzten vertreten werden. Dabei war auffällig, dass alle drei interviewten Ärzte unterschiedliche Modelle dessen vertreten, was eine Depression ist bzw. welche Faktoren diese verursachen. Die Einschätzung zum Depressionsmodell der Hausärztin wurde folgender Textpassage entnommen:

Der größte Unterschied ist, dass die Patienten, wenn ich Psychopharmaka anspreche, in 80 % der Fälle sagen: „Ach ne, bloß keine Psychopharmaka." Dann frage ich: „Warum?"- „Ja, so weit ist es jetzt schon mit mir?" Da gibt es viele Diskussionen drum, das stigmatisiert und das wollen die nicht. „Dann muss es ja ganz schrecklich sein mit meiner Psyche." Ich muss sagen, für mich ist es eigentlich völlig egal, ob ich einen Blutdruck mit Tabletten einstelle oder ob ich sie mit Antidepressiva behandele, weil sie eine Depression haben. Und frage auch den Patienten: „Finden Sie denn die Hypertonie, die Sie auch haben, gegen die Sie klaglos Medikamente nehmen und das noch nie hinterfragt haben, eine bessere Krankheit als die Depression? Ist das irgendwie eine schlechte Krankheit?" Für mich nicht. Für mich ist das kein Unterschied. Patient ist krank, Patient wird behandelt. Und das versuche ich genauso einfach auch in der Form den Patienten zu sagen.

Das Modell depressiver Erkrankungen, welches durch die interviewte Hausärztin vertreten wird, kann als *pragmatisch* bezeichnet werden. Diese Bezeichnung erscheint vor allem deshalb sinnvoll, da es für sie keinen Unterschied macht, welche Art von Erkrankung sie behandelt („Patient ist krank, Patient wird behandelt"). Die Depression wird in der zitierten Textpassage dargestellt, als sei es eine Krankheit wie jede andere auch. Die im medizinischen Diskurs weiterhin bestehenden Unsicherheiten bezüglich der Bestimmung des Schweregrades und der entsprechend adäquaten Behandlungsform beispielsweise werden durch diese pragmatische Sichtweise in den Hintergrund gedrängt.

Des Weiteren scheint sie die Erkrankung Depression prinzipiell in die Klasse der Erkran-kungen einzuordnen, die von ihr typischerweise mit Tabletten behandelt werden. Insofern sieht sie auch keinen Unterschied zwischen Blutdruckmedikamenten und Psychopharmaka. Im Rahmen ihrer Möglichkeiten der Behandlung von Depressionen liegen, wie oben schon einmal angedeutet, allerdings auch nur pharmakologische Behandlungsformen. Die psychotherapeuti-sche Behandlung einer Depression kann von ihr nicht geleistet werden, und dementsprechend versucht sie, Vorbehalte der Patienten gegenüber Psychopharmaka eher aus dem Weg zu räumen, als diese durch eine Überweisung zu einem Therapeuten zu berücksichtigen. Die Gründe des Patienten, eine Behandlung mit Psychopharmaka als stigmatisierend und ablehnenswert zu betrachten, werden von ihr nicht weiter hinterfragt. Auch hier scheint das ärztliche Handlungs-motiv des Interventionismus durch. Nicht Wissen über den Patienten (seine Lebensumstände, Ansichten etc.) ist relevant, sondern „action" (vgl. Freidson 1970:168). Als Resultat des durch die Ärztin vertretenen pragmatischen Modells depressiver Erkrankungen steht in den meisten Fällen wohl eine ebenso pragmatische wie kurzfristige Hilfe für den Patienten. Sie leitet eine Behandlung mit den ihr bekannten, als wirkungsvoll erfahrenen und zur Verfügung stehenden Mitteln ein. Diese Behandlung ist in der Folge allerdings nicht immer als leitliniengetreu und nachhaltig zu bezeichnen.

In starkem Kontrast zu dieser eben dargestellten Auffassung depressiver Erkrankungen als sich von anderen Krankheiten kaum unterscheidenden stehen die Äußerungen der Klinikpsychiater. Diese verfolgen weitaus differenziertere Modelle depressiver Erkrankungen. Allerdings können auch hier wiederum Unterschiede festgestellt werden:

Man kann immer irgendwo eine auslösende Situation finden. In den meisten Fällen. Aber das sind halt Kindheitsentwicklung, Veranlagung, auslösende Situation. Ja, und dann Überforderung, ein Nicht-Umgehen-Können mit dieser Situation, und dann Erschöpfung der Kräfte und Entwicklung von einer depressiven Symptomatik.

[...] es hat sicher mit vielen Faktoren zu tun, was Genetisches, äh ja Umwelteinflüsse, schon Grundpersönlichkeit, äh, Erziehung, äh, genau und ja. Also ich denke schon, dass die biologische Komponente, dass das einfach damit zu tun hat, dass man es noch nicht so klar alles auch messen kann auf der Ebene der Botenstoffe, eben weil die Antidepressiva auch ganz klar Wirkung zeigen, und man weiß, dass die auf dieser Ebene wirken. Also denke ich schon, dass es da auf der Ebene zwischen Rezeptor und Neurotransmittern ein Ungleichgewicht gibt.

Hinter den Äußerungen in der ersten Transkriptstelle ist ein eher *psycho-soziales Modell* depressiver Erkrankungen zu erkennen. Zwar spielen auch Veranlagungen eine Rolle, jedoch werden konkrete Situationen bzw. konkrete Lebensumstände, mit denen der Patient nicht umgehen kann, als letztendlicher Auslöser der Depression gesehen. Zusammenfassend scheinen bei diesem Modell depressiver Erkrankungen ursächlich eher weiche, soziale Faktoren den Kern des Problems der Ausbildung einer Depression zu bilden.

In der zweiten Transkriptstelle werden ebenfalls diese eher weichen, sozialen Faktoren angesprochen. Doch treten diese in der Aussage nicht als zentrale, auslösende Elemente in den Vordergrund. Vielmehr wird in dieser Argumentation ein Ungleichgewicht auf der Ebene zwischen Rezeptor und Neurotransmittern als bedingende Grundlage für die Ausbildung einer depressiven Erkrankung ins Zentrum gerückt. Deshalb, so die Argumentation, wirken auch die Antidepressiva, welche ja wesentlich den Abtransport von Serotonin aus dem Synaptischen Spalt hemmend beeinflussen. Gegenüber der ersten Aussage ist hier also eher ein *biologisierendes Defizit-Modell* der Depression zu erkennen, welches laut Ehrenberg seit den 80er Jahren den psychiatrischen Diskurs wesentlich bestimmt (Abschnitt 1.4). Die Wirksamkeit der modernen Antidepressiva wird in diesem Modell als Hinweis auf die Ursachen der Erkrankung gedeutet: „[...] was konnte diese Krankheit anderes sein als das, was die Antidepressiva heilen?" (Ehrenberg 2004:177)

Letztendlich wurden von drei befragten Ärzten drei unterschiedliche Sichtweisen auf die Depression und ihre möglichen Ursachen geäußert. Daran ist zu erkennen, dass die Erkrankung Depression gegenwärtig noch immer nicht abschließend erforscht und erklärbar ist. Jedoch deutet sich an, dass die Behandlungsform der Hausärztin auch deshalb so stark von den von den Klinikärzten präferierten Formen abweicht, weil sie depressive Erkrankungen schlicht als Erkrankung auffasst und diese ‚wie andere Erkrankungen auch' entsprechend mit Medikamenten behandelt.

(4) Zusammenfassung der Unterschiede zwischen Hausärztin und Klinikpsychiatern: Ärztliche Routinen im Prozess der kommunikativen Konstruktion

In diesem Abschnitt sollen die festgestellten Unterschiede der Verordnungspraktiken der Hausärztin und der Klinikpsychiater dargestellt werden. Hierzu wird Bezug genommen auf die Ergebnisse einer praxistheoretischen Untersuchung ärztlicher Verordnungspraktiken von Anette Reuter (2014). Es werden festgestellte Parallelen aufgezeigt, um so eine Verbindung der Ergebnisse dieser Studie mit der aktuellen soziologischen Forschung auf dem Gebiet ärztlicher

Verordnungspraktiken herzustellen. Zentral ist hierbei die Beantwortung der Frage, warum die interviewte Hausärztin schneller und auch bei Problemstellungen außerhalb des offiziellen Indikationsspektrums dazu neigt, Antidepressiva zu verordnen.

Aus Sicht der Praxistheorie basiert das Verordnungsverhalten von Ärzten wesentlich auf ihrer (langjährigen) Erfahrung. Ein junger Arzt ist entsprechend weniger routiniert in seiner Entscheidungsfindung, muss mehr Abwägungen treffen und braucht infolge dessen mehr Zeit, um zu einer Behandlungsentscheidung zu gelangen. Durch zunehmende Spezialisierung auf seinem jeweiligen Fachgebiet gelangt der ärztliche Praktiker zu mehr Entscheidungssicherheit. Dies geschieht auch, da jeder professionellen Praxis, auch der ärztlichen, ein *Element der Wiederholung* (Schön 1983:60) innewohnt. Der medizinische Praktiker häuft so in den Jahren seiner beruflichen Tätigkeit Erfahrungen über Vorgehensweisen an, die sich bei bestimmten Problemlagen als effektiv erwiesen haben. Dies reduziert die Komplexität der Entscheidungsfindung, da der erfahrene Arzt so einzelne Abwägungen von vornherein ausschließen kann, die ein junger Arzt noch vollziehen muss. Ein erfahrener Arzt kann als Konsequenz mit mehr subjektiver Sicherheit und in kürzerer Zeit Behandlungsentscheidungen treffen. Die interviewte Hausärztin äußerte dies auf folgende Weise:

Und das ist auch die Routine natürlich. Ich kann die Dinge relativ schnell auf den Punkt bringen, und das ist, ähm … 27 Jahre ist natürlich auch ne Hausnummer. Und 27 Jahre nur die Praxis. Davor habe ich ja auch in einer anderen großen Praxis gearbeitet, ich habe in einer Klinik gearbeitet, habe hier in einer Belegklinik gearbeitet, wo ich gleich am Anfang alleine gelassen worden bin von meinem Chef. Also, das ist einfach … Das macht auch eine Menge aus, dass man einfach viel schneller sein kann.

Die Ärztin kann also viele Situationen, in denen Patienten ihre Problemstellungen schildern, routiniert ‚abarbeiten'. Schön (1983) nennt dieses Handlungsmodell ärztlicher Praktiker, welches auf dem Zusammenspiel von bereits erworbenem Wissen und Entscheidungssicherheit basiert, „*knowing-in-action*". Die Beschleunigung der Entscheidungsfindung hat jedoch eine Reduzierung der Reflexionsintensität der Handlung (hier die Wahl der Behandlungsform) zur Folge: „[…] a practice becomes more repetitive and routine, and as knowing-in-practice becomes increasingly tacit and spontaneous the practitioner may miss important opportunities to think about what he is doing. […] When this happens, the practitioner has 'overlearned' what he knows." (Schön 1983:61) Dewey (1922:51) nennt Handlungen dieser Art „dead habits": „Sie verlieren ihre Eigendynamik und ihre Anpassungsfähigkeit an mögliche neue kontextuale Umweltbedingungen, Dies kann, aber muss nicht zwangsläufig zu dysfunktionalen Resultaten führen." (Reuter 2014:63-64) Es ist also eher wahrscheinlich, dass sich die ärztlichen Praktiker in solchen Routine-Situationen gemäß dem bereits erlernten und sich immer wieder als effektiv erwiesenen Handlungsmuster verhalten und kein Prozess des anpassenden Lernens mehr stattfindet.

Aus diesem Grunde beschreibt die Hausärztin, wie oben zitiert (S. 90), dass sie in 100 % der Fälle bereits weiß, welche Art der Medikation für den Patienten die richtige ist, obwohl, wie gezeigt wurde, die Wirkung von Psychopharmaka eigentlich für verschiedene Patienten nicht vorhersagbar ist. Sie verschreibt auf Grund ihrer im Allgemeinen positiven Erfahrungen mit der Wirkung von SSRI diese bei verschiedenen Patienten mit unterschiedlichen Problemstellungen und versucht, die Patienten davon zu überzeugen, dass dies die am besten geeignete Form der Behandlung ist, auch wenn der Patient vielleicht eine andere Medikamentierung vorzieht oder eine Psychotherapie bevorzugen würde. Dies ist auch Ausdruck des direktiven (bzw. klassisch-paternalistischen) Patientenverhältnisses, welches sie ihren Angaben nach pflegt.

Des Weiteren beschreibt sie, befragt nach den Anwendungsgebieten der SSRI, einen beinahe universalistischen Gebrauch (S. 93). In ihrer Erfahrung haben sich diese Psychopharmaka als nützlich für die Behandlung diverser, auch außerhalb des offiziellen Indikationsspektrums liegender Problemstellungen eingeprägt. Unter Zuhilfenahme dieser Medikamente ist es ihr möglich, vielen ihrer Patienten kurzfristig eine Erleichterung ihrer Leiden zu verschaffen. In diesem Sinne bestärken die Erfahrungen der Ärztin mit SSRI als beinahe universalem Heilmittel ihren direktiven Umgang mit den Patienten bezüglich der Verwendung dieser Medikamente. Das Wissen von der Wirksamkeit ist routinisiert, und sie weiß bei bestimmten Problemschilderungen der Patienten, dass diese Psychopharmaka helfen werden. Sie muss dementsprechend keine Abwägungen mehr treffen. Dieses *knowing-in-action* bezüglich der SSRI bedingt ein häufiges Verschreiben dieser Medikamente bei der interviewten Hausärztin.

Mit Bezug auf die Arbeit von Reuter (2014) konnten noch weitere Aspekte, die ein häufiges Verschreiben der SSRI bei der interviewten Hausärztin befördern, festgestellt werden. Bezogen auf die Quellen ihres Wissens über die Wirksamkeit von Psychopharmaka antwortete sie folgendermaßen:

So wahnsinnig viel Neues in den letzten Jahren gab es in dem Bereich nicht. Äh, durch die Ausbildung habe ich eigentlich einen sehr umfassenden Überblick über Psychopharmaka, das ist klar, und ansonsten kriege ich jeden Tag irgendwelche Arztzeitschriften. [...] natürlich sind aber persönliche Erfahrungen, Medikamente, die ich viel einsetze, persönliche Erfahrungen schon auch ganz wichtig.

Sie bestätigt noch mal die Bedeutung der von ihr gemachten Erfahrungen bezüglich der Medikamente, die sie häufig verschreibt. Interessanter an dieser Stelle ist jedoch die Aussage, dass es in den letzten Jahren kaum Neuerungen auf dem Gebiet der Psychopharmaka gab, was impliziert, dass das Wissen, welches ihr in ihrer medizinischen Ausbildung vermittelt wurde, noch Aktualität besitzt. Reuter (2014:70-71) argumentiert, dass besonders das in der Ausbildung der Mediziner vermittelte Wissen das häufige Verschreiben von Medikamenten befördert. Dieses sei durch eine Dominanz einer biomedizinischen Logik geprägt, die „Gesundheitsstörungen in erster Linie auf Fehlfunktionen des Organismus zurückführt".

Auch das oben beschriebene Defizit-Modell der Depression ist Ausdruck dieser Logik und einer in der medizinischen Ausbildung hergestellten spezifischen Pfadabhängigkeit ärztlichen Handelns (ebd.:76-77). Die interviewte Hausärztin folgt mit dem von ihr vertretenen pragmatischen Modell depressiver Erkrankungen ebenfalls der in der Ausbildung vermittelten biomedizinischen Logik. Danach sind depressive Erkrankungen wie bspw. „eine Hypertonie" (S. 98) ebenfalls auf Fehlfunktionen des Organismus zurückzuführen und medikamentös zu behandeln. Nach Albrecht et al. (2000:11) und McKee (1988:778) erfordert die biomedizinische Logik eine schnelle medizinische Interventionen in Form von Arzneimittelverordnungen, Operationen, Bestrahlungen etc., wenn etwas diagnostiziert wurde, was als organische Fehlfunktion eingeordnet werden kann. Die als zusätzliche Wissensquellen angegebenen Arztzeitschriften könnten, wenn sie überwiegend der biomedizinischen Handlungslogik folgende Artikel enthalten, ebenfalls das Verschreiben von Psychopharmaka bei vielen auch alternativ behandelbaren Problemstellungen eher fördern. Eine Printmedienanalyse könnte hier interessante Einsichten liefern.

Ein weiterer Aspekt fördert das häufigere Verschreiben von Antidepressiva durch die Hausärztin. Dieser ist ökonomischer Art:

I: Wie charakterisieren Sie ihre Handlungsmotivation als Ärztin?
A: Die Handlungsmotivation? Also es gibt verschiedene Motivationen ... Bei dem einen ist es eben der Kontakt mit den Patienten. Das macht mir einfach Spaß. Gerade, weil auch die Allgemeinmedizin, das ist nie langweilig, das ist extrem bunt, und dann natürlich auch die Erfolge. Ich bin ein sehr erfolgsorientierter Mensch, und das ist eben auf der einen Seite erfolgreich von der Therapie, von der Interaktion mit den Patienten. Ich habe ein super Team. Es ist wirtschaftlich sehr erfolgreich, das gehört heute auch immer mit dazu. Also ich bin auch jetzt nicht Mutter Teresa, dass ich sage: „Okay. Da Tiergarten, die sind alle so arm oder so ..." Nein. Ich habe einen „Neunelfer" [Porsche 911, P.S.] in der Garage zu stehen. Es geht mir finanziell gut. Und das ist so das Gesamtpaket.

Wie oben bereits beschrieben wurde, hat die Hausärztin nicht die Möglichkeit, Psychotherapie in ihrer Praxis anzubieten. Über diese Ressource verfügen jedoch die Klinikpsychiater, weshalb sie diese Option auch wesentlich häufiger wählen. Des Weiteren sind Klinikpsychiater fest angestellt und nicht von wiederkommenden Patienten abhängig. Vor diesem Hintergrund erscheint das häufige Verschreiben von Psychopharmaka durch die Hausärztin auch als existenzsichernde Handlung. Wie sie selbst beschreibt, ist sie ein erfolgsorientierter Mensch. Diese Erfolgsorientierung bezieht sich sowohl auf den therapeutischen Erfolg bei ihren Patienten als auch auf den wirtschaftlichen Erfolg ihrer Praxis. Das Verschreiben von Antidepressiva bietet die Möglichkeit, beide Erfolgsarten gleichzeitig herzustellen. Zum einen ist durch die Gabe von Antidepressiva eine relativ schnelle Verbesserung der psychischen Zustände von Patienten zu erreichen, wie oben dargestellt wurde. Dies sichert erst einmal einen therapeutischen Erfolg, auch wenn die Verwendung der Antidepressiva nicht zu einer Genesung der Patienten führt, sondern lediglich die Symptome abschwächt. Andererseits bietet die Gabe von Antidepressiva dem Patienten Gründe, die Praxis wiederholt aufzusuchen, und zwar zum einen, weil er eine ihm wohltuende Behandlung erhalten hat und damit zufrieden ist, und zum anderen, weil die Gabe von Antidepressiva mit regelmäßigen Kontrollterminen und eventuellen Anpassungen der Dosierung oder Substanzwechseln verbunden ist, wie ebenfalls oben dargestellt wurde. Insofern sprechen diese erfolgsgenerierenden Aspekte der Verordnung von Antidepressiva gegen alternative Behandlungsformen der Problemstellungen der Patienten, wozu auch die psychotherapeutische Behandlung gehört.

Zusammenfassend können für den für diese Studie untersuchten Fall der interviewten Hausärztin drei wesentliche Ressourcen, auf die sich ihre Verordnungspraxis von Psychopharmaka bezieht, benannt werden. Diese handlungsleitenden Ressourcen befördern ein häufiges Verschreiben von Psychopharmaka:

(1) Routinen,

(2) Ausbildung (biomedizinische Logik),

(3) institutioneller Rahmen (betriebswirtschaftlich, auf ökonomischen Erfolg ausgerichtet).

Besonders die Routinisierung ist für den Aspekt des ärztlich verordneten PNE von großer Bedeutung. So ermöglicht es diese einerseits der Ärztin, Komplexität bei der Diagnostizierung psychischer Erkrankungen zu reduzieren und so Zeit zu sparen. Andererseits jedoch sind es eben diese Routinen, die ein Hinterfragen und Reflektieren des jeweils konkreten Falles behindern und derart ein Einfallstor für Manipulationen bilden. Der hier beschriebene Fall des Patienten, der sich bei dieser Ärztin ein SSRI zum Zwecke des PNE hat verschreiben lassen, nutzte exakt dieses Einfallstor. Es gelang dem Patienten, die Routine der Ärztin, wenn auch unwissentlich, zu nutzen, um das von ihm gewünschte Medikament zu erhalten.

Im Folgenden werden die Ressourcen der Verordnungspraxis der interviewten Klinikpsychiater dargestellt, um zu erläutern, warum diese nicht so häufig Antidepressiva verschreiben, was eine Verordnung von Antidepressiva, die zu PNE gebraucht wird, eher unwahrscheinlich werden lässt.

Zwar bilden auch Klinikpsychiater Routinen bezüglich der Diagnose und Verordnung von Psychopharmaka aus, doch gibt es einige Gründe dafür, dass diese nicht so großen Einfluss auf die Verordnungspraxis ausüben, wie sie es im Falle der interviewten Hausärztin tun. Einen Beleg dafür, dass Klinikpsychiater ebenfalls Behandlungsroutinen ausbilden, liefern die folgenden Transkriptstellen:

Also mir fällt immer auf, dass unsere nicht-deutschen Patienten oftmals Krankheitsbilder haben, die wir nicht so ganz greifen können. Also die türkischen und arabische Patienten haben oftmals Depressionen mit psychotischem Erleben, wo das psychotische Erleben irgendwie so ein bisschen anders ist als bei deutschen.

Ja, oder auch leben eine Depression ganz anders aus. Sind theatralischer. Leiden oft mehr so nach außen hin und weinen dann hier so öffentlich und so. Also sie sind ganz anders. Die depressiven türkischen Männer, die sind … Wie kann ich das jetzt in Worte fassen? Ne, das kann ich gar nicht erklären. Die sind auch ein bisschen anders. Sie sind körperlich mehr leidend. Also die sind depressiv, aber stellen immer zur Schau, dass ihnen das weh tut und das weh tut, und die leiden körperlich ganz ausgeprägt.

Das kulturell geprägte, differierende Ausleben depressiver Erkrankungen durch ausländische Patienten führt in der Darstellung der Klinikpsychiaterin dazu, dass deren Erkrankung weniger greifbar wird. Dies ist ein Indiz dafür, dass die von ihr ausgebildeten Routinen der Diagnose- und Behandlungsfindung in diesen Fällen nicht im gewohnten Maße anwendbar sind. In der Folge kommt es zu Irritationen. Diesen irritierenden Situationen, die überraschen und kontextbedingte Handlungsprobleme aufwerfen, kann praxistheoretisch mit einem *„reflection-in-action"* oder *„reflection-on-action"* durch den Arzt begegnet werden (Schön 1983). „Im Gegensatz zum ‚knowing-in-action' erzeugt die unerwartete Situation Entscheidungsunsicherheit und Spannung." (Reuter 2014:65) Durch diese veränderte Situation findet eine Verlagerung der einseitigen Kontrolle hin zu mehr interaktivem Handeln zwischen Arzt und Patient statt. Durch regelmäßige Irritationen dieser Art wird ein zu starkes Verfestigen von ausgebildeten Routinen konterkariert. Es ist anzunehmen, dass sich „dead habits" wie im Fall der Hausärztin weniger wahrscheinlich ausbilden. Ein Grund für die differierende Verordnungspraxis von Klinikpsychiatern könnte also ein heterogeneres Patientenaufkommen in Kliniken darstellen.

Ein weiterer wichtiger Unterschied ist das Arzt-Patienten-Verhältnis, welches die Kliniker nach ihren Angaben verfolgen. Der augenfälligste Unterschied des Shared-Decision-Making (SDM) zum paternalistischen bzw. direktiven Modell besteht in der Rollenverteilung zwischen Arzt und Patient. Im Modell des SDM liegt die Kontrolle über die notwendigen Informationen sowie über die Entscheidungen in den Händen von Arzt und Patient und nicht nur beim Arzt allein. Es muss so notwendigerweise von überwiegend der biomedizinischen Logik entsprechenden Praktiken abgewichen werden, da die im Rahmen dieses Modells getroffenen Entscheidungen eher auf der individuellen Perspektive und den Zielen des Patienten beruhen (ebd.:72). Die Notwendigkeit der Berücksichtigung der Patientenpräferenzen bildet einen weiteren Gegenpol zur Ausbildung allzu fester Routinen bei Klinikpsychiatern.

Ein weiterer Unterschied ist die spezifischere Ausbildung der Psychiater gegenüber der Ausbildung von Allgemeinmedizinern. Zwar wird auch in der psychiatrischen Ausbildung eine biomedizinische Logik verfolgt, doch haben die Interviews ergeben, dass die Erklärungsmodelle depressiver Erkrankungen bei den Psychiatern wesentlich differenzierter ausfallen als bei der Hausärztin. Eine Depression wird hier nicht als eine ‚Krankheit wie andere Krankheiten auch' betrachtet, und individuelle Lebensumstände finden in der Wahl der Behandlungsform weitaus mehr Beachtung.

Als letzter Unterschied ist der institutionelle Rahmen, in den Kliniker eingebunden sind, zu nennen. Dieser tritt an die Stelle des ökonomischen Erfolges der Hausärztin. Kliniker beziehen ein festes Gehalt, unabhängig vom Patientenaufkommen und von deren Rückkehr in die Klinik oder deren Wegbleiben. Insofern sind sie nicht in gleichem Maße ökonomischen Erwägungen unterworfen wie Ärzte mit einer eigenen Praxis. Der institutionelle Rahmen ermöglicht den Klinikpsychiatern zudem diversere Behandlungsansätze. Sie können auf klinikinterne Ressourcen in Form von Therapieangeboten und psycho-edukativen Gruppen zurückgreifen. Außerdem stehen sie nicht unter dem Druck, eine kurzfristige Verbesserung des Zustandes ihrer Patienten erreichen zu müssen. Sie können ihre Patienten über mehrere Tage oder Wochen hinweg beobachten und so eine Therapie entwerfen, die gezielter wirkt. Auf der anderen Seite bindet der institutionelle Rahmen die Ärzte stärker an die Einhaltung der Behandlungsleitlinien und spezifischen Vorgaben der jeweiligen Chefärzte, die wiederum in den aktuellen wissenschaftlichen Diskurs eingebunden sind. Auch der Zwang zu einem exakten Umgang mit dem ICD-10-Kodierungssystem bedingt eine eher reflexive Verordnungs- und Diagnosepraxis.

Die folgenden drei handlungsleitenden Ressourcen befördern eine Diagnose- und Verordnungspraxis klinischer Psychiater, die restriktiver mit Antidepressiva umgeht und insgesamt einen hohen Grad an Adaptivität und Reflexivität einfordert:

(1) eher adaptive und reflexive Routinen,

(2) differenziertere Ausbildung,

(3) institutioneller Rahmen (hierarchische Strukturen und Ressourcen der Klinik).

In diesem Abschnitt wurde dargestellt, durch welche Aspekte sich die Verordnungspraktiken der befragten Klinikpsychiater und der Hausärztin unterscheiden. Damit konnte Hypothese 3 dieser Studie bestätigt werden. Nach wie vor gilt die schon in Ehrenbergs Arbeit dargestellte, an die Allgemeinmedizin gerichtete Kritik der Psychiatrie bezüglich des zu leichtfertigen Verschreibens von Psychopharmaka. Die in diesem Abschnitt dargestellten Unterschiede weisen jedoch darauf hin, dass die Kritik sich eher gegen die allgemein-medizinische Ausbildung richten sollte. Die interviewte Hausärztin handelt ihrer medizinischen Ausbildung gemäß. Wird ein reflexiverer und planvollerer Umgang von Allgemeinmedizinern mit Psychopharmaka gewünscht, so scheint es nach den Ergebnissen dieser Untersuchung unumgänglich, die allgemeine medizinische Ausbildung bezüglich Psychopharmaka zu vertiefen.

Hausärzte müssten auch stärker in institutionelle Kontrollmechanismen eingebunden werden. Wie gezeigt werden konnte, stellt die verpflichtende Verwendung der ICD-10-Kodierungen kein Instrument der Kontrolle einer standardisierten Verwendung von Diagnosen und Medikamenten im psychiatrischen Bereich dar, da eine Überprüfbarkeit durch Dritte nicht gegeben ist. Auch die im Jahre 2009 erstmals veröffentlichte S-3-Leitlinie zur unipolaren Depression (DGPPN u.a. 2009) kann keine Angleichung der Verschreibepraktiken zwischen Allgemeinmedizinern und Psychiatern gewährleisten, da sie weder bindenden Charakter aufweist noch z.B. mittels Schulungsmaßnahmen für niedergelassene Ärzte verbreitet wird.

Es stellt sich die Frage, wie in der medizinischen Ausbildung bereits einer potenziell zu starken Routinisierung praktischen Wissens vor allem bei niedergelassenen Ärzten entgegengewirkt werden kann. Besonders für den psychiatrischen Bereich liegt diesbezüglich Verbesserungsbedarf vor, sollen potenziell vom Fachkanon abweichende Verschreibepraktiken angeglichen werden. Während der allgemeinmedizinischen Ausbildung stattfindende Praktika auf dem Gebiet der Psychiatrie könnten bereits mehr Sensibilität fördern. Doch auch die grundlegende medizinische Ausbildung könnte erweitert werden, um der einseitigen Konstitution einer naturwissenschaftlichen Pfadabhängigkeit der Medizinstudenten entgegenzuwirken (vgl. Reuter 2014:76-77). So richtet sich die Kritik eines Experten nach der letzten Reform des deutschen Medizinstudiums im Jahre 2002 unter anderem gegen den überfrachteten Erwerb von Faktenwissen an Stelle des Erlernens von Problemlösekompetenz. Kritisiert werden die weiterhin fehlende Berücksichtigung der sich verändernden gesellschaftlichen Rahmenbedingungen, die mangelnde praktische Ausbildung ‚am Patienten' sowie die Vernachlässigung von psycho-sozialen, emotionalen und ethischen Aspekten der Medizin im Vergleich zu naturwissenschaftlichen Inhalten (Schagen 2002:16-17).

3.4.6 Anstieg der Verschreibehäufigkeit von Psychopharmaka und der Diagnosen depressiver Erkrankungen

Die Beantwortung der Unterfragestellung a) betreffend (Woraus resultieren die gestiegenen Verschreibungszahlen?) konnten durch die Auswertung der geführten Interviews einige Erklärungsansätze gefunden werden.

Die in Abschnitt 2.3 beschriebene Tendenz der (1) *Pharmazeutikalisierung sozialer Bereiche durch die Medizin* wird vor allem durch die Aussagen der befragten Hausärztin und den in diesem Zusammenhang untersuchten konkreten Fall pharmakologischen Neuro-Enhancements als bestätigt angesehen. Die Ärztin beschrieb, dass sie insbesondere Antidepressiva des Typs SSRI auch zur Behandlung psychischer Zustände bei Patienten einsetzt, die genuin sozialen Ursprungs sind (Prüfungsstress, Prüfungsangst, Mobbing etc.). Damit werden vormals dem Bereich der sozialen Probleme zugeordnete geistige Zustände in den Bereich der medizinisch behandelbaren Probleme, und zwar genauer, der pharmazeutisch behandelbaren Probleme, hineingeholt. Diese Form der Behandlung ist nicht als kurativ zu bezeichnen und rückt in die Nähe von medizinischen Dienstleistungen, die sich an Präferenzen der Patienten orientieren. Auch als Folge derartiger Entwicklungen, die zwar lediglich an einem Fall konkret beobachtet werden konnten, ist der Anstieg der Verschreibungszahlen von Antidepressiva zu interpretieren. Auch die befragten klinischen Psychiater sehen hierin einen Grund für die gestiegenen Verordnungszahlen der letzten Jahre. Diese Art der Pharmazeutikalisierung sozial induzierter Geisteszustände wird vermutlich vornehmlich durch niedergelassene Ärzte gestützt, wie die vorliegenden Daten zeigen, da diese nicht den strengen institutionellen Rahmenbedingungen wie Klinikärzte unterworfen sind. Eine strengere institutionelle Rahmung der ärztlichen Praxis scheint einer sich ausbreitenden Pharmazeutikalisierung eher entgegenzuwirken.

Abgesehen von der durch Ärzte vorangetriebenen Pharmazeutikalisierung sozialer Probleme wurden auch die (2) *Indikationsspektren vieler Psychopharmaka in den letzten Jahren erweitert.* Auch hierin ist ein Grund für das Ansteigen der Verordnungszahlen von Antidepressiva zu sehen:

Genau, was sich eher verändert hat, ist eher so das Indikationsspektrum, so ein bisschen, genau, das hatte ich noch nicht erwähnt, dass SSRI insbesondere ja auch von der Zulassung erweitert wurden. Auch wieder auf den Bereich der Angststörungen insbesondere, und, ähm, ja genau, dass das halt ein Bereich ist, ob Patienten da Panikstörungen – ja, davon auch profitieren können. Aber da gilt ganz besonders, dass erst Psychotherapie erfolgen sollte. Das ist halt auch ein wichtiger Punkt, wo vielleicht auch Hausärzte eben zu schnell sind, die da sagen: „Ach Mensch, der hatte Panikattacken? Sonst nichts für ein depressives Symptom, aber halt Panikattacken. Einzeln auftretende, immer für eine halbe Stunde, klassische Panikattacke, da sind doch jetzt diese SSRI zugelassen …Verschreibe ich mal." Und man kann nichts besser mit Psychotherapie behandeln als Panikattacken. […] Und deshalb ist eine klare Empfehlung: Erst wenn wirklich richtige Verhaltenstherapie keinen ausreichenden Effekt zeigt, dann sollte man erst damit anfangen.

Im Zusammenhang mit dieser Transskriptstelle ist unbedingt darauf hinzuweisen, dass den Hausärzten keinesfalls eine ‚Verschreibwut' unterstellt werden soll. Dass und warum niedergelassenen Ärzten an einer schnellen Linderung der Probleme ihrer Patienten gelegen ist, wurde oben bereits dargestellt. Doch selbst wenn sie einem Patienten eher eine psychotherapeutische Alternativbehandlung empfehlen, stehen sie vor dem Problem eines massiven Versorgungsengpasses mit Therapieplätzen. Einerseits werden immer häufiger Psychotherapien angefragt, andererseits verlängern sich die Wartezeiten für eine entsprechende Therapie jährlich. Ein wesentliches Problem, was die angestiegenen Psychopharmakaverordnungen teilweise mit bedingt, ist die faktische (3) *Nicht-Verfügbarkeit einer Alternativtherapie neben der pharmakologischen*:

Und da hat sich in den letzten 20 Jahren auch viel geändert. Psychotherapie hat längst nicht mehr diesen stigmatisierenden Hintergrund, wie früher, und da wird auch viel, viel öfter nachgefragt. Das wird auch viel öfter angenommen, wenn ich das anbiete. Und dass die wirklich auch von alleine kommen und sagen: „Ich brauche eine Überweisung zum Psychotherapeuten, haben Sie Adressen?" Und so … Das hat extremst zugenommen. Und es sind natürlich auch gerade die jüngeren Leute, äh, sagen wir mal, unter 45 - 40, die dann danach fragen.

Also an sich würde man jemandem mit einer Anpassungsstörung ja lieber in eine psychotherapeutische Behandlung schicken. Das kann man aber nicht, weil die haben ja elendige Wartezeiten. Man kriegt die ja gar nicht. Oder wenn der Patient sich anfängt zu kümmern, dann hat er vielleicht in 5 - 6 Monaten einen Platz, so dass man, wenn da lange … eine Anpassungsstörung in der Praxis auch lange dauert, wird man auch zu einem AD greifen. […] Und auch leichte Depressionen muss man nicht mit einem AD behandeln, ne. Wenn es mittelgradig wird, fängt man an zu überlegen und … Tagesklinik ist gut! [lacht].

[…] dass man aktiv positive Aktivitäten aufbaut, und genau. Also das ist ganz klar auch wichtig und sollte auch der erste Schritt sein vor einer Pharmakotherapie. Was auch eine Kritik wiederum an den Hausärzten ist. Was natürlich auch mit der Versorgungssituation zu tun hat. Wenn man bei einem Psychotherapeuten einen Termin möchte, dann sagen die meisten: „Na ja, in vier Monaten …" Und einem Patienten, der in einer schweren Depression ist, dem ist schwer zuzumuten, vier Monate zu warten.

Ein weiterer von allen interviewten Ärzten geäußerter Grund für steigende Verordnungszahlen ist die (4) *positive Grundeinstellung der Mediziner gegenüber den Antidepressiva des Typs SSRI.* Alle schilderten ihre Wirkung und Verträglichkeit als in hohem Maße zuverlässig (im Rahmen der im Bereich der Psychopharmaka möglichen Zuverlässigkeit). Daher werden diese Medikamente besonders gerne verschrieben.

Also was wünschenswert wäre bei den SSRI/SNRI, das ist eigentlich so wirklich ganz okay. Da hab ich jetzt gar nicht viel dran auszusetzen.

Es könnte sein, dass das draußen in der Praxis ist, dass man da vielleicht viel früher anfängt, weil die ja so gut verträglich sind, die AD.

I: Wie beurteilen Sie die Aussage, dass gegenwärtig SSRI fast schon als Universalmittel gegen psychische Probleme aller Art verschrieben werden?
A: [lacht] Ja, wir nehmen sie bei einer Depression, wir nehmen sie bei Angsterkrankungen. Also wir verteilen ganz viel. Das muss man einfach sagen. Das ist auch das Mittel, was man zuerst nimmt. Es sei denn, es gibt irgendwelche Kontraindikation, weil die Blutverdünner nehmen oder ein Magengeschwür hatten, oder so. Aber ansonsten probiert man die immer.

Also grundsätzlich muss ich sagen, sehe ich SSRI als wirklich sehr positive Medikamente. Ich glaube, das ist ein großer Fortschritt, was das Nebenwirkungsprofil angeht, im Vergleich zu den früheren Trizyklika insbesondere. Also da ist es schon als ein großer Erfolg zu sehen, dass wir die zur Verfügung haben. Ich verschreibe die auch regelmäßig.

Zusammenfassend kann formuliert werden, dass die wahrgenommene Verträglichkeit der SSRI durch die Profession, die diesbezüglich das Monopol des Gatekeepings innehat, ihre Verschreibehäufigkeit ebenfalls zu erhöhen vermag. Dabei scheinen mögliche Folgeprobleme wie Absetzphänomene eher in den Hintergrund der Erfahrung gedrängt zu werden. Einer der Klinikpsychiater äußert sich als einziger am Rande zu diesem Problem und setzt es in Relation zu weniger verträglichen Medikamenten:

Wo ich dann auch immer bemüht bin, erst mal klarzustellen, dass sie eben kein Suchtpotential haben und deshalb auch keine Entzugserscheinungen machen. Einige Antidepressiva haben Absetzphänomene für einige Tage, aber es ist nicht zu vergleichen mit einer Benzodiazepin-Abhängigkeit oder einer Alkohol-Abhängigkeit oder anderen stoffgebundenen Abhängigkeiten.

Auffällig ist, dass sowohl der interviewte Patient als auch einige der Befragten der Online-Fragebögen entschieden Gegenteiliges berichteten. In der Erfahrung dieser Patienten kam es teilweise zu sehr starken und lang anhaltenden Absetzphänomenen:

Ich denke, du begibst dich wahrscheinlich in Abhängigkeit zu dieser Medikation. Und nicht mehr und nicht weniger.

Mir ging es über 5 Jahre gut mit Citalopram, bis auf eine extreme Gewichtszunahme von 30 kg und extremes Schwitzen war ich psychisch stabil. Was allerdings nach dem Ausschleichen der SSRI auf mich zukam, war noch unendlich viel schlimmer und leidvoller als vor den Medikamenten! Hätte ich das vorher gewusst, hätte ich niemals Medikamente genommen! Das ist pures Gift, was einen in die Abhängigkeit zwingt!

Ich konnte ein ganz normales Leben führen. Hätte ich gewusst, was im Entzug auf mich zukommt, hätte ich niemals Antidepressiva genommen!

Außerdem wünsche ich mir Einrichtungen mit (teil)stationären Angeboten für Menschen im Antidepressivaentzug!

Ich habe 11 Wochen nach der letzten Tablette enorme Entzugserscheinungen. Es ist der Horror. Ich musste damals lange auf einen Therapieplatz warten. Hätte ich damals sofort mit einer Psychotherapie anfangen können und wären mir die SSRI nicht als „harmlos" verkauft worden, wäre mein Leidensweg nicht so lang und schlimm gewesen.

Ich setze die Antidepressiva nicht mehr ab, da ich damit nicht zurechtkam.

Ob es sich bei den geschilderten Erfahrungen um insgesamt seltene Ausnahmefälle handelt oder ob das Problem der Absetzerscheinungen strukturell von Ärzten ausgeblendet wird, da die vorherigen Behandlungserfolge als wichtiger erachtet werden, konnte auf Grund der Datenlage nicht ermittelt werden. Bezüglich dieser Fragestellung erscheint eine eingehende Untersuchung jedenfalls interessant wie lohnenswert.

Bezüglich der ebenfalls angestiegenen Anzahl der diagnostizierten depressiven Erkrankungen konnten folgende Ergebnisse ermittelt werden: Zum einen (1) beruht ein Teil der diagnostizierten depressiven Erkrankungen vermutlich auf der Problematik, dass Patienten mit Symptomen eines Burn-Outs, die sich also in einem Risikozustand vor der Entwicklung einer depressiven Erkrankung befinden, kassenwirksam nur mit einer ICD-10-konformen Diagnose behandelt werden können. Die Diagnostizierung eines Burn-Out ist jedoch nicht ICD-10-konform. Hier ist es also wahrscheinlich, dass Ärzte, um der Entwicklung einer depressiven Erkrankung bei diesen Patienten mittels Psycho- oder Pharmakotherapie präventiv entgegenzuwirken, die Diagnose Depression stellen. Ein Anteil der in der Krankheitsstatistik geführten Fälle von Depressionen stellen wahrscheinlich diese, sich noch in einem Risikozustand befindenden Patienten.

Zum anderen (2) wurde durch die befragten Ärzte argumentiert, dass tatsächlich nicht die Anzahl der an Depression erkrankten Personen zugenommen hat, sondern lediglich deren Bereitschaft, mit ihrer Problematik einen Arzt zu konsultieren. Der Anstieg dieser Bereitschaft wurde durch die Ärzte wesentlich durch einen Prozess der Entstigmatisierung psychischer Krankheiten begründet.

Dabei ist ebenfalls zu beachten (3), dass nicht alle infolgedessen als Depression deklarierten Erkrankungen tatsächlich solche sind. Das erhöhte Patientenaufkommen mit psychischen Erkrankungen erhöht auch das Risiko von Fehldiagnosen besonders durch niedergelassene Ärzte:

Ich glaube auch, dass mehr Menschen zum Arzt gehen, wenn es ihnen nicht gut geht. Weil Depression ist ja auch nicht mehr … Also die Diagnose ist ja auch gesellschaftsfähiger geworden. Und ich gehe eher zum Arzt und schildere da meine Symptomatik. Das hat auch viel damit zu tun, dass auch Männer inzwischen zum Arzt gehen.

Ich glaube, dass es auch zunehmend zu einer Verlagerung gekommen ist, wo es auch Daten für gibt, dass halt Patienten mit einer Depression, die halt früher woanders dann aufgetaucht sind – in der Rheumatologie z.B. mit diffusen Gelenkbeschwerden oder mit solchen aus meiner Sicht Phantasie-Diagnosen wie Fibromyalgie-Syndrom oder chronisches Fatigue-Syndrom, solchen Verlegenheitsdiagnosen, die man gibt, wenn man nichts Organisches findet, aber nichts Psychiatrisches geben möchte sozusagen –, ähm, dass da eine Verlagerung jetzt stattfindet, auch letztendlich deshalb, weil Patienten dann eher beim Richtigen landen oder auch die Kollegen dann mal eher überweisen. Natürlich, die Gefahr, dass Hausärzte auch vorschneller Zustände als Depression einordnen, die vielleicht eine normale Trauerreaktion sind oder was ganz anderes.

Für die angestiegene Zahl der Diagnosen depressiver Erkrankungen konnten im Zuge der Datenerhebung für diese Studie also zusammenfassend folgende Ursachen ermittelt werden: 1. Burn-Out ist kein kassenwirksam abrechenbarer Zustand, und dessen Behandlung wird unter Zuhilfenahme anderer ICD-10-Kodierungen abgesichert. 2. Mehr Patienten mit psychischen Problemen gehen damit auch zum Arzt. 3. Dies erhöht auch die Wahrscheinlichkeit von Fehldiagnosen, also falsch zugeordneten ICD-10-Kodierungen, was sich in einer scheinbaren Erhöhung der diagnostizierten depressiven Erkrankungen niederschlagen kann.

Der Anstieg der Verschreibehäufigkeit von Antidepressiva lässt sich den erhobenen Daten gemäß folgendermaßen begründen: 1. Psychische Zustände werden vermutlich häufig durch niedergelassene Allgemeinmediziner pharmazeutikalisiert. 2. Die Indikationsspektren von Antidepressiva wurden erweitert. 3. Alternativtherapien in Form von Psychotherapie sind ein seltenes Gut. 4. Die positive Einschätzung der SSRI durch Mediziner führt ebenfalls zu einem erhöhten Verordnungsaufkommen.

3.4.7 Exkurs: Die pharmakologische Behandlung von ADHS als pharmakologisches Neuro-Enhancement

Wie bei der Depression ist es bei der Erkrankung ADHS nicht möglich, objektive Parameter für das Vorhandensein einer biologischen Dysfunktion bei der Diagnose festzustellen (Karsch 2011:279). Jedoch ist der Verdacht, dass es sich bei der pharmakologischen Behandlung von ADHS um eine Form medizinischen Enhancements handelt, noch dringender als bei einigen Verordnungen von Antidepressiva. Während Ritalin bei Studenten als konzentrationsförderndes Lernhilfsmittel beliebt ist und von diesen eindeutig zu enhancenden Zwecken eingesetzt wird, ist der medizinische Einsatz von Ritalin in seiner Wirkung kaum zu unterscheiden. Der Einsatz von Antidepressiva bei gesunden Personen führt nach den für diese Studie erhobenen Daten eher zu einer euphorisierenden Wirkung, während tatsächlich depressive Personen eher eine Verflachung der Gefühle schildern (siehe oben). Bei Ritalin jedoch ist ein Unterschied der Wirkung bei ‚Gesunden' und ‚Kranken' kaum feststellbar. „Durch die Medikation kann also eine zumindest temporäre Wiederherstellung konformen Verhaltens, normgerechter Leistungen und eine Steigerung des Status quo erreicht werden. Dabei bleibt unklar, inwieweit es sich bei den erzeugten Veränderungen tatsächlich um Wiederherstellungen der pathologisch verhinderten Leistungsfähigkeit handelt, oder, ob hier nicht auch teilweise ‚gesunde', jedoch nicht wünschenswerte Verhaltensweisen gleichsam mit behandelt werden." (Ebd.:280) In diesem Sinne erscheint die pharmakologische Behandlung von ADHS immer schon als Grenzfall medizinischen Neuro-Enhancements. Einige der erhobenen Daten stützen diese Einschätzung:

I: Natürlich, aber die Frage ist ja trotzdem: Ist diese Konzentrationsschwäche nicht in einem gewissen Rahmen auch normal, und wenn man da jetzt Medikamente verschreibt, ist das dann nicht so einen Art Gehirndoping, um sie auch auf dieses Level, was sozusagen gesellschaftlich gewollt ist, zu bringen?

A: Ja klar. Aber was normal ist und was nicht normal ist, da holt man natürlich Fremdanamnese mit rein. Also das ist die Lehrerin, die die Zeugnisse schreibt. Und wenn man die von ADHS-Patienten liest, dann kann man sich die Kinder gut vorstellen im Unterricht, diese Zappelphilippe. Und den weiteren Schulverlauf kann man sich auch gut an den Zensuren dann ran holen. Oftmals sind die normal intelligent oder auch sehr intelligent, aber kriegen es einfach nicht hin, weil sie sich nicht konzentrieren können. Und soll man diesen Kindern nicht die Möglichkeit geben, dass sie gut durch die Schule kommen? Mit einem Medikament? Das können die ja mit oder die Eltern selbst entscheiden. Also der Arzt wird da, denke ich mal, nicht sehr drängelnd sein im Verschreiben von Ritalin. Aber wir haben jetzt dann hier die ADHS-Patienten, die Mitte 20 sind oder 30 sind, die sagen: „Wir haben die Schule nicht ordentlich abgeschlossen. Ich glaube nicht, dass ich doof bin, aber ich habe da wirklich nur einen Hauptschulabschluss hingekriegt. Ich habe keine Lehre hingekriegt, weil ich immer abgelenkt war, morgens nicht aus dem Bett gekommen bin und mich verfusselt habe." – Warum soll man den Leuten nicht die Möglichkeit geben, dass sie sich besser konzentrieren können? Warum soll man denen nicht die Möglichkeit geben? So bleiben sie immer unter ihren Leistungen. Und sie leiden drunter. Sie sind dann eben so depressiv, weil sie nichts hinkriegen.

I: Aber klar, das war auch genau die Debatte. Man hilft den Personen damit, aber letztendlich hilft man ihnen ja nur dabei, konform zu sein. Und insofern dopt man sozusagen die Personen, die ein bisschen aus dem Rahmen fallen dahin, dass sie wieder reinpassen. Das war sozusagen die Debatte, die sich angeschlossen hat an die ADHS-Behandlung.

A: Ja, aber nicht gegen ihren Willen, ne? Nur, wenn sie es wollen.

I: Klar.

A: Und man weiß halt, dass man es damit behandeln kann. Warum soll man das jemandem versagen?

Sie selber sind auf die Idee nicht gekommen, dass es ein Erwachsenen-ADHS sein könnte, und bisher ist auch offensichtlich kein Arzt drauf gekommen, dass es da ja sein könnte. Die sind meistens vorbehandelt mit allem Möglichen, sind teilweise delinquent, Schule abgebrochen, äh, haben Komorbiditäten wie Depression oder Angst entwickelt, und, ähm, es ist manchmal sehr schwierig dann, ähm, dann noch irgendwo einigermaßen zufriedenstellend dieses Leben in eine Bahn zu lenken, wenn schon so viel schief gegangen ist. Andererseits sind sie dann auch ganz dankbar, wenn sie eine adäquate Medikation bekommen und dann auch sagen, das ist das Erste was überhaupt irgendwie funktioniert.

Die Kernkritik der Medikalisierung von ADHS bezog sich im medizinethischen Diskurs immer darauf, dass die Kernsymptome von ADHS wie Unruhe oder mangelnde Konzentrationsfähigkeit letztendlich alltägliche Defizite oder Varianten der Norm sind, die infolge des Medikalisierungs- und Pharmazeutikalisierungsprozesses als medizinisches Problem präsentiert werden. Bei ADHS ist die Grenzziehung zwischen krank und gesund noch schwieriger zu treffen als bei der Depression (vgl. Karsch 2011).

Nach der in dieser Studie verwendeten Definition pharmakologischen Neuro-Enhancements ist die pharmakologische Behandlung von ADHS eindeutig als PNE zu identifizieren: Wie den Äußerungen der Interviewpartner zu entnehmen ist, hat sich die Konzentrationsfähigkeit der ADHS-Patienten nicht auf Grund eines in einer Lebensphase aufgetretenen Defizits plötzlich verschlechtert, sondern lag gemessen an der jeweiligen Vergleichsgruppe immer unterhalb dieser angenommenen Norm. Diese Personen sind nach Aussage der befragten Ärzte keinesfalls weniger intelligent als ihre jeweilige Vergleichsgruppe. Ihre individuell-normale Konzentrationsspanne ist lediglich kürzer als die gleichaltriger Personen. Da für ein erfolgreiches Bestehen der gesellschaftlichen Ausbildungsmaßnahmen jedoch zumeist eine länger anhaltende Konzentrationsfähigkeit vorteilhaft ist, wird diese durch die Gabe eines Medikaments angehoben. Damit handelt es sich um die Steigerung von *individuell-normalen kognitiven Fähigkeiten* durch eine medizinische Intervention und damit um pharmakologisches Neuro-Enhancement.

Die Patienten leiden nicht primär an ihrer kürzeren Konzentrationsfähigkeit und Unruhe, sondern daran, dass diese Eigenschaften sie gemäß den gesellschaftlich an sie gestellten Anforderungen weniger leistungsfähig *erscheinen* lassen. Als Folge davon kann eine Frustration und vermutlich eine weitere Abkapselung und Leistungsverweigerung angenommen werden. Hier wird kein medizinisches, sondern wiederum ein soziales Problem behandelt. Auch ADHS erscheint in diesem Zusammenhang als eine Erkrankung an der Gesellschaft, gleich der Depression. Allerdings erkranken ADHS-Patienten im Vergleich zu Depressiven eher an den von außen an sie herangetragenen Ansprüchen, an den an sie gestellten strukturellen Forderungen, über längere Zeit ruhig sitzen zu müssen und ihre Konzentration auf ein singuläres Ziel richten zu müssen, wogegen die Depression eher eine Erkrankung an einem durch den Patienten wahrgenommenen Defizit der Erfüllbarkeit verinnerlichter Ansprüche ist.

Aus Sicht der Ärzte handelt es sich bei der Behandlung von ADHS-Patienten vor allem um eine normalisierende Behandlung. Sie legitimieren ihren Eingriff wie bei anderen psychischen Erkrankungen auch durch Rückgriff auf eine standardisierte Normalitätsdefinition (siehe oben). Das Abweichen von dieser Normalität wird anders als bei der Depression nicht nur durch Schilderungen des Patienten für den Arzt nachvollziehbar, sondern ebenfalls durch Schulzeugnisse ‚offiziell bescheinigt‘. Die ärztliche Handlungsmotivation, nach Möglichkeit Leiden zu mindern, wann immer dadurch keine größeren gesundheitlichen Risiken entstehen, scheint in diesen Fällen primär gesellschaftliche Konformität und Normalität zum Ziel zu haben. Die medizinische Behandlung erscheint in diesem Sinne als Erfüllungsgehilfin gesellschaftlicher Normierungsansprüche. Interessant ist der Einwand in der ersten Transkriptstelle, dass dieser ärztliche Eingriff nicht gegen den Willen des Patienten geschieht.

Jedoch entscheiden bei minderjährigen Patienten die Eltern über die Gabe von Ritalin. Medizinethisch ist die Frage zu stellen, inwieweit die Persönlichkeit eines Kindes ohne dessen Wissen und Entscheidungsmacht durch das Medikament verändert wird und ob den Eltern hier nicht eine wesentlich über ihren Entscheidungsradius hinausgehende Position zugesprochen wird. Darf man Menschen pharmakologisch dopen, nur weil sie nicht in die von der Gesellschaft aufgestellten Raster von Leistungsfähigkeit zu passen scheinen? Wie verändert dies eine Person, wenn sie medikamentös ruhiggestellt und damit wieder ‚auf Linie‘ gebracht wird? Transformiert sie das in letzter Konsequenz vielleicht gar zu einem seines Wesenskerns beraubten Glied in der gesellschaftlichen Leistungskette?

Diese Fragen können im Rahmen dieser Studie nicht geklärt werden, doch ein weiterer Punkt, der in der zweiten Transkriptstelle steckt, verdient es, zumindest noch angesprochen zu werden. Die befragte Ärztin schildert darin, welche psychologische Erleichterung es für vermeintlich an ADHS ‚Erkrankte' bedeuten kann, infolge einer entsprechenden Diagnose ihr bisheriges Ungenügen begründet zu wissen. Auch Karsch (2011:280) weist bereits darauf hin, dass „viele Patienten in der medizinischen Neudeutung der eigenen Biographie eine Gelegenheit [sehen], sich von der schicksalhaften Bürde bestimmter Leistungsdefizite zu entlasten" und diese als defizitär empfundenen Eigenschaften vor allem durch die Einnahme von Neurostimulanzien optimieren zu können (vgl. ebd.). Sicherlich ist die psychologische Erleichterung, die der Patient dadurch erfährt, unterstützenswert und als positiver Nebeneffekt zu werten. Jedoch ist hierin auch eine ethisch verwerfliche Scheinheiligkeit zu erkennen. Der Patient wird in den Glauben versetzt, dass ursächlich für sein gesellschaftliches Ungenügen nicht er selbst ist, sondern eine Krankheit. Damit wird ihm die primäre Schuld an seinem Ungenügen genommen, was gut ist, jedoch wird gleichzeitig ein Druck aufgebaut, die diagnostizierte Krankheit behandeln zu müssen. Verwehrt sich der Patient einer Behandlung, macht er sich erneut „schuldig", da er seine Defizite nicht in Hinblick auf ein gesellschaftskonformes Leben optimiert (vgl. Regime der Optimierung des Selbst, Abschnitte 2.3 und 4.3).

Aus soziologischer Sicht kann argumentiert werden, dass den Patienten keine Schuld trifft. Das Problem ist vielmehr genuin sozialer Natur. Das Schulsystem dient nicht der Ausbildung aller in einer Person angelegten Fähigkeiten, sondern eher der Selektion und Bestärkung von als ‚nützlich' erachteten Fähigkeiten (vgl. hierzu Robinson 2014). Das Ausbildungssystem dient primär dazu, die Individuen in die Gesellschaft einzupassen, sie an den sozialen Wettbewerb heranzuführen und zu normieren. Das Problem im Falle von ADHS liegt, vereinfacht dargestellt, also auf Seiten der Institution. Diese lässt wenig Platz für Personen, die auf Grund persönlicher Eigenschaften nicht in gewohnter Weise geformt werden können. Als Folge werden diese Personen sanktioniert, da dies das einzige Mittel darstellt, das der Institution in diesen Fällen zur Verfügung steht. Im Falle von Kinder-ADHS wird das Schulsystem den natürlich vorkommenden persönlichen Fähigkeitsausprägungen nicht gerecht. Und dieses Problem wird unter Mithilfe der Medizin auf die Individuen abgewälzt, die davon betroffen sind. Es kann aus dieser Perspektive kritisiert werden, dass durch diese Praxis ein tieferliegendes soziales Problem verschleiert und auf darunter leidende Individuen verlagert wird.

In dem Aspekt der Verlagerung sozialer Probleme auf die jeweils betroffenen Individuen, die unter Beihilfe der Pharmazeutikalisierung dieser Probleme auftritt, besteht eine Ähnlichkeit zwischen der pharmazeutischen Behandlung von ADHS und Depression. Auf diese Gemeinsamkeit sollte in diesem kurzen Exkurs hingewiesen werden. Die medikamentöse Behandlung von ADHS ist eindeutig als PNE zu bezeichnen. Dieses Thema wird im letzten Kapitel erneut aufgegriffen.

3.5 Zusammenfassung

Insgesamt hat sich gezeigt, dass die Behandlung von depressiven Erkrankungen ein Feld mit vielen Unsicherheiten darstellt – Unsicherheiten dergestalt, als von Ärzten zur Diagnostizierung, zur Feststellung der Behandlungsbedürftigkeit eines Patienten, der Wirkung von Medikamenten und der Wirkung der Therapie insgesamt keine objektivierbaren Kriterien verwendet werden können. Diese Aspekte unterliegen wesentlich einer kommunikativen Konstruktion bzw. Aushandlung zwischen Arzt und Patient. Diese Kommunikation kann auf Patientenseite durch individuelle Interessen beeinflusst sein und bildet derart ein Einfallstor für Manipulationen. Abgesehen davon, dass psychische Krankheiten in den meisten Fällen durch diesen konstruktivistischen Charakter geprägt sind, da die Patienten einen privilegierten Zugang zu ihrer inneren Gefühlswelt besitzen, gibt es noch weitere Unsicherheiten bezüglich depressiver Erkrankungen.

So ist das medizinische Wissen über die biologischen Wirkzusammenhänge noch als fragmentarisch zu bezeichnen. Bisher konnte keine gültige medizinische Theorie der Depression erarbeitet werden. Ausdruck dessen sind die drei differierenden Aussagen der bezüglich ihres Verständnisses von depressiven Erkrankungen befragten Ärzte.

Erweitert wird dieses Feld der Unsicherheiten noch durch das neue medizinische Feld der Psychosomatik. Auch dieses wird derzeit noch wissenschaftlich erkundet, und auch hier kann sich nicht auf abgesichertes Grundlagenwissen bezogen werden. Die befragten Ärzte sehen es jedoch als Erfolg an, dass vermehrt eine Sensibilisierung der eher somatisch orientierten medizinischen Fachgebiete für die Psychosomatik stattfindet.

Als Mittel der Begrenzung der bestehenden Unsicherheiten hin zu einem homogeneren Handlungsrahmen von Allgemeinmedizinern und Fachärzten im Sinne einer Angleichung der ärztlichen Handlungspraktiken könnten die S-3-Leitlinien und die Bindung an eine Kodierung der festgestellten Problemstellungen im ICD-10 wirken. Die vorliegende Untersuchung hat jedoch gezeigt, dass weder die Behandlungsleitlinien eine bindende Funktion besitzen noch die zutreffende Verwendung von ICD-10-Kodierungen der Allgemeinmediziner kontrolliert werden kann. Während Ärzte in Kliniken durch ihre Einbindung in hierarchische Strukturen zu leitlinientreuem Arbeiten und einer reflektierenden und exakten Verwendung des Kodierungssystems des ICD-10 angehalten werden, sind niedergelassene Allgemeinmediziner eher frei in ihren Handlungen und der Verwendung der ICD-10-Kodierungen.

Die Leitlinien zur Behandlung unipolarer Depression (DGPPN u.a. 2009) weisen jedoch bei genauerer Betrachtung gewisse Paradoxien auf und scheinen nicht den von den klinischen Psychiatern gewünschten restriktiveren Umgang mit der Verordnung von Antidepressiva durch Allgemeinmediziner zu befördern. So ist der Behandlungsleitlinie beispielsweise bezüglich der Therapiegrundsätze einerseits zu entnehmen, dass Antidepressiva nicht generell zur Erstbehandlung bei leichten depressiven Episoden eingesetzt werden *sollten* (ebd.:21). Im direkten Anschluss wird jedoch andererseits gesagt, dass die Präferenz des Patienten für eine medikamentöse Therapie deren Einsatz rechtfertigen kann (ebd.). Insofern ist das oben beschriebene Einfallstor für potenziellen Missbrauch von Antidepressiva als PNE auch in den Behandlungsleitlinien zu finden, nämlich als die Ausrichtung der Therapieform am Patientenwunsch. Zudem schlägt die Leitlinie bei der Behandlung leichter bis mittelschwerer Depressionen, anders als dies von den interviewten Klinikpsychiatern geäußert wurde, entweder eine psychotherapeutische *oder* eine pharmakologische Therapie vor (ebd.:15). Insofern scheint die aktuelle Fassung der Leitlinien einen restriktiven Gebrauch von Antidepressiva in der Behandlung von leichten bis mittelschweren Depressionen auch bei deren Beachtung nicht zu fördern.

Allerdings ist in diesem Zusammenhang darauf hinzuweisen, dass eine ausreichende Versorgung der Patienten mit psychotherapeutischen Angeboten gegenwärtig nicht gewährleistet ist, obwohl die befragten Ärzte der Meinung sind, dass eine Psychotherapie den nachhaltigeren therapeutischen Erfolg bringen kann. Hierzu zählen auch sogenannte Kombinationstherapien aus Psycho- und Pharmakotherapie. Unter Umständen trägt die Behandlungsleitlinie mit ihrer Uneindeutigkeit auch diesem Zustand Rechnung. Deutlich zeichnet sich ab, dass grundlegend für eine Reduzierung der Verordnungszahlen von Antidepressiva eine Erhöhung der Therapieplätze für psychotherapeutische Behandlungen ist. Lediglich die befragten Klinikpsychiater verschreiben häufig diese Behandlungsform, da sie im Rahmen der Klinikressourcen zur Verfügung steht. Die oben zitierte Kritik von Prof. Dr. Bschor (Steinmüller 2014) des zu häufigen Verschreibens von Psychopharmaka durch Hausärzte, wie es auch in dieser Studie nachgewiesen werden konnte, ist also berechtigt. Jedoch ist für das hohe Verordnungsaufkommen von Antidepressiva auch die schlechte Versorgungslage mit Therapieplätzen als ursächlich zu sehen. Eine Alternativtherapie kann erst nach einer langen Wartezeit begonnen werden.

Die Datenauswertung dieser Studie hat außerdem gezeigt, dass sich die aufgestellten Hypothesen weitgehend bestätigt haben. Die Diagnose depressiver Erkrankungen, die Therapieform und die eventuelle Wirksamkeit verschriebener Medikamente unterliegen kommunikativen Aushandlungsprozessen zwischen Ärzten und Patienten (Hypothese 1). Wenn der Patient ausreichend informiert über die typischen Symptome einer Depression ist, kann er dieses Wissen in den Aushandlungsprozess einbringen und so die Wahl der Therapieform und die Diagnosestellung beeinflussen und Antidepressiva zum Zwecke des pharmakologischen Neuro-Enhancements erhalten.

Bezüglich der Validität der zweiten Hypothese kann eine kleine Erweiterung vorgenommen werden. Die Hypothese lautet: Es kommt auf Grund der breiten Anwendbarkeit einiger Antidepressiva und der sich nicht immer deckenden Problemschilderungen von Patienten mit den Kodierungsmöglichkeiten nach dem ICD-10 zu Ungenauigkeiten bei der Formalisierung und damit zu Verzerrungen der Krankheitsstatistik. Tatsächlich kommt es zu Verzerrungen der Krankheitsstatistik. Diese sind jedoch nicht darin begründet, dass sich die Problemschilderungen der Patienten nicht exakt im Kodierungssystem des ICD-10 abbilden lassen. Diese Argumentation wurde durch die Aussagen der befragten Ärzte entkräftet. Im Gegensatz dazu lassen sich die Problembeschreibungen laut Aussage der Ärzte gut im ICD-10 abbilden. Die Verzerrungen der Krankheitsstatistik werden demgegenüber bedingt durch: (1) Einen ungenauen Gebrauch der ICD-10-Kodierungen durch niedergelassene Allgemeinmediziner, (2) die Notwendigkeit der Angabe einer kassenwirksamen Diagnose bei der Behandlung des Risikozustandes Burn-Out, (3) die schwere Überprüfbarkeit der Korrektheit gestellter Diagnosen. Letzteres ist dadurch begründet, dass besonders Antidepressiva, wie die Analyse gezeigt hat, in den meisten Fällen einen positiven Effekt bei den Patienten erzielen. Anders als bei anderen Krankheiten wird also eine nicht zutreffende Diagnose nicht über ein ausbleibendes Anschlagen der gewählten Medikation sichtbar.

Die Behandlungspraktiken psychischer Erkrankungen durch Allgemeinmediziner und durch auf psychische Erkrankungen spezialisierte Mediziner unterscheiden sich nach wie vor erheblich (Hypothese 3). Auch diese Annahme hat sich als zutreffend erwiesen. Sie wurde einerseits von den befragten Ärzten direkt bestätigt. Andererseits hat die Rekonstruktion der handlungsleitenden Ressourcen aus dem Interviewmaterial gezeigt, dass wesentlich für die Unterschiede der Behandlungspraxen drei zentrale Motive sind. Dies sind (1) die Ausbildung eher fester oder eher reflexiver Routinen, (2) die Differenziertheit der fachlichen Ausbildung, (3) der institutionelle Rahmen (Hierarchie vs. ökonomischer Erfolg).

In der Bestätigung der aufgestellten Hypothesen ist auch gleichsam die Beantwortung der zweiten Fragestellung dieser Studie (Wie und warum ist es möglich, sich Antidepressiva ohne an Depression erkrankt zu sein, verschreiben zu lassen?) zu finden. Der konstruktivistische Charakter von Diagnose, Aushandlung der Behandlungsform sowie Feststellung der Wirkung der Behandlung, die Nichtüberprüfbarkeit der Korrektheit der verwendeten ICD-10-Kodierungen durch Krankenkassen sowie die strukturellen Unterschiede der handlungspraktischen Grundlagen zwischen Hausärzten und Klinikpsychiatern ermöglichen es, sich Antidepressiva ‚auf Wunsch' verschreiben zu lassen.

Die fünf Unterfragestellungen der Studie wurden teilweise bereits im Verlauf der Darstellungen beantwortet. Unterfragestellung c) (Was ist Depression? Wie hat sie sich entwickelt, und wie wird sie diagnostiziert?) wurde mit Rückgriff auf Ehrenbergs Theorie der Depression (Kapitel 1.4) und durch die Auswertung der geführten Interviews erhellt. Ebenso konnten Antworten auf die Unterfragestellungen d) (Wie unterscheiden sich die Diagnose- und Behandlungsverfahren von niedergelassenen Ärzten und Klinik-Ärzten?) und e) (Wie legitimieren Ärzte die Behandlung von Patienten mit Psychopharmaka?) durch die Analyse der erhobenen Daten gefunden werden. Die Legitimität einer Behandlung psychischer Probleme wird wesentlich im Gespräch zwischen Arzt und Patient kommunikativ hergestellt. Auch Antworten auf Unterfragestellung a) (Woraus resultieren die gestiegenen Verschreibungszahlen?) konnten dem erhobenen Datenmaterial entnommen werden.

Bezüglich der Unterfragestellung b) (Welche Rolle spielen das Wirtschaftssystem und damit zusammenhängende Subjektkonzepte für die Ausbildung (1) depressiver Erkrankungen einerseits und (2) für die Ausbildung des Wunsches nach pharmakologischer Selbstverbesserung?) konnten dem Datenmaterial nicht viele Informationen entnommen werden. Lediglich die theoretischen Konzepte von Ehrenberg und Rosa (Kapitel 1.4 & 2.3; Abschnitt 3) lassen die Vermutung zu, dass eine Verbindung zwischen Wirtschaftssystem, den damit zusammenhängenden Anforderungen an die Individuen sowie den sich ändernden Subjektkonzepten und der Ausbildung des Wunsches nach pharmakologischem Neuro-Enhancement beziehungsweise der Ausbildung von depressiven Erkrankungen besteht. Eine bisher noch nicht präsentierte Äußerung aus der durchgeführten Online-Umfrage gibt jedoch einen Hinweis darauf, dass die von Rosa beschriebene Entfremdung von den eigenen Handlungen als Folge einer „tendenzielle[n] Desynchronisation zwischen Individuum und sozialer Umgebung" (Rosa 2011:224-225) tatsächlich auch eine Ursache für die Ausbildung depressiver Erkrankungen darstellen könnte:

Am effektivsten wäre ein Jobwechsel, doch ich bin Beamtin, und es gibt nichts, außer am Schalter die Kunden über den Tisch ziehen zu müssen, damit die Zahlen erreicht werden.

Diese Aussage wurde von der Befragten auf die Frage getätigt, wie sie sich eine effektivere Therapie ihrer depressiven Erkrankung vorstellen könnte. In ihr wird deutlich, dass sie im Rahmen ihrer Arbeit Dinge tun muss, die sie eigentlich „nicht wirklich tun will", die sie persönlich nicht unterstützt. Exakt dies fällt unter den von Rosa (2011:234) verwendeten Begriff von Entfremdung. Auch verfügt sie im Prinzip über alternative Handlungsmöglichkeiten und ist sich dessen bewusst (Jobwechsel). Allerdings würde sie dann die mit dem Beamtenstatus verbundenen Vorteile einer staatlichen Pension verlieren, was vermutlich der Grund für sie ist, im Zustand der Entfremdung von den eigenen Handlungen zu verweilen. Als Folge davon sieht sie die Ausbildung einer depressiven Erkrankung.

An Fällen dieser Art wird deutlich, dass in der Behandlung depressiver Erkrankungen teilweise Parallelen zu den im vorangegangenen Abschnitt beschriebenen Behandlungen von ADHS-Patienten zu ziehen sind. Im Fall von ADHS wurde dargestellt, dass ein soziales Problem, nämlich die mangelnde Anpassungsfähigkeit des Schulsystems, pharmazeutikalisiert wird. So wird das Problem auf den Patienten übertragen und *an ihm* behandelt, ohne dass das dahinterliegende strukturelle Problem sichtbar wird. Im eben beschriebenen Fall von Depression könnte auf ähnliche Weise argumentiert werden, dass ein sozial erzeugtes Problem, nämlich die Desynchronisation von Individuum und sozialer Umgebung, pharmazeutikalisiert wird und mittels Antidepressiva am Patienten behandelt wird, anstatt den Ursprung des Problems, die Arbeitsbedingungen, ins Auge zu fassen. Auf diese Parallelen wird im Folgenden und abschließenden Kapitel 4 in Zusammenhang mit der ersten Fragestellung dieser Studie (Kann auch die von Medizinern verordnete Verwendung von Psycho- und Neuropharmaka teilweise als ärztlich verordnetes, pharmakologisches Neuro-Enhancement bezeichnet werden?) nochmals genauer eingegangen.

3.6 Methodenkritik – Grenzen der Untersuchung

Letztendlich konnte auf Grund des schwierigen Feldzuganges und des zeitlichen und strukturellen Rahmens dieser Studie der Prozess der Grounded Theory nicht komplett durchgeführt werden. Die im Laufe der Datenanalyse entwickelten Kodes und Konzepte können noch nicht zu einer Theorie zusammengefügt werden. Hierzu wären weitere Iterationsschleifen anhand weiter Datenanalysen zur Prüfung der Konzepte notwendig. Jedoch liefert die vorliegende Untersuchung einen Ansatzpunkt. Sie bietet Erklärungen an, die in anschließenden Untersuchungen bestätigt oder bezweifelt werden können, und sie zeigt beispielhaft an einem Fall auf, dass und wie es zu ärztlich verordnetem PNE kommen kann. Es wurde ein Forschungsfeld mit Hilfe der Grounded Theory sondiert, deren Offenheit sich speziell für diesen Zweck als äußerst geeignet erwies. In diesem Sinne ist die vorliegende Untersuchung auch als direkte Anschlussuntersuchung zu der oben zitierten DAK-Studie (DAK 2009) zu verstehen, in der ärztlich verordnetes PNE strukturell ausgeschlossen wurde. Im Gegensatz dazu kann auf Basis der im Rahmen dieser Studie erhobenen Daten angenommen werden, dass ärztlich verordnetes pharmakologisches Neuro-Enhancement auf dem Gebiet einiger psychischer Erkrankungen (insbesondere ADHS und Depression) nicht nur vereinzelt auftritt.

Die dargestellten Aussagen der Ärzte über die Wirksamkeit und den Nutzen von Antidepressiva wurden von solchen Ärzten getätigt, die die entsprechenden Medikamente auch verschreiben und dergestalt mit ihnen arbeiten. Unverzichtbar für eine weitere Erforschung des Themenfeldes sind zweifelsfrei Interviews mit Psychiatern, die sich allein auf psychotherapeutische Therapieformen spezialisiert haben. Auch derartig orientierte Psychiater und Psychotherapeuten wurden angefragt, doch leider hat sich keine Gelegenheit ergeben, im (Zeit-)Rahmen dieser Studie Interviews mit entsprechenden Medizinern zu führen. Auch Mediziner, die auf dem Gebiet der Erforschung der Depression und Psychosomatik tätig sind, wären sicherlich erhellende Gesprächspartner gewesen.

Um den Prozess der kommunikativen Aushandlung von Diagnose und Behandlungsform exakter beschreiben zu können, wäre es zudem von großem Nutzen, mindestens einen konkreten Fall von Beginn der Therapie an zu begleiten. So könnte eine konversationsanalytische Auswertung des Datenmaterials eventuelle Schlüsselwörter der kommunikativen Konstruktion der Diagnose zwischen Arzt und Patient entdecken, die wiederum zur Kategorien- und Konzeptbildung der Grounded Theory nützlich wären.

Es konnte ein Einzelfall beschrieben werden, in dem ärztlich verordnetes pharmakologisches Neuro-Enhancement nachweislich stattgefunden hat. Die Analyse dieses einen konkreten Falles lässt selbstverständlich keine Verallgemeinerung der Ergebnisse auf die Verordnungspraktiken von Allgemeinmedizinern im Generellen zu, doch konnten auch hier wiederum Ansatzpunkte für anschließende Untersuchungen gefunden und der Nachweis geführt werden, dass und warum Ärzte Psychopharmaka ohne passende medizinische Indikation verschreiben. Die aus dem Material rekonstruierten strukturellen Handlungsunterschiede zwischen Allgemeinmedizinern und Psychiatern (die unterschiedlichen Handlungsressourcen) können als die wesentlichen Bedingungen interpretiert werden, unter denen das untersuchte Phänomen auftritt. Sie lassen zudem vermuten, dass ein ähnliches Handeln auch bei anderen Allgemeinmedizinern auf Grund der dargestellten Besonderheiten der Diagnose und Behandlung psychischer Erkrankungen und der festgestellten Handlungsgrundlagen im Vergleich zu Klinikärzten (Routinen, Ausbildung und institutionelle Rahmung) wahrscheinlich ist. Auch dies ist in weiterführenden Untersuchungen zu überprüfen.

4. Schlussbetrachtung und Interpretation

4.1 Allgemeines Resümee

Was konnte durch die Analyse der erhobenen Daten gezeigt werden? Zum einen sollte deutlich geworden sein, dass sich die Annahme der zitierten Studie der DAK (2009), dass Ärzte keine zum PNE geeigneten Medikamente ohne eindeutige medizinische Indikation verschreiben, insbesondere auf dem Gebiet der Psychopharmaka als unhaltbar erwiesen hat. Pharmakologisches Neuro-Enhancement ist mit hoher Wahrscheinlichkeit gesellschaftlich weiter verbreitet, als es die bis heute vorliegenden Untersuchungen darstellen. Es konnte gezeigt werden, dass Ärzte kaum Möglichkeiten haben, einen durch den Patienten geäußerten berechtigten Wunsch von einem unberechtigten zu unterscheiden. Besonders für niedergelassene Allgemeinmediziner konnte gezeigt werden, dass auf Grund der strukturellen Bedingungen ihres medizinischen Handelns davon ausgegangen werden muss, dass sie zu (vor)schnellen Verordnungen von Antidepressiva neigen.

Unterstützung findet diese Annahme auch dadurch, dass derzeit keinerlei Kontrollmechanismen existieren, die einen reflektierenden und restriktiven Umgang mit Psychopharmakaverordnungen bedingen könnten. Dies führt zu der Einschätzung, dass ein Gutteil der in der DAK-Studie (2009) ausgeschlossenen Fälle auf eine enhancende Verwendung der Medikamente hindeutet. Dem kann entgegnet werden, dass die DAK-Studie sich in ihrer Analyse nicht auf die Verwendung von Antidepressiva zu PNE beschränkte und dass auf Grund der vorliegenden Daten keine Aussagen über die Verordnungspraktiken anderer Medikamente gemacht werden können. Dieser Einwand ist berechtigt. Allerdings legen die festgestellten Ergebnisse Parallelen zu den Verordnungspraktiken anderer Psychopharmaka nahe. Immer dann, wenn eine Erkrankung nicht durch objektivierbare Merkmale am Patienten nachweisbar ist, stellt dies ein Einfallstor für Manipulationen durch den Patienten dar. Zumindest für die Substanzgruppen der Psychostimulanzien und Antidepressiva (vgl. Tab. 1), die sich zu PNE eignen, ist die Gefahr einer Einflussnahme des Patienten auf eine Verschreibung gegeben. Ein Bedarf für diese Medikamente kann vergleichsweise leicht behauptet werden,[50] und es ist davon auszugehen, dass ein höherer Anteil der Verordnungen dieser Substanzen als in der ersten DAK-Studie angenommen wurde, zum Zwecke des pharmakologischen Neuro-Enhancements verwendet wird.

Letztendlich ist das ‚sich verordnen lassen' von Wirkstoffen zum Zwecke des PNE auch deutlich attraktiver als das Bestellen entsprechender Substanzen im Internet. Zum einen werden die Präparate in den meisten Fällen von den Krankenkassen bezahlt. Zum anderen besteht so Gewissheit über die Reinheit des Wirkstoffes. Und nicht zu vernachlässigen ist der Aspekt der medizinischen Betreuung des ‚Enhancement-Prozesses'. Durch die dargestellten Unsicherheiten und die damit verbundenen kommunikativen Konstruktionsprozesse von Wirkung und Nicht-Wirkung der Medikamente ist es sogar möglich, mit etwas kommunikativem Geschick seinen Arzt zum Komplizen des eigenen Enhancement-Projektes zu machen. Dieser wird im Rahmen der ‚Behandlung' beratend zur Seite stehen, kann bei Bedarf eventuell wirksamere Medikamente verschreiben und paradoxe Wirkungen sowie nicht vorhersehbare Reaktionen medizinisch abfangen. Strebt jemand also PNE an, so ist der Weg zum (Haus)Arzt die sicherste und günstigste Variante, dieses Vorhaben auch umzusetzen. Lediglich die Eintragung einer Diagnose der

---

50 Für den Fall der Antidepressiva reicht es z.B. schon, einen Blick in die S-3-Leitlinie zu werfen. Dort kann praktisch eine Anleitung in Form des Diagnoseleitfadens (DGPPN u.a. 2009:8-13) gefunden werden, der es Patienten mit dem Ziel des PNE ermöglicht, zielgerichtet das zu äußern, was für einen Arzt das Verschreiben von Antidepressiva notwendig macht.

entsprechenden Erkrankung (z.B. Depression oder ADHS) in der eigenen Krankenakte muss hierbei in Kauf genommen werden.

Bezüglich des medizinisch verordneten Neuro-Enhancements liegt die Reaktion nahe, die verschreibenden (Haus)Ärzte zur Raison rufen zu wollen, sie zu einem verantwortungsvolleren und mehr reflektierenden Umgang mit Psychopharmaka anhalten zu wollen. Jedoch ist es aus der in dieser Studie eingenommenen Perspektive nicht den verschreibenden (Haus)Ärzten persönlich vorzuwerfen, dass sie einen eventuell enhancenden Gebrauch von Psychopharmaka durch ihr professionelles Handeln unterstützen. Der Off-Label-Use von Medikamenten, also die eigenmächtige Erweiterung des Verwendungsspektrums einiger Medikamente außerhalb der offiziellen Zulassung, ist Bestandteil der ärztlichen Behandlungsfreiheit. Im Falle einer schädlichen Verwendung der Medikamente tragen allerdings die Ärzte die Verantwortung. Es ist also von einer bestimmten Form der ärztlichen Abwägung auszugehen. Diese muss zwischen den potenziellen Risiken und Nebenwirkungen eines entsprechenden Medikaments und der ärztlichen Handlungsverpflichtung zur Minderung oder Behebung von Leiden des Patienten oszillieren.

Dass das Ergebnis dieses Abwägungsprozesses in den meisten Fällen eine Entscheidung für eine medikamentöse Behandlung des Patienten sein wird, wurde in dieser Studie dargestellt. Ärzte sehen es als ihre Aufgabe an, wenn es im Rahmen ihrer Möglichkeiten liegt, zu intervenieren (Freidson 1970:168). Und das Risiko, einem Patienten ein ‚falsches' Medikament zu verschreiben, nehmen sie eher in Kauf, als einen Patienten im Zweifel nicht zu behandeln (Scheff 1963). Besonders für niedergelassene Ärzte ist es zusätzlich aus ökonomischen Motiven von Bedeutung, ihren Patienten eine schnell wirkende Behandlung anzubieten, wie weiter oben argumentiert wurde. Die Tendenz zu einer Off-Label-Verwendung von Psychopharmaka durch Hausärzte wird außerdem noch dadurch unterstützt, dass sich Alternativen in Form von Psychotherapien gegenwärtig in einem Zustand der Knappheit befinden. Zweifelsohne hat der generelle Vorwurf eines tendenziell zu leichtfertigen Umgangs niedergelassener Allgemeinmediziner mit Psychopharmaka weiterhin Bestand.

Doch auch dieser lässt sich strukturell begründen: So kann ein sich zirkulär bestärkender Zusammenhang zwischen der in der medizinischen Ausbildung etablierten Pfadabhängigkeit der biomedizinischen Logik (Reuter 2014:76-77) und den technischen Möglichkeiten der Behandlung (mittels Psychopharmaka) entdeckt werden. Das in der schulmedizinischen Ausbildung verankerte Primat der biomedizinischen Logik führte, wie in Abschnitt 1.4 erläutert wurde, zu einer Re-Biologisierung der Depression. Dieser Logik zufolge sind vor allem defizitäre Prozesse im Synaptischen Spalt für die Ausbildung einer Depression verantwortlich. Gemäß diesem Defizit-Modell wird depressiven Erkrankungen eher der Status einer körperlichen Erkrankungen analogen Behandelbarkeit zugeschrieben. Aus dieser Perspektive liegt die Verwendung von Medikamenten, die imstande sind, das entsprechende Defizit im Synaptischen Spalt auszugleichen, sehr nahe. Es entspricht der normalen schulmedizinischen Praxis und Behandlungslogik.

Zirkuläre Bestätigung erfährt die Deutung der Depression gemäß der biomedizinischen Logik durch die Wirksamkeit der Antidepressiva. Da diese das Defizit beeinflussen können, wird die Korrektheit des verwendeten Defizit-Modelles wahrscheinlicher. Es wird angenommen, dass die Depression im Wesentlichen das ist, was die Antidepressiva zu behandeln im Stande sind (vgl. Ehrenberg 2004:177). Die Erfindung wirksamer Antidepressiva in Form von Psychopharmaka hat medizinische Veränderungsprozesse wesentlich mit konstituiert (vgl. Schaper-Rinkel 2009:259f.): Erst die Erfindung der Antidepressiva hat dazu geführt, dass die Depression nicht mehr primär auf dem Gebiet der Psychiatrie behandelt wurde. Die Erfindung dieser Technik ermöglichte eine schulmedizinische Behandelbarkeit der Depression und ein Subsumieren der ursächlichen Zusammenhänge unter die biomedizinische Logik. Diese wiederum befördert die Tendenz, depressive Erkrankungen mit Psychopharmaka zu behandeln. Es ist dieser zirkuläre Zusammenhang, der vermutlich ursächlich für die hohen Verordnungszahlen von Antidepressiva ist und der das Verordnungsverhalten niedergelassener Allgemeinmediziner wesentlich erklärt.

Zu kritisieren ist also nicht unbedingt die ärztliche Praxis als solche, sondern zu kritisieren sind primär die Entstehungsbedingungen, die dazu führen, dass die Depression nicht mehr als Symptom tiefer liegender psychogener Störungen betrachtet wird, sondern als ,eigenständige Krankheit'. Derart drängt die medizinische Behandlung „das soziale Dilemma zur Seite, das sie nicht lösen kann" (vgl. Jurk 2008:205ff., siehe auch: Ehrenberg 2004). Die Depression ist heutzutage stark pharmazeutikalisiert, und Ansatzpunkte für eine Kritik sind in den in Abschnitt 2.3 dargestellten Triebfedern der Pharmazeutikalisierung zu suchen. Diese bestehen aus einem Zusammenspiel sozialer, ökonomischer und institutioneller Prozesse, und daher verfehlt eine bloß an niedergelassene Allgemeinmediziner gerichtete Kritik ihr Ziel. Ein weiterer, die Pharmazeutikalisierung von Krankheiten fördernder Aspekt ist die medizinische Ausbildung, in der junge Ärzte nicht ausreichend für diese Prozesse sensibilisiert werden (vgl. auch Reuter 2014:76f.).

Soll das Verordnungsverhalten von Allgemeinmedizinern dahingehend beeinflusst werden, dass psychotherapeutischen Behandlungen wieder ein höherer Stellenwert zukommt, ließe sich dies wohl am ehesten dadurch erreichen, entsprechende gesundheitspolitische Entscheidungen zu forcieren. Diese müssten sowohl die Erhöhung der Anzahl von Therapieplätzen als auch Reformen der medizinischen Ausbildung zum Ziel haben. Zudem wären in diesem Sinne bindende Schulungsmaßnahmen der bereits niedergelassenen Allgemeinmediziner zu begrüßen.

4.2   Pharmakologisches Neuro-Enhancement in der medizinischen Praxis

Kann auch die von Medizinern verordnete Verwendung von Psycho- und Neuropharmaka teilweise als ärztlich verordnetes, pharmakologisches Neuro-Enhancement bezeichnet werden? Dies ist die letzte noch zu beantwortende Fragestellung im Rahmen dieser Studie und gleichzeitig auch die am schwierigsten zu beantwortende. Im Zuge der Datenerhebung hat sich deutlich herausgestellt, dass in den meisten Fällen die Verwendung von Antidepressiva keine direkte kurative Wirkung bei den Patienten entfaltet. Eine nachhaltige Heilung depressiver Erkrankungen tritt, wie sowohl von Ärzten in den geführten Interviews, als auch von Befragten im Rahmen der Online-Umfrage geäußert wurde, zumeist nur mit einer kognitiven Therapie ein. Die Frage, die sich stellt, lautet, welche Wirkung die medikamentöse Form der Behandlung depressiver Erkrankungen herzustellen imstande ist. Resümierend können verschiedene Arten der Verwendung von Antidepressiva festgestellt werden. Zur Unterscheidung dieser Arten werden die von Conrad (2007:87ff.) aufgestellten und bereits in Abschnitt 2.3 referierten Formen biomedizinischen Enhancements herangezogen. Er unterscheidet (1) *normalisierende*, (2) *wiederherstellende* und (3) *verbessernde* biomedizinische Interventionen durch Ärzte (Abb. 5) (ebd.).

Die zweite Variante, die wiederherstellende biomedizinische Intervention, entspricht der klassischen kurativen Behandlung eines Patienten. Es wird ein Körper, seine Funktionsfähigkeit oder auch seine kognitive Leistungsfähigkeit nach einer Veränderung wieder in seinen ursprünglichen Zustand versetzt. Zu denken ist hierbei beispielsweise an die medikamentöse Behandlung einer Bronchitis, an die physiotherapeutische Behandlung einer Beinverletzung nach einem Unfall (Rehabilitation) oder auch an die chirurgische Behandlung von Krebspatienten, wenn die Krebserkrankung nicht schon zu weit fortgeschritten ist, etc. Bei chronischen Erkrankungen wie z.B. Bluthochdruck, Diabetes oder fortgeschrittenen Krebserkrankungen verursacht die Erkrankung eine von der Norm abweichende Grundkonstitution, und eine wiederherstellende Behandlung ist nicht mehr möglich.

Die dritte Variante der biomedizinischen Intervention hat keine kurative Wirkung als Ziel, sondern eine Verbesserung bestimmter körperlicher oder kognitiver Eigenschaften der Patienten. Wie weiter oben schon besprochen, fallen viele Behandlungen der Schönheitschirurgie unter diese Form der biomedizinischen Intervention. Pharmakologisches Neuro-Enhancement ist eindeutig dieser Kategorie zuzuordnen, jedoch nicht ausschließlich. Gegenstand der Argumentation dieses Abschnitts wird es sein, darzustellen, dass biomedizinische Interventionen, die der normalisierenden Form zuzuordnen sind, teilweise auch Aspekte pharmakologischen (Neuro-)

Enhancements beinhalten können. Eine als präventiv und enhancend einzuordnende Behandlung ist das medikamentöse Einstellen von zu hohem oder zu niedrigem Blutdruck bei Patienten. Hier wird eine normalisierende biomedizinische Intervention vorgenommen, die primär als ‚normale' medizinische Behandlung eingeordnet werden kann. Jedoch kann es sich auch teilweise um die Veränderung eines individuell-normalen Zustandes handeln, was diese Form der Behandlung ebenfalls zu pharmakologischem Enhancement macht. Durch die hier verwendete Terminologie und Klassifizierung biomedizinischer Interventionsmöglichkeiten wird deutlich, dass in der Medizin die als Enhancement zu bezeichnende Verwendung von Medikamenten weder eine Neuheit noch eine Seltenheit ist.

Art der biomedizinischen Intervention	Ausgangssituation (individuell-normale Konstitution des Patienten im Vergleich zu einer allgemeinen Norm)	Wirkung der Behandlung	Beispiele
(1) normalisierend	von der allg. Norm abweichende Grundkonstitution oder normkonforme Grundkonstitution, die defizitär geworden ist	präventiv und/oder enhancend	Bluthochdruck, ADHS, Krebsbehandlung, PNE
(2) wiederherstellend	normkonforme Grundkonstitution, die defizitär geworden ist	kurativ; Beseitigung der ursächlichen Problematik	Bronchitis, Unfall, Krebsoperation
(3) verbessernd	normkonforme Grundkonstitution	enhancend	Schönheitsoperationen, PNE

Abbildung 5: Arten, Bedingungen und Wirkungen biomedizinischer Interventionen

An dieser Stelle wird ferner deutlich, dass die in der Literatur häufig verwendete Unterscheidung von Treatment und Enhancement sowie die Definition von Enhancement als eine Behandlung von *Gesunden* irreführend sind, weil sie das Phänomen nicht in ihrer Komplexität zu erfassen vermögen und im Falle der Unterscheidung krank/gesund massive Abgrenzungsprobleme nach sich ziehen (vgl. Abschnitt 1.1.3). Die Unterscheidung Treatment/Enhancement trifft das hier untersuchte Phänomen nicht, da sie, wie dem erhobenen Datenmaterial zu entnehmen ist, in der Medizin keine Anwendung findet.

Das Enhancement körperlicher Funktionen kann auch eine medizinisch sinnvolle und typische Behandlung darstellen, daher erscheint die Verwendung dieser Unterscheidung zudem als wenig sinnvoll. In dieser Studie wird die Auffassung vertreten, dass auf die eben dargestellte Weise, unter Rekurs auf die verschiedenen Formen biomedizinischer Interventionen, das Thema des Enhancements wissenschaftlich angemessener bearbeitet und analysiert werden kann. Dementsprechend werden nun unter Bezug auf das eben dargestellte analytische Instrumentarium die im Rahmen dieser Studie festgestellten Verwendungsweisen von Antidepressiva (und zur Verdeutlichung auch die Verwendungsweise von ADHS-Medikamenten) dargestellt.

(1) Eindeutig als Neuro-Enhancement einzustufende Verwendung von ärztlich verordneten Psychopharmaka

Die in dieser Studie dargestellte Verwendung von ADHS-Medikamenten (vgl. Abschnitt 3.4.7) kann in der hier verwendeten Terminologie als pharmakologisches Neuro-Enhancement verstanden werden. Es handelt sich dabei im Sinne der verwendeten Definition pharmakologischen Neuro-Enhancements um die biomedizinische Normalisierung der individuell-normalen Konzentrationsfähigkeit der Patienten mit dem Ziel einer Steigerung/Verbesserung. Damit werden zwei der Zusatzbedingungen der Definition pharmakologischen Neuro-Enhancements ebenfalls erfüllt, nämlich: (1) eine Effizienzsteigerung und bessere Kontrollierbarkeit mentaler Prozesse sowie (2) eine optimale individuelle Anpassung an äußere Ansprüche.

Am Beispiel von ADHS zeigt sich die spezifische Problematik von standardisierten Normalitätsdefinitionen sehr deutlich. Diese bieten einerseits Orientierung für diagnostische und therapeutische Maßnahmen (z.B. im Falle der oben beschriebenen Bluthochdruckbehandlung). Anderseits können derartige Normalitätsdefinitionen auch diskriminierende Folgen für alle diejenigen haben, die ihnen nicht entsprechen (vgl. Lenk 2006:71-75). Dies geschieht, wenn ADHS-Patienten als krank definiert und infolge dessen unter medikamentöse Behandlung gesetzt werden. Hier wird unter Rekurs auf eine allgemeine Norm der Konzentrationsfähigkeit eine enhancende Behandlung als medizinische verschleiert. Dieser Umstand wird jedoch erst deutlich, wenn eine Definition von pharmakologischem Neuro-Enhancement verwendet wird, die sich nicht an einer Unterscheidung von krank/gesund oder Treatment/Enhancement orientiert.

Im Falle von Antidepressiva kann die Normalisierung als Bestandteil der biomedizinischen Praxis dazu führen, dass Hausärzte ihren Patienten entsprechende Medikamente zum Zwecke des vom Patienten anvisierten PNE verschreiben. Dies konnte an einem Fall konkret nachvollzogen werden. Hierbei ist es möglich, dass Patienten die Besonderheiten der kommunikativen Konstruktion der Diagnose depressiver Erkrankungen nutzen, um ihr Ziel zu erreichen. Es kommt dabei im Wesentlichen darauf an, einen geistigen Zustand zu beschreiben, der einer biomedizinischen Normalisierung bedarf. Hierzu können die in den S-3-Leitlinien publizierten Symptome als Handlungs- und Manipulationsanleitung herangezogen werden. Der Arzt glaubt in diesen Fällen, eine normalisierende Behandlung zu verschreiben, doch da die Grundkonstitution des Patienten nur scheinbar von der Norm abweicht, handelt es sich bei der Behandlung in Wahrheit um eine verbessernde Intervention im Sinne von ärztlich verordnetem pharmakologischem Neuro-Enhancement. Es kommt zu einer Erweiterung, Steigerung und Verstärkung von individuell-normalen geistigen Funktionen und Zuständen, die ebenfalls eine oder mehrere der Zusatzbedingungen der Definition erfüllen können. In dem in dieser Studie dargestellten Fall wurde beispielsweise die Bedingung des umweglosen Erreichens von Glück und Zufriedenheit erfüllt.

Zudem hat die Untersuchung gezeigt, dass das Anwendungsgebiet von Antidepressiva im Zuge einer Off-Label-Verwendung in Verbindung mit der ärztlichen Handlungsfreiheit durch Ärzte individuell erweitert werden kann. Je nach Einstellung des entsprechenden Hausarztes ist es auch möglich durch die Schilderung von Prüfungsstress oder Ähnlichem entsprechende Medikamente verschrieben zu bekommen. Auch in diesen Fällen kommt es zu einer Erweiterung, Steigerung und Verstärkung von individuell-normalen geistigen Funktionen und Zuständen, die ebenfalls, je nach Art des damit behandelten Problems, eine oder mehrere der Zusatzbedingungen der Definition erfüllen können. Wenn Antidepressiva verschrieben werden, um Prüfungsstress zu lindern, können die Bedingungen der Effizienzsteigerung und besseren Kontrollierbarkeit mentaler Prozesse, der optimalen individuellen Anpassung an äußere Ansprüche sowie die der Ersetzung vermeintlich mühseliger, klassischer Methoden zur Erreichung desselben Zweckes als erfüllt angesehen werden. In diesen Fällen handelt es sich ebenfalls um verordnetes pharmakologisches Neuro-Enhancement.

Gezeigt werden konnte, dass ärztlich verordnetes PNE möglich ist und dass es als Bestandteil ärztlicher Interventionen stattfindet. Der umfassende Ausschluss von Fällen in der DAK-Studie (2009) auf Grund der Annahme, dass derartiges Verhalten nicht stattfindet, ist demnach zu kritisieren.

(2) Die indikationsgemäße Pharmakotherapie depressiver Erkrankungen

Die Pharmakotherapie depressiver Zustände ist in solchen Fällen als eine Form der klassisch-kurativen Behandlung einer Krankheit einzuschätzen, in denen die Patienten nach der Behandlung wieder ihren ursprünglichen Gemütszustand dauerhaft erreicht haben und keine weitere

Behandlung notwendig ist. Die Behandlung hat die Problematik ursächlich beseitigt. In diesen Fällen ist die Behandlung als eine Form der wiederherstellenden biomedizinischen Intervention zu beurteilen. Vereinzelt treten diese Fälle auf, und auch die Ergebnisse der Online-Befragung deuten darauf hin, dass eine Pharmakotherapie depressiver Zustände nachhaltig und kurativ sein kann. Die Mehrzahl der Befragten sowie die beiden befragten Klinikpsychiater wiesen jedoch darauf hin, dass eine kognitive Therapie (Psychotherapie) wahrscheinlicher und nachhaltiger kurative Erfolge bringt. In der Mehrzahl der Fälle hat eine ausschließliche Pharmakotherapie depressiver Zustände nach den in der vorliegenden Studie ermittelten Daten also keine kurative Funktion. Danach handelt es sich in diesen Fällen pharmakotherapeutischer Behandlungen um entweder normalisierende oder verbessernde biomedizinische Interventionen, und es ist damit möglich, auch bei einer indikationsgemäßen Verwendung von Psychopharmaka, die Frage nach dem enhancenden Charakter dieser Form der Behandlung depressiver Zustände zu stellen. Dies ist verdeutlichend dem folgenden Zitat der interviewten Allgemeinmedizinerin zu entnehmen:

Der Patient ist das Maß der Dinge. Wie der sich fühlt und welchen Leidensdruck der hat. Wenn der zu mir kommt, dann hat der einen Leidensdruck und ähm ja, dann ist das prinzipiell als … Also es ist ja nicht immer alles ähm jetzt als chronische Erkrankung zu sehen oder langfristige Erkrankung, wir haben ja auch sehr oft Patienten, die unter einer Situation am Arbeitsplatz leiden. An einer momentanen, akuten Überlastung am Arbeitsplatz. Dann gibt es zwei Möglichkeiten: Er wird krankgeschrieben, dann ändert sich das wieder, er erholt sich, geht nach 14 Tagen, – drei Wochen wieder hin und kriegt es wieder gebacken. Es müssen ja auch nicht alle behandelt werden mit Medikamenten oder mit Psychotherapie. Oder, ähm, es ändert sich eben nicht und er kann den Arbeitsplatz wechseln, und wenn er den nicht wechseln kann, dann muss man gucken, ob man den dann tatsächlich irgendwie mit Medikamenten so weit abschirmt, dass er dann da arbeitsfähig ist.

In dem von ihr beschriebenen hypothetischen Fall geht es darum, dass eine Person derart unter den Bedingungen ihrer Arbeit leidet, dass ihr Zustand pharmazeutisch stabilisiert werden muss, damit sie wieder arbeiten gehen kann. Als Ursache der depressiven Erkrankung ist also eindeutig eine Überbelastung am Arbeitsplatz auszumachen. Demzufolge kann die pharmakologische Behandlung der Person lediglich die Symptome kurieren, nicht jedoch die Problematik ursächlich beseitigen. Eine pharmakologische Intervention, die als wiederherstellend im Sinne der eingangs beschriebenen kurativen Behandlung bezeichnet werden könnte, kann in diesem Fall nicht stattfinden, da die Ursachen der Problematik sozialer Natur sind und damit außerhalb des Beeinflussungsspielraumes der Medizin liegen. Es handelt sich in diesem Fall also um eine normalisierende Intervention. Gemessen an der Norm sind Menschen arbeitsfähig und eine pharmakologische Behandlung kann den jeweiligen Gemütszustand soweit wieder normalisieren, dass ein Weiterarbeiten unter den gleichen Arbeitsbedingungen möglich wird. Hierbei ist es unerheblich, ob die Grundkonstitution der Person erst defizitär geworden ist oder von Anfang an von der Norm abwich. Fest steht, dass die Arbeit, der die Person nachgeht, sie überfordert oder sie im Sinne Hartmut Rosas vielleicht sogar derart entfremdet, dass ihr Körper darauf mit Veränderungen der Hirnchemie reagiert. Ein ähnliches Beispiel wurde weiter oben angeführt, in dem eine Beamtin nicht bereit ist, ihre Arbeit aufzugeben, und seitdem in Behandlung mit Antidepressiva steht.

Geschlussfolgert werden kann aus dieser Art von Fällen zweierlei: (1) Dies scheinen die Fälle zu sein, über die Ehrenberg schrieb und von denen er sagte: „Das Individuum von heute ist weder krank noch geheilt. Es ist für unterschiedliche Wartungsprogramme angemeldet." (Ehrenberg [1998] 2004:248) Tatsächlich ist das Individuum in diesen Fällen weder krank noch geheilt. Es ist nicht krank, da es mit der Medikation wieder seinen Alltag bestreiten kann, und es ist nicht geheilt, da es ohne Medikation nicht ‚normal' funktionieren würde. Jedoch ist die Metapher der Wartungsprogramme nicht vollständig treffend. Denn Wartungsprogramme dienen dazu, den normalen Verschleiß auszugleichen und präventiv Schäden abzuwenden.

In den hier geschilderten Fällen handelt es sich jedoch um mehr als um Wartungsprogramme. Es kann nämlich auch argumentiert werden, dass (2) die individuell-normale Konstitution dieser Individuen es ihnen nicht oder nicht mehr ermöglicht, dauerhaft den ihnen auf ihrer

Arbeit abgeforderten Anforderungen zu entsprechen. Demnach würde es sich bei der hier vorliegenden normalisierenden biomedizinischen Intervention mittels Antidepressiva um eine mit der Wirkung des Enhancements *und* der Prävention handeln. Einerseits wird einer Verschlechterung des Zustandes des Patienten *präventiv*, medikamentös entgegengewirkt (er wird „abgeschirmt"), und die individuell-normale Konstitution wird derart *verbessert*, dass den Individuen ein Weiterarbeiten unter den gleichen Bedingungen wieder möglich ist (sie werden wieder „arbeitsfähig" gemacht). Die infolge der Arbeitsbedingungen reaktive Veränderung der Hirnchemie, die womöglich als ein natürlicher Schutzmechanismus des Körpers aufgefasst werden kann, wird medikamentös aufgefangen und der Patient dergestalt an die sozialen Bedingungen seiner Arbeit angepasst.

Wird die eben verwendete Technikmetapher erneut verwendet, um das Wesen dieser Behandlung zu beschreiben, müsste eher von einer Wartung und einem ‚Tuning' der mitgelieferten Ausstattung gesprochen werden. Der Motor wird gewartet, und dadurch wird einer Verschlechterung seines Zustandes entgegengewirkt, und er wird mittels Lachgaseinspritzung leistungsfähiger gemacht. Damit kann bei dieser Art von Behandlungen auch von pharmakologischem Neuro-Enhancement gesprochen werden. Im Sinne der Definition wird hier der individuell-normale Zustand einer Person verbessert und eventuell seine natürliche Reaktion auf überfordernde Lebensbedingungen aufgefangen und es werden sämtliche Zusatzbedingungen der Definition erfüllt (Effizienzsteigerung und bessere Kontrollierbarkeit mentaler Prozesse, umwegloses Erreichen von Glück und Zufriedenheit, Ersetzung vermeintlich mühseliger, klassischer Methoden zur Erreichung derselben Zwecke sowie die optimale individuelle Anpassung an äußere Ansprüche).

Nun kann argumentiert werden, dass diese Personen der falschen Arbeit nachgehen und sie sich besser eine andere Stelle suchen sollten, womit dann auch keine medizinisch hergestellte Arbeitsfähigkeit dauerhaft notwendig wäre. Die individuell-normale Konstitution dieser Person war vielleicht von Anfang an nicht ausreichend für die Erfüllung der Tätigkeiten, die vom Arbeitgeber eingefordert werden. Doch vielleicht haben sich die Arbeitsbedingungen in vielen Betrieben auch erst in den letzten Jahren dahingehend verändert, dass sie depressive Symptome als Reaktion generieren. Wie in Abschnitt 2.3 dargestellt wurde, finden in vielen Bereichen der Arbeitswelt gegenwärtig Veränderungsprozesse statt, die eine Situation der Überforderung oder Entfremdung von den eigenen Handlungen herbeiführen können. Es ist in einigen Bereichen vielleicht schon nicht mehr möglich, bessere Arbeitsbedingungen zu finden. Zudem argumentiert Rosa (2011), dass ebenfalls die allgemeine Beschleunigung gesellschaftlicher Prozesse dazu führen könnte, dass Individuen in modernen Gesellschaften zunehmend in einen Zustand der Erschöpfung geraten. In der Folge von sozialer Entfremdung und Selbstentfremdung könnten Individuen eher dazu neigen, depressive Störungen auszubilden.

Es sind also nicht nur die Arbeitsbedingungen, die eine pharmakologische Anpassung der Individuen an den Alltag erforderlich machen. Auch sich verschärfende Unsicherheitszustände bezüglich der persönlichen Identität, des sozialen Auf- beziehungsweise Abstiegs und die jeweils persönliche Verantwortlichkeit für den eigenen sozialen Erfolg etc. müssen zur Erklärung eines Teils der Genese depressiver Erkrankungen herangezogen werden.

Wie bereits an einigen Stellen dieser Studie dargestellt, ist nicht geklärt, auf Grund welcher Umstände es zu der Ausbildung depressiver Erkrankungen kommt. So ist anzunehmen, dass sowohl biomedizinische Defizit-Modelle als auch eher auf das Soziale hin orientierte Erklärungsmodelle jeweils einen Teil der Genese depressiver Erkrankungen erfassen. Es wird abschließend in dieser Studie dafür plädiert, beide Modelle ernst zu nehmen. Vermutlich sind nicht alle Formen depressiver Erkrankungen primär durch äußere Einflüsse ausgelöst. Allerdings ist davon auszugehen, dass ein Gutteil davon wesentlich durch die Lebensumstände der Individuen bedingt wird. Dafür sprechen auch die immer häufiger auftretenden Fälle von Burn-Out, die zum einen eine Vorstufe der Depression darstellen und zum anderen ursächlich durch die Lebensbedingungen generiert sind.

Bei einem Teil dieser Formen depressiver Erkrankungen ist der Verdacht berechtigt, dass hier „Defizite bezüglich der individuellen Sinn- und Glücksfindung in den Bereich der gesundheitsrelevanten Probleme wandern". Dies führt in Konsequenz zu einer Pharmazeutikalisierung „und Symptombehandlung, anstatt die Gründe in sozialen Ursachen zu suchen." (Lenk 2006:71-75) Dies scheint zumindest für einige Behandlungsfälle depressiver Erkrankungen zu gelten. Ärzte treten hier als Problemlöser auf, die im Rahmen ihrer Möglichkeiten Erleichterung für ihre Patienten suchen. Da sie in diesen Fällen die ursächlichen Gründe in Form von gesellschaftlichen Strukturen (in den genannten Beispielen die Arbeitsbedingungen) nicht ändern können, bieten sie pharmazeutische Verbesserungen der Zustände an. Nach dem Prinzip des ärztlichen Interventionismus präferieren sie die enhancende Verwendung von Antidepressiva („action …") gegenüber dem ernüchternden Rat, der Patient müsse sein Leben ändern („… over no action at all"; vgl. Freidson 1970: 168). In diesen Fällen ist auch die indikationsgemäße Verwendung von Antidepressiva als pharmakologisches Neuro-Enhancement zu bezeichnen.

(3) Zusammenfassung

In diesem Abschnitt wurde argumentiert, dass die enhancende Verwendung von Medikamenten in der Medizin im Grunde nichts Neues darstellt. Die Behandlung von Bluthochdruck oder allgemein chronischen Veränderungen wurde in diesem Zusammenhang als Beispiel angeführt. Genauso wenig stellt die enhancenden Verwendung von chemischen Wirkstoffen im Alltag etwas Neues dar (vgl. Abschnitt 1.1.1). Was jedoch eine neue Entwicklung darstellt, ist ein gestiegener Bedarf an kognitivem Enhancement, der wesentlich durch gesellschaftliche Veränderungsprozesse angetrieben zu sein scheint und teilweise durch ärztlich verordnete Antidepressiva gedeckt wird.

Den in diesem Abschnitt dargestellten Ausführungen folgend ist davon auszugehen, dass ärztlich verordnetes pharmakologisches Neuro-Enhancement bereits einen Teil des Alltags ausmacht. Jedoch tritt es nicht nur in der Form auf, die so häufig in der Literatur und den Medien thematisiert wird. Nicht Karrieristen und Studenten, welche pharmakologisch ‚gedopt' ihren Alltag bestreiten, machen den Kern des Phänomens aus. Vielmehr erweitert die hier dargestellte Perspektive auf das Phänomen den Radius des Blickfeldes, mit dem pharmakologisches Neuro-Enhancement im Alltag entdeckt werden kann. Es wurde argumentiert, dass die Definition von Enhancement von der Unterscheidung krank/gesund gelöst werden sollte. Damit erscheint auch die in der Literatur häufig zu findende Unterscheidung von Treatment/Enhancement als obsolet. Diese Unterscheidung spielt in der ärztlichen Entscheidungsfindung keine Rolle, und es hat sich herauskristallisiert, dass Enhancement besser als Bestandteil von Treatment, als einer möglichen Wirkung medizinischer Behandlungen, betrachtet werden sollte. Damit findet eine Perspektivenverschiebung statt und der Blick wird frei für ein neues, weiteres Problemfeld, welches in dieser Form bisher kaum empirisch untersucht wurde.

Die in dieser Studie dargestellte Problematik depressiver Erkrankungen kann derart interpretiert werden, dass teilweise soziale Probleme unter dem Deckmantel der Depression auf das medizinische System ausgelagert und dort ‚behandelt' werden. Diesbezüglich weist der Themenkomplex der pharmakologischen Behandlung depressiver Erkrankungen in einigen Aspekten Parallelen zur Behandlung von ADHS-Patienten auf. Auch hier kann eine Pharmazeutikalisierung sozialer Probleme erkannt werden. Analog zu dem Fall von ADHS-Patienten, die ein gesellschaftskonformes Leben nur führen können, weil ihre Konzentrationsfähigkeit pharmakologisch an die gesellschaftlichen Anforderungen angepasst wird, kann argumentiert werden, dass ein Teil der Patienten, die wegen depressiver Erkrankungen behandelt werden, seinen Alltag ebenso nur pharmakologisch enhanced bestreiten kann. *Den Kern des hier dargestellten Phänomens des pharmakologischen Neuro-Enhancements im Alltag bilden demzufolge Personen, die medikamentös an die gesellschaftlichen Arbeits- und Lebensbedingungen angepasst werden müssen.*

Für den Fall der depressiven Erkrankungen wird im nun anschließenden und letzten Abschnitt dieser Studie der Versuch unternommen, einige der soziologischen Konzepte darzustellen, die die sozial induzierte Generierung depressiver Erkrankungen und ihre pharmakologische Behandlung in einen gesellschaftlichen Kontext stellen. Eine moralisch-ethische Beurteilung der hier beschriebenen ärztlichen Praktiken wird im Rahmen dieser Studie nicht vorgenommen. Diese Aufgabe soll der Medizinethik und dem geneigten Leser überlassen werden.

4.3 Quo vadis? Die gesellschaftliche Rahmung des pharmakologischen Neuro-Enhancements

Im Rahmen dieser Studie wurde die These verfolgt, dass die gesellschaftlichen Lebensbedingungen dazu führen können, dass Individuen an ihnen erkranken. Aus dieser Perspektive ist es folgerichtig, anzunehmen, dass ein Teil der gegenwärtig diagnostizierten depressiven Erkrankungen auf soziale Ursachen zurückzuführen sind. Dabei erscheinen Transformationsprozesse im Bereich der Arbeitsbedingungen und -anforderungen sowie Prozesse der sozialen Beschleunigung besonders bedeutsam für die Generierung von sozial induzierten Depressionen und das Aufkommen des Wunsches nach pharmakologischem Neuro-Enhancement.

4.3.1 Die Ökonomisierung des Sozialen

Viele der soziologischen Konzepte zum Wandel der Arbeit lassen sich unter dem Schlagwort der *Ökonomisierung des Sozialen* zusammenfassen. Arbeitnehmer sind heutzutage einem Imperativ der Selbstvermarktung unterworfen, und es wird von ihnen häufig erwartet, dass sie sich kreativ in ihren Betrieb einbringen, statt lediglich dort zu arbeiten (Mittelstraß 2001:142, Deutschmann 2002:485). Von Arbeitgebern gewünscht wird der Subjekttypus des Arbeitskraftunternehmers (Voß & Pongratz 1998), der sich durch eine verstärkte Selbstkontrolle, eine erweiterte Selbst-Ökonomisierung, Selbst-Rationalisierung und Verbetrieblichung der Lebensführung auszeichnet. Die verstärkte Selbstkontrolle ist notwendig, da Unternehmen zunehmend ergebnis- und marktorientiert Ziele für ihre Beschäftigten vorgeben, statt deren Arbeit im Einzelnen zu regulieren. Der Arbeitnehmer muss zunehmend klassische Managementfunktionen selbst übernehmen. Die Selbst-Ökonomisierung bezeichnet den Umstand, dass Arbeitnehmer verstärkt ihre eigenen Fähigkeiten aufbauen und weiterentwickeln müssen, während gleichzeitig erwartet wird, dass sie ihre Arbeitskraft aktiv im Unternehmen anbieten und ihre eigene Nützlichkeit für das Unternehmen derart immer wieder unter Beweis stellen.

Die Selbst-Rationalisierung und Verbetrieblichung der Lebensführung bezeichnet die an die Arbeitnehmer gerichtete Erwartung, ihren gesamten Lebenszusammenhang bewusst durchzuplanen und zu gestalten. Alltag, Freizeit und Lebensverlauf sollen möglichst auf eine ständige Professionalisierung der Person hin ausgerichtet sein. Dadurch scheint der gesamte Lebenszusammenhang auf den Lohnerwerb abzuzielen, und die Grenzen zwischen Arbeit und Privatleben verschwimmen immer stärker. Ulrich Bröckling (2007) beschreibt eine ganz ähnliche Subjektivierungsform – die des „unternehmerischen Selbst". Auch er beobachtet, dass der ‚normale Angestellte' zunehmend einem ständigen Imperativ der Optimierung seiner eigenen Arbeit unterworfen ist. Das Individuum soll die eigene Person als Bezugspunkt der Logik des freien Marktes imaginieren und damit die eigene Ohnmachtserfahrung drohender Arbeitslosigkeit oder des sozialen Absturzes in den Aktivismus eines handlungsmächtigen Subjektes verwandeln, welches sich in voller Eigenverantwortung und in allen Lebensbereichen als Marktsubjekt verhält (ebd.:55f.).

Der von Boltanski & Chiapello (2006) beschriebene „neue Geist des Kapitalismus" findet sich sowohl in modernen Arbeitsverhältnissen wie Subjektkonzepten (Erwartungen der Arbeitnehmer) wieder. Der Kapitalismus hat sich danach die im Zuge der 68er-Bewegung geäußerten Bedürfnisse nach Authentizität und Freiheit (auch im Arbeitsverhältnis) einverleibt und gelernt, diese zu seinem Vorteil zu implementieren. Nicht mehr der singulär an Lohnerwerb interessierte Arbeitnehmer ist heute der Erfolgreiche, wie es noch zu Bedingungen der Industrialisierung war, sondern der autonome, spontane, mobile, disponible, kreative, allseits kompetente usw. Arbeitnehmer, der diese vermeintlich nicht enden wollende Kette von Eigenschaften in Personalunion zu vereinen vermag. Genauso flexibel, wie der Kapitalismus heute operiert, sollen auch seine Arbeiter sein. Sennett (1998) beschrieb, dass durch die Flexibilisierung der Arbeitswelt, die Beschleunigung der Arbeitsorganisation, die stetig wachsenden Leistungsanforderungen, die zunehmende Unsicherheit der Arbeitsverhältnisse sowie die Erfordernisse räumlicher Mobilität die Wertvorstellungen und Tugenden der Individuen für diese zunehmend an Bedeutung verlieren. Wer weiterhin an Werten wie Treue und Verantwortungsbewusstsein, an einem bestimmten Arbeitsethos oder der Fähigkeit, auf sofortige Befriedigung von Wünschen zu verzichten, festhält, hat demnach heutzutage weniger Chancen, auf dem Arbeitsmarkt erfolgreich zu sein. Diese Transformationen tragen zu einer Atmosphäre der Angst, Hilflosigkeit, Instabilität und Verunsicherung in weiten Teilen der Gesellschaft bei, und Sennett befürchtet als Folge die Ausbildung einer Ellenbogengesellschaft von individualisierten, hart untereinander konkurrierenden Individuen.

Hört man die Berichte einiger Angestellter großer Unternehmen, bekommt man den Eindruck, dass sich Sennetts Befürchtungen bereits in vielen Bereichen realisiert haben. Doch nicht nur ein neues Konkurrenzverhältnis scheint sich etabliert zu haben. Die Kompetenz zu zeitlicher und räumlicher Flexibilität und Kommunikationsfähigkeit, zum projektbezogenen Einsatz der eigenen Arbeitskapazitäten, die Bereitschaft zur Auflösung der Grenzen zwischen Arbeit und Privatem sowie die Anpassung des eigenen Körpers an diese neuen Erfordernisse erscheinen wie ein Auftrag zu andauernder Selbstverbesserung. Es etabliert sich ein ideologisches *Optimierungsparadigma* (Villa 2008:12).

Auf das Phänomen des pharmakologischen Neuro-Enhancements bezogen kann dieses Optimierungsparadigma als Folge der fortschreitenden Ökonomisierung des Sozialen im Wesentlichen zwei Folgen haben: (1) Die Individuen stellen sich den neuen Anforderungen und versuchen so gut wie möglich auf dem Arbeitsmarkt zu bestehen. Da im Regime des „unternehmerischen Selbst" jede Person für ihre *employability* selbst verantwortlich ist (Degele & Winker 2007), liegt es nahe, auch den eigenen Körper in das Projekt der ständigen Optimierung aufzunehmen. Nur der Arbeitnehmer mit einem leistungsfähigen und gesunden Körper kann immer vollen Einsatz zeigen. Dadurch wird die Vorstellung der Individuen von einer naturgegebenen Körperlichkeit zunehmend durch eine Prämisse der „*Machbarkeit statt Schicksal*" abgelöst (vgl. Degele & Schmitz 2009:116-118).

Sportliche Freizeitgestaltung und gesundheitsbewusste Ernährung stehen hierfür exemplarisch. Die populären Tendenzen, sich fit und gesund zu halten, können als Bestandteile des Optimierungsparadigmas aufgefasst werden. Nicht nur persönliche Fertigkeiten und kognitive Ressourcen, sondern auch der eigene Körper soll „kapitalismuskompatibel" (Degele 2009) gehalten werden. Die Ideologie der Optimierung scheint weite Bereiche der heutigen Gesellschaft durchdrungen zu haben, und die Individuen können immer wieder neue Aspekte ihrer Persönlichkeit und ihres Leibes entdecken, die noch optimiert und weiterentwickelt werden müssen. Ein Aspekt des Leibes, der nicht gezielt durch physisches Training angesprochen werden kann, ist die kognitive Fitness. Die gesellschaftliche Forderung nach einer ganzheitlichen Optimierung kann, in Verbindung mit den neueren technischen Möglichkeiten der Psychopharmaka und zusammen mit einem Wandel des Körperbildes hin zu einem Verständnis des Leibes als einem Objekt technischer Umgestaltung und Perfektionierung (Wehling u.a. 2007:559) dazu führen, dass Individuen unter dem Regime der Optimierung den Wunsch nach pharmakologischem Neuro-Enhancement ausbilden. Dies erscheint beinahe als zwingende Konsequenz, denkt man die Imperative der Optimierung zu Ende (vgl. auch Amendt 2003).

Daher sind das Optimierungsparadigma und eine weitere Ausbreitung der Ökonomisierung des Sozialen als kritisch zu betrachten, soll die Dystopie des „Pharmakomenschen" (Ehrenberg 2004:227-230) nicht allzu bald Realität werden.

Die zweite Folge, die die fortschreitende Ökonomisierung des Sozialen für Individuen haben kann, ist, (2) dass diese infolge einer ständigen Überforderung erschöpfen, daran schließlich erkranken und Depressionen ausbilden. Die Form der Behandlung dieser Erkrankungen, wie in dieser Studie argumentiert wurde, kommt in den Fällen, in denen die Arbeitsbedingungen als ursächlich auszumachen sind, einem pharmakologischem Neuro-Enhancement gleich. Der Grund dafür ist, dass die Ursache der Erkrankung nicht durch die pharmakologische Behandlung behoben werden kann, die Krankheit kann dadurch nicht *kuriert* werden. Dass Probleme dieser Art auf eine derartige Weise behandelt werden, kann als eine Folge gesellschaftlicher Tendenzen der *Biologisierung des Sozialen* gedeutet werden. Dieses Konzept beschreibt gegenwärtig auftretende Entgrenzungsdynamiken des medizinischen Systems. Die in Abschnitt 2 beschriebenen Prozesse der Medikalisierung, Biomedikalisierung und Pharmazeutikalisierung können unter die verschiedenen Dynamiken der Biologisierung des Sozialen subsumiert werden und diese teilweise noch ergänzen. Diese Dynamiken werden im Folgenden vorgestellt, damit es möglich ist, im abschließenden Resümee dieser Studie auf die vielschichtigen Prozesse der Transformation des Medizinischen unter diesem Sammelbegriff Bezug zu nehmen.

4.3.2 Die Biologisierung des Sozialen

Die „*Biologisierung des Sozialen*" (Wehling u.a. 2007) bezeichnet vielschichtige Dynamiken im Spannungsfeld der unscharf werdenden Begrenzungen zwischen Krankheit und Gesundheit sowie Therapie und Enhancement. Sie ist durch vier idealtypische Dynamiken charakterisiert:

(1) Die Ausweitung der medizinischen Diagnostik: Unter die mit der allgemeinen Dynamik der Ausweitung der medizinischen Diagnostik bezeichneten Phänomene fällt ebenfalls die oben beschriebene *Medikalisierung*. Als Auswirkung dessen kann beispielsweise die Etablierung eines medizinischen Wissensregimes bezüglich einer von der Norm abweichenden Konzentrationsfähigkeit in Form der ADHS-Diagnostik gesehen werden. Wie in dieser Studie argumentiert wurde, werden bei der ADHS-Behandlung eher soziale statt gesundheitliche Probleme behandelt. Und ähnlich stellt sich das für die Behandlung mancher Patienten mit depressiven Erkrankungen dar. Das Ergebnis solcher Prozesse der Ausweitung der medizinischen Diagnostik ist einerseits eine Ausweitung des objektiven Wissens in den Bereich von zuvor für unerklärbar und/oder nicht therapierbar gehaltenen Phänomenen hinein (ebd.:553). Und andererseits wird „aufgrund kontingenter wissenschaftlicher und professioneller Wissensansprüche vieles, was bis dahin als medizinisch unauffällig angesehen wurde, nunmehr als behandlungsbedürftig definiert." (Ebd.) (Medikalisierung der Konzentrationsfähigkeit) Gleichzeitig tritt im Fall von ADHS auch eine *Pharmazeutikalisierung* der Problemstellung auf, da als wirkungsvolle Therapie die Gabe von Methylphenidat (z.B. Ritalin) gilt. Als Konsequenz der Ausweitung der medizinischen Diagnostik verschiebt sich zunehmend die Grenze dessen, was als krankhaft oder gesund bzw. normal oder abweichend angesehen wird.

(2) Die Entgrenzung medizinischer Therapie: „Unter der Entgrenzung von Therapie verstehen wir allgemein den sich sukzessive ausweitenden Einsatz medizinischer Behandlungtechniken über professionell definierte und begrenzte Krankheitsdiagnosen hinaus. Im Unterschied zum vorigen Fall löst sich die Nutzung medizinischer Technologie hierbei also mehr und mehr von Krankheitsdefinitionen ab, ohne allerdings ganz den Bezug dazu zu verlieren. An die Stelle der ‚Heilung' oder ‚Wiederherstellung' tritt damit de facto die Verbesserung des ‚gesunden' menschlichen Körpers bzw. bestimmter physischer oder mentaler Funktionen." (Ebd.:554) Diese Dynamik beschreibt in diesem Sinne auch Bestandteile der Tendenz der oben genannten *Biomedikalisierung*. Als Auswirkung und empirischer Beleg dieser Entgrenzung kann die in dieser Studie dargestellte Verwendung von Antidepressiva zur Behandlung von Prüfungsstress etc. durch die

Allgemeinmedizinerin betrachtet werden. Auch die Behandlung von durch soziale Ursachen hervorgerufenen Depressionen kann als Auswirkung der Entgrenzung der medizinischen Therapie aufgefasst werden, da hier eine Verbesserung bestimmter mentaler Funktionen jenseits der Möglichkeit einer Heilung bewirkt wird. Die Entgrenzung der medizinischen Therapie kann also ebenfalls in Form einer *Pharmazeutikalisierung* entsprechender Problemstellungen auftreten. Ergänzend weist das Konzept der Pharmazeutikalisierung darauf hin, dass im Zuge der Entgrenzung der medizinischen Therapie zunehmend klassische Behandlungsmethoden durch pharmazeutische Alternativen ersetzt werden können. Im Fall der Depression sublimieren die Antidepressiva die klassische Psychotherapie.

(3) Die Entzeitlichung von Krankheit: Als Folge dieser Dynamik können das Ablösen des Krankheitsbegriffes von zeitlich manifesten (akuten oder chronischen) Symptomen und Beschwerden sowie seine Vorverlagerung auf bestimmte Indizien und Risikofaktoren betrachtet werden (ebd.:555). Diese Tendenz deckt sich im Wesentlichen mit den in der englischen Soziologie beschriebenen Transformationen der *Biomedikalisierung* (Abschnitt 2.2.). Im Kontext dieser Studie wäre die Behandlung von Burn-Out-Patienten mit Antidepressiva ein Beispiel für diese Tendenz. Burn-Out wird, obwohl es einen Risikozustand darstellt, teilweise so behandelt, als läge bereits eine depressive Erkrankung vor.

(4) Die Perfektionierung der menschlichen Natur: „Versuche zur ‚Perfektionierung der menschlichen Natur' beinhalten idealtypisch die direkte Verbesserung des menschlichen Körpers, seiner Funktionen und Leistungen über das ‚natürliche Maß' hinaus" (ebd.:556). Dies entspricht der in dieser Studie verwendeten Terminologie der verbessernden biomedizinischen Intervention (Conrad 2007: 87ff.) bzw. des Enhancemements.

4.3.3 Zusammenfassendes Resümee

Den Autoren zufolge stellen die vier eben vorgestellten Dynamiken der Biologisierung des Sozialen den Gegensatz zwischen Natur und Kultur zur Disposition – zumindest dann, wenn Natur nach Goffman als Bereich verstanden wird, der nicht einer gesellschaftlichen Verantwortlichkeit bzw. Verursachung unterliegt (Wehling 2007a:548). „Damit geraten bislang als ‚natürlich' wahrgenommene körperliche Gegebenheiten, wie Alterung, Aussehen, Körpergröße und (Über-) Gewicht, oder auch alltägliche Verhaltensformen, wie Schüchternheit, mit der Erweiterung des medizinischen Zugriffs in die Nähe therapiebedürftiger und therapierbarer ‚Defizite' und ‚Störungen'." (Lau/Keller 2001:85; Wehling 2007b) Die Vorstellung einer „naturgegebenen" Körperlichkeit des Menschen verliert allmählich ihre Bedeutung als Orientierungs- und Legitimationshorizont für wissenschaftliches und medizinisches Handeln sowie für soziale Alltagspraktiken, lautet eine These der Autoren (Wehling u.a. 2007a:559). „Der Leib, der man *ist*, wird dann (fast) durchgehend zum Körper, den man *hat* (vgl. Plessner 1981), das heißt mehr und mehr zu einem Objekt technischer Umgestaltung und Perfektionierung." (Ebd., Herv. i. O.)

Es wurde Ehrenberg und Rosa folgend argumentiert, dass einige Fälle depressiver Erkrankungen auf Erschöpfungszustände zurückgeführt werden können, die entweder als Folge einer andauernden Überforderung (Ehrenberg 2004) durch die Ökonomisierung des Sozialen und das Regime der ständigen Optimierung auftreten oder als Folge von entfremdenden Lebensbedingungen (Rosa 2011), die eine Störung der Grundlagen der Weltaneignung herbeiführen (247ff.). Auf diese Weise betrachtet, erscheint das Ausbilden depressiver Störungen als eine natürliche, leibliche Reaktion auf negative soziale Lebensbedingungen. Sie könnten ein körperliches Warnsignal dafür darstellen, dass eine den menschlichen Bedürfnissen angemessene Lebensführung anderen Prämissen folgt. Diese leibliche Reaktion ist nunmehr durch die Medikalisierung und anschließende Pharmazeutikalisierung der Depression ebenfalls einem medizinischen Zugriff eröffnet worden. Sie wird in einigen Fällen nicht nur gesellschaftlich verursacht, sondern in der Folge von dieser Gesellschaft als ein krankhafter Zustand definiert und entsprechend behandelt. Das ‚Soziale der Depression' wurde biologisiert. Es hat sich gezeigt, dass eine kurative Behandlung bei weitem nicht allen Patienten angeboten werden kann, da die Ressourcen hierfür nicht zur Verfügung stehen. Stattdessen werden Medikamente verschrieben, die die Symptome lindern können. Bedenklich an dieser Entwicklung ist aus der hier vorgestellten Perspektive nicht unbedingt, dass es sich bei dieser Form der Behandlung um ein deutliche Optimierung (Enhancement) des Patienten handelt, sondern dass dadurch die ursächliche Problematik aus dem Blickfeld gerät und dass „infolge der teils bereits verfügbaren, teils anvisierten Möglichkeiten der Biomedizin der Handlungshorizont der Heilung und Wiederherstellung sukzessive durch denjenigen der Verbesserung und Optimierung der menschlichen Natur überlagert wird." (Wehling u.a. 2007:550)

Wenn es die gesellschaftlichen Strukturen sind, die immer mehr Individuen erschöpft sein lassen, dann könnten diese nur *geheilt* werden, wenn sie danach nicht mehr denselben Strukturen unterworfen wären. Dies würde jedoch bedeuten, dass diese Strukturen zu existieren aufhören müssten. Die Ökonomisierung des Sozialen müsste zurückgefahren, die kapitalgetriebene Beschleunigung (Rosa 2005) sämtlicher Lebensprozesse abgebremst werden. Dies hätte weitreichende soziale Transformationen zur Folge, die Formen von Herrschaft und sozialer Ungleichheit betreffen würden. In diesem Lichte betrachtet, ist das *pharmakologische Enhancement* der Individuen mit depressiven Störungen – nicht deren Heilung – die die gesellschaftlichen Strukturen stabilisierende Lösung. In diesem Sinne ergänzt und stabilisiert die Biologisierung des Sozialen die Ökonomisierung des Sozialen. Genauer betrachtet erscheint die Beziehung zwischen Ökonomisierung und Biologisierung des Sozialen nicht einseitig, sondern eher wie eine gegenseitige, zirkuläre Verstärkungsbeziehung:

Wie bereits oben beschrieben, muss die von Ehrenberg als Folge der Modernisierung beschriebene Loslösung der Individuen aus traditionellen gesellschaftlichen Strukturen nicht zwangsläufig zur Ausbildung depressiver Erkrankungen führen. Summer (2008) argumentiert, dass letztendlich subjektive Auslöser auf Seiten der Individuen in Form von kognitiven Fehlleistungen zur Ausbildung von Depressionen führen (32f.). Falsche generalisierende individuelle Schuldzuweisung und ihre gleichzeitige Interpretation als Ausdruck eigener persönlicher Unzulänglichkeiten erzeugen einen sich unfreiwillig verstetigenden Automatismus der falschen Generalisierung und damit schließlich eine depressive Störung.[51] Doch warum wenden die Individuen die Schulduzuweisung auf sich selbst? Eine soziologische Erklärung dafür liefern die Tendenzen der Ökonomisierung und Biologisierung des Sozialen:

So sorgen die von Ehrenberg beschriebenen und durch die Ökonomisierung des Sozialen verschärften institutionellen Transformationen dafür, dass von den Individuen psychische und affektive Flexibilität, Veränderungsfähigkeit und schnelle Reaktionen, Selbstbeherrschung und das andauernde Bezeugen hoher Handlungsfähigkeit in allen Situationen gefordert werden. Die Befreiung der Individuen aus traditionellen Strukturen suggeriert ihnen zudem, dass ‚alles möglich ist'. Das im Zuge der Ökonomisierung des Sozialen sich entwickelnde und im Rahmen der Biologisierung des Sozialen praktisch möglich gewordene Optimierungsparadigma wirkt gleichzeitig wie ein gesellschaftlicher Imperativ der Verpflichtung zur ständigen Selbstverbesserung. Du hast alle Möglichkeiten, also tue auch alles, was möglich ist, um dich zu optimieren! Dieses Zusammenspiel erzeugt das Dilemma einer doppelten Schuld: Einerseits die Schuld, von Natur aus nicht perfekt zu sein, und andererseits, nicht den von der Arbeitswelt geforderten Ansprüchen zu genügen. Verweilt man in diesem Zustand der ‚natürlichen Unzulänglichkeit', macht man sich schuldig, all die Möglichkeiten und vermeintlichen Freiheiten, die einem moderne Gesellschaften bieten, nicht zu nutzen. Dies käme einer Verweigerung gesellschaftlicher Partizipation und Verantwortung gleich. Das Individuum, das sich dem Imperativ der Optimie-

---

51 „Das Individuum leidet an seiner vorgestellten Dysfunktionalität, vollstreckt dieses Urteil gegen Geist, Seele und Körper des eigenen Ich und verliert darüber seine Alltagstauglichkeit." (Summer 2008.:231)

rung unterwirft und beflissen daran arbeitet, sich beständig weiterzuentwickeln, gerät jedoch ebenfalls in die Falle einer Schuld. Es wird zu dem von Rosa (2011) beschriebenen „schuldigen Subjekt" (230). Ausdruck dieser Schuld ist die Entwicklung einer sich auf externe Anforderungen beziehenden „Rhetorik des Müssens" (ebd.:229f.). Da es jedoch nicht an den Möglichkeiten, sondern an einem Überangebot an Möglichkeiten scheitert, ist eine externe Schulduzweisung kaum möglich. Dies könnten Gründe sein, die infolge der Ökonomisierung des Sozialen in den von Summer (2008) beschriebenen, sich unfreiwillig verstetigenden Automatismus der falschen Generalisierung von Schuldzuweisungen münden. Derjenige, der scheitert, hat sich nicht genug angestrengt, lautet der logische Schluss dieses Dilemmas.

Derjenige, der infolge dessen an Depressionen erkrankt, oder derjenige, der infolge der „beschleunigungsinduzierten Entfremdungserfahrungen" (Rosa 2011:249f.) an Depressionen erkrankt, tappt nun in eine weitere Falle, wenn er zum Arzt geht. Die oben beschriebenen Dynamiken der Biologisierung des Sozialen verdecken die ursächlichen Gründe für das Ausbilden der Depression, in dem sie sie als körperliche Erkrankung behandelbar erscheinen lassen. Die Chance, eine kurative Behandlung in Form einer kognitiven Therapie zu erhalten, ist gering. Doch die Medizin kann den Zustand verbessernde Lösungen in Form von Antidepressiva anbieten. Wird diese pharmakotherapeutische Behandlung ausgeschlagen, macht sich das Subjekt abermals „schuldig", nicht alle Möglichkeiten der Optimierung ergriffen zu haben. Dies käme wiederum einer Verweigerung gesellschaftlicher Partizipation und Verantwortung gleich, da nicht dem Optimierungsparadigma folgend gehandelt wird. Wird der Lösungsvorschlag hingegen angenommen und der jeweilige Geisteszustand optimiert, stehen die Individuen wieder dem Prozess der Ökonomisierung des Sozialen und der gesellschaftlichen Beschleunigungsdynamik zur Verfügung, tragen diese Strukturen, die anfänglich zu ihrer Misere geführt haben, am Ende wieder mit und stabilisieren sie dadurch.

So kann argumentiert werden, dass sich Biologisierung und Ökonomisierung des Sozialen gegenseitig stützen und verstärken und hegemoniale Strukturen verdecken, die die Gesundheit der Individuen gefährden. Sicherlich ist dies eine idealtypische Darstellung, und es muss nochmals darauf hingewiesen werden, dass es auch Formen depressiver Erkrankungen geben kann, die andere ursächliche Gründe haben. Doch für den Fall der durch Lebensumstände ausgelösten Depressionen, scheint der dargestellte Zusammenhang der zirkulären Verstärkung von Ökonomisierung und Biologisierung des Sozialen schlüssig und beachtenswert – dies nicht zuletzt auch deshalb, weil erst die Biologisierung des Sozialen eine Erweiterung der Wirksamkeit des Optimierungsparadigmas auf körperliche und geistige Eigenschaften durch Ausweitung und Entgrenzung der medizinischen Diagnostik und Therapie ermöglicht hat.

Besonders am Beispiel der enhancenden Behandlung depressiver Störungen werden die bedenkenswerten möglichen gesellschaftlichen Folgen des Zusammenspiels aus Ökonomisierung, Optimierungsparadigma und Biologisierung sichtbar. Die Psyche der Patienten wird in diesen Fällen eher kapitalismuskompatibel gehalten (Degele 2009), denn geheilt. Dies ist eine fragwürdige Tendenz einer potenziell schrankenlosen Objektivierung, Instrumentalisierung und Transformation des Menschen (vgl. u.a. Habermas 2001; Fukuyama 2002; Council on Bioethics 2003; Feuerstein/Kollek 2001). Womöglich „bilden sich im Horizont einer […] ‚Biologisierung des Sozialen' spezifische Formen von Herrschaft und sozialer Ungleichheit heraus, etwa indem sich Normen des ‚perfekten' Körpers, der unbegrenzten Leistungsfähigkeit und des ‚unauffälligen' Verhaltens oder Mechanismen der genetischen Diskriminierung (‚genetic underclass') durchsetzen?" (Wehling 2007 et.al.:551) Es könnten sich neue Wahrnehmungs- und Bewertungskriterien für Individuen und individuelle Verhaltensformen etablieren und verfestigen, die sich in erster Linie an scheinbar ‚naturalistischen', tatsächlich aber technisch hergestellten Standards wie ‚maximaler körperlicher oder geistiger Leistungsfähigkeit', ‚Unauffälligkeit des Verhaltens', ‚Schönheit' und ‚Jugendlichkeit' orientieren. Die Theoretiker der Biologisierung des Sozialen stellen die These auf, dass die Emanzipation vom ‚naturgegebenen' Körper in paradoxer Weise in einer neuen ‚Körperabhängigkeit' mündet (ebd.:559). Körperliche Attribute könnten danach eine neue Bedeutung für soziale Hierarchiebildung, Distinktion und Diskriminierung gewinnen. Dabei bildet sich möglicherweise eine Verhaltenserwartung heraus, die das beständige und unabschließbare Bemühen um Verbesserung oder um eine nicht zu erreichende Perfektionierung des „Geist-Körper-Komplexes" zum dominierenden Inhalt hat. Erkrankungen, berufliche Misserfolge u.Ä. könnten dann als Folge mangelnder Gesundheitsverantwortung und eines unzureichenden Körper-Monitorings den Individuen zugerechnet werden, wie es gegenwärtig in den Regulierungen des Rauchens, des Alkoholkonsums, der Gewichtskontrolle entlang des „Body Mass Index" teilweise bereits anklingt (vgl. Feuerstein/Kollek 2001). Die „staatlichen Interventionen und gesellschaftlichen Sanktionen richten sich nicht gegen die gesellschaftlichen Ursachen von Krankheit, Über- oder Untergewicht, sondern gegen die Kranken, Über- und Untergewichtigen selbst." (Degele & Schmitz 2009:118) „Zentral in dieser Logik ist die Individualisierung der zu verbessernden Schwächen statt der Bekämpfung gesellschaftlicher Ursachen." (Ebd.:121ff.)

Treten all diese Entwicklungen tatsächlich mit letzter Konsequenz ein, wäre es für die Individuen kaum möglich, sich diesem neuen Regime der „Biokratie" (Viehöver et al. 2004) zu entziehen, da es mit der vom Wirtschaftssystem erzeugten Forderung einer ständigen Selbstoptimierung korrespondiert. Eine Kritik der in dieser Studie beschriebenen Phänomene und Entwicklungen muss daher auch immer eine normative Kapitalismuskritik beinhalten. Denn das Perfide einer derartigen „Biokratie" wäre, dass das Subjekt „fremdbestimmt ohne Unterdrücker" (Rosa 2011:232), jedoch in Konkurrenz mit allen anderen sich selbst zum Objekt eines ständigen und niemals abschließbaren Optimierungsbestrebens macht, wobei die moderne Verheißung von Reflexivität und Autonomie unterlaufen wird (ebd.). Die in dieser Studie nachgewiesene dauerhafte medikamentöse Behandlung der Mehrzahl der Patienten mit depressiven Störungen ist daher kritisch zu betrachten. Sie verdeckt den Blick auf das eigentliche Problem:

„Die Zunahme diagnostizierter Depressionen lässt sich […] auch als Symptom einer gesellschaftlichen Entwicklung sehen, in der immer weniger Platz für sensible Menschen und problematische Lebensphasen bleibt, bzw. in der soziale Probleme zu individuellen Problemen gemacht werden, die nicht mehr gesellschaftlich – politisch – bearbeitet, sondern durch pharmakologische Praxen unterdrückt werden." (Schaper-Rinkel 2009:312) Dabei scheinen Ärzte unfreiwillig diese gesellschaftlichen Entwicklungen zu stützen, wenn sie Antidepressiva in Fällen verschreiben, in denen gesellschaftliche Ursachen die Problematik der Patienten ausgelöst haben. So gesehen kann die neurotechnologische Hochrüstung bei bestehender sozialer Ungleichheit zu einer Zementierung von Herrschaftsverhältnissen führen (ebd.).

Die Frage, die sich moderne Gesellschaften stellen müssen, lautet, ob die sozialen Strukturen noch geeignet sind, die Bedürfnisse ihrer Individuen nachhaltig zu befriedigen. Ist eine angemessene Identitätsbildung noch möglich, und zu welchem Preis wurden die gesellschaftlichen Entwicklungen der letzten Jahrzehnte erkauft? In welche Richtung wollen wir, dass sich unsere Gesellschaft in Zukunft entwickelt? Wie wollen wir wirtschaften, und unter welchen Bedingungen soll Lohnerwerb möglich sein? Wie könnte die Ausbildung angehender Ärzte gestaltet werden, damit diese reflektierter mit den technischen Mitteln der Behandlung und Optimierung ihrer Patienten umgehen können? Über all diese und weitere Fragen ‚müssten' wir dringend mal nachdenken'. Doch unsere übervollen To-do-Listen lassen dies kaum noch zu. Es hat den Anschein, als würde jede Profession noch gerade so das Nötigste ihrer spezifischen Agenda abarbeiten können, wobei jedoch für den so berühmten ‚Blick über den Tellerrand' kaum mehr Zeit und Raum bleibt.

Das abschließende Plädoyer dieser Studie soll trotzdem ein hoffnungsvolles sein. Die Aufgabe der Soziologie ist es, in diesem Zusammenhang immer wieder darauf hinzuweisen, dass die sozialen Strukturen zwar Faktizität besitzen und ihre Wirkung entfalten, doch diese Wirkmächtigkeit nur besitzen, weil jedes einzelne Individuum sie ihnen durch seine eigenen Handlungen verleiht. Sie können unreflektiert bestätigt werden, was gemeinhin der Fall und grundlegend für soziale Stabilität ist. Doch durch die Reflexion der eigenen Handlungen und Strukturzusammenhänge können wir uns auch für Veränderungen entscheiden. Wir können uns dafür entscheiden, das Rad anzuhalten und neu auszuwuchten. Wir können uns entscheiden, angesichts der stetigen Beschleunigung und Komplexitätssteigerung innezuhalten. Die in dieser Studie beschriebenen Tendenzen des pharmakologischen Neuro-Enhancements von an Depression erkrankten Patienten sind besorgniserregend. Doch sie sind nicht unabwendbar. Die Ergebnisse dieser Studie können als Aufruf verstanden werden – als Aufruf an die Politik, die Medizin, an Unternehmerverbände und Gewerkschaften, innezuhalten und gemeinsam zu reflektieren, und auch als Aufruf dazu, sich mit Sozialwissenschaftlern und Vertretern von Patientenverbänden zusammenzufinden, die schon seit Längerem Bedenken bezüglich des massiven Einsatzes von Psychopharmaka äußern. Alles kann optimiert werden! Es ist an der Zeit, dieses Paradigma auch auf den Grad des gemeinsamen Reflexionsniveaus anzuwenden, der in modernen Gesellschaften vorherrscht.

Das psychologische Jahrhundert ist noch nicht vorbei, und nach den hier dargestellten Ergebnissen kann nur die Einschätzung erfolgen, dass der Zugang zu psychotherapeutischen Behandlungen massiv verbessert werden sollte, da abzusehen ist, dass auch in Zukunft noch ein nachhaltiger Bedarf bestehen wird. Die Psychologen dieses Jahrhunderts stehen vor der Aufgabe, viele Individuen von einer vermeintlichen Schuld befreien zu müssen, in die sie durch gesellschaftliche Strukturen gedrängt wurden. Ihnen kommt in diesem Zusammenhang eine aufklärerische Rolle zu und vielleicht auch die Aufgabe der Errettung des ‚mündigen Subjekts‘, das frei von Schuld entscheiden kann, wie es sein Leben führen und wie es arbeiten möchte. So verstanden, stehen Psychologen und Sozialwissenschaftler an vorderster Front der Optimierung und Erweiterung des Reflexionsniveaus der modernen Gesellschaft.

Mit dieser Studie wurde ein erster Versuch unternommen, sich dem Thema des pharmakologischen Neuro-Enhancements soziologisch zu nähern und auf diese Weise eine neue, etwas erweiterte Perspektive der Reflexion auf dieses Thema zu ermöglichen. Es ist nach den Ergebnissen der vorliegenden Untersuchung zu schlussfolgern, dass PNE in modernen Gesellschaften bisher noch nicht in seiner vollumfänglichen Ausprägung erkannt und untersucht wurde. In der neuesten Arbeit zu diesem Thema, dem DAK-Gesundheitsbericht 2015 (DAK 2015), wurde im Vergleich zu vorangegangenen Untersuchungen das Spektrum dessen, was als PNE zu bewerten ist, bereits erweitert: Im Gegensatz zum DAK-Bericht des Jahres 2009 (DAK 2009) wurde im aktuellen Bericht die Möglichkeit, dass Ärzte Medikamente zum Zwecke des PNE verschreiben, berücksichtigt. In der aktuellen DAK-Studie wurden Fälle, in denen Patienten ein zum PNE geeigneter Wirkstoff verschrieben, ohne dass jedoch eine zu dem Medikament passende Diagnose vermerkt wurde, unter den Verdacht des ärztlich verordneten PNE gestellt. Insofern ist zu vermuten, dass das Phänomen im aktuellen Bericht besser repräsentiert ist als noch im Vorherigen. Allerdings ist vor dem Hintergrund dieser Studie zu argumentieren, dass die ermittelten Verbreitungszahlen weiterhin unterhalb der realen gesellschaftlichen Verbreitung von PNE liegen.

Dies hängt mit der Verwendeten Definition von PNE zusammen, die sich im DAK-Bericht auf die Verwendung von Medikamenten durch Gesunde bezieht. Um das Phänomen jedoch besser erfassen zu können, sollte die Definition von PNE von der Gesundheit/Krankheit bzw. Treatment/Enhancement Unterscheidung unabhängig gemacht werden.

Die Untersuchung der Diagnoseverfahren von Depression und der ärztlichen Verschreibepraktiken von Antidepressiva in dieser Studie hat Hinweise darauf geliefert, dass auch ärztlich verordnete Antidepressiva mit einer schlüssigen Diagnose auf dem ärztlichen Rezept als PNE bezeichnet werden können. Dies ist immer dann der Fall, wenn die depressiven Erkrankungen der Patienten auf soziale Ursachen wie z.B. die Arbeitsbedingungen zurückzuführen sind und mit Antidepressiva behandelt werden, die dann keinen kurativen Effekt erzielen können. Des Weiteren ist zu bedenken, dass Ärzte, um den Gebrauch von Antidepressiva zu legitimieren, in einigen Fällen einfach eine (dem Medikament) entsprechende Diagnose vermerken (bspw. im

Falle von Burn-Out, bei der Behandlung von Prüfungsstress oder sozialen Ängsten etc.). Diese beiden Formen von PNE fallen durch das Analyseraster der DAK-Studie, da sie von vornherein als medizinische Behandlung eingestuft werden und damit nach der angelegten Definition nicht mehr PNE sein können. Dieses Problem tritt in allen Studien auf, die den PNE-Begriff an den Gesundheitsbegriff koppeln.

Die abschließende Hypothese dieser Studie lautet demgegenüber, dass PNE auf zwei Weisen auftritt: Es tritt einerseits als „aktives Doping"[52] mit Medikamenten auf und wird von Personen durchgeführt, die sich die entsprechenden Mittel auf die eine oder andere Weise besorgt haben. Andererseits tritt es als „passives Doping"[54] auf, welches von Ärzten als medizinische Behandlung sozialer Probleme verordnet wird. Letzteres wurde in der gegenwärtigen Literatur zu dem Thema bisher kaum empirisch erforscht.

Insofern konnte diese Studie am Beispiel der Antidepressiva einen ergänzenden Beitrag für das Forschungsfeld des PNE leisten und aufzeigen, dass es für die Untersuchung dieses Phänomens notwendig ist, sich qualitativ mit den Praktiken der verschreibenden Ärzte auseinanderzusetzen. Zukünftige Untersuchungen sollten sich noch intensiver mit den Fragen danach beschäftigen, *wie genau* Medikamente, die zu PNE geeignet sind, verschrieben und von Ärzten verhandelt werden und *was genau* mit ihnen am Patienten behandelt wird. Nur so kann ergründet werden wo genau wir gegenwärtig bezüglich der pharmakologischen Verbesserung der Individuen unser Gesellschaft stehen.

---

52 Es wird an dieser Stelle von aktivem Doping gesprochen, weil in diesem Fall der „aktive" Wunsch des Patienten nach Optimierung und Verbesserung die zentrale Triebfeder darstellt. Demgegenüber ist das PNE, welches auf ärztliche Verordnung hin stattfindet, eher als passiv zu bezeichnen, weil hier die jeweilige *Verbesserung als medizinische Therapie* auftritt und in diesem Sinne nicht durch den direkten Willen des Patienten nach Doping herbeigeführt wurde.

Literaturverzeichnis

Abraham, J. (2010): Pharmaceuticalization of Society in Context: Theoretical, Empirical and Health Dimensions. In: *Sociology* 44 (4), S. 603-622. DOI: 10.1177/0038038510369368.

Abraham & Davis (2009): Drug evaluation and the permissive principle. *Social Studies of Science*, 39, 569-598.

Abraham & Lewis (2000): Regulating Medicines in Europe. London. Routledge.

Abraham & Lewis (1999): Harmonizing and competing for medicines regulation. *Social Science and Medicine*, 48, 1655-1667.

Abraham, John (2008): Sociology of pharmaceuticals development and regulation: a realist empirical research programme. In: *Sociology of Health & Illness* 30 (6), S. 869-885. DOI: 10.1111/j.1467-9566.2008.01101.x.

Abraham & Reed (2001): Trading risks for markets. Health, *Risk and Society*, 3, 113-128.

Albrecht, G. L.; Fitzpatrick, R.; Scrimshaw, S. (2000): Handbook of social studies in health and medicine. London; Thousand Oaks, Calif: Sage

Amendt, Günter (2003): *No drugs - no future: Drogen im Zeitalter der Globalisierung*. Erstausg. Hamburg [u.a.]: Europa-Verl.

Arendt, H. (1961): Between past and future: six exercises in political thought, Viking Press. Deutsche Ausgabe: Arendt, H. 1994: Zwischen Vergangenheit und Zukunft. Übungen im politischen Denken, München: Piper.

Applbaum, A. (2006): Pharmaceutical marketing and the invention of the medical consumer. *PLoS Medicine*, 3, 445-447.

Audit Commission (2004): Transforming medical care. London: Audit Commission.

Auf dem Hövel, Jörg (2012): Enhancement mit Statistik. Die Debatte um die Quantified Self-Bewegung und die Selbststeuerung. Online verfügbar unter: http://www.heise.de/tp/artikel/37/37381/1.html [07.07.14]

Bauman, Zygmunt (2005): Moderne und Ambivalenz: Das Ende der Eindeutigkeit Hamburg: Hamburger Edition.

Bauman, Zygmunt (2008): Flüchtige Zeiten. Leben in der Ungewissheit. Hamburg: Hamburger Edition.

Bayer, Klaus (1999): Argument und Argumentation. Logische Grundlagen der Argumentationsanalyse, Opladen/Wiesbaden: Westdeutscher Verlag 1999

Beck Ulrich (1986): Risikogesellschaft. Auf dem Weg in eine andere Moderne. Frankfurt: Suhrkamp

Benjamin, Walter (1974): Charles Baudelaire. Ein Lyriker im Zeitalter des Hochkapitalismus. In: Walter Benjamin: Gesammelte Schriften Bd I, Hg. von Rolf Tiedemann und Hermann Schweppenhäuser, Frankfurt am Main: Suhrkamp, S. 509-690.

Berger, Christa (2011): *Pharmakologisches Neuro-Enhancement: Ausglegeordnung für die Suchtprävention. Bericht "Neuro-Enhancement"*. Zürich.

Boltanski, Luc & Chiapello, Eve (2006): Der neue Geist des Kapitalismus, Konstanz: UVK.

Bröckling, Ulrich (2013): In der Optimierungsfalle: Zur Soziologie der Wettbewerbsgesellschaft. *Supervision* 31(4), 4-11.

Busfield, Joan (2010): 'A pill for every ill': Explaining the expansion in medicine use. In: *Social Science & Medicine* 70 (6), S. 934-941. DOI: 10.1016/j.socscimed.2009.10.068.

Butler, Rollnick, Pill, Maggs-Rapport & Scott (1998): Understanding the culture of prescribing, *British Medical Journal*, 317,637-642.

Buyx, Alena & Hucklenbroich, Peter (2009): Wunscherfüllende Medizin und Krankheitsbegriff: Eine medizintheoretische Analyse, in Kettner, Matthias (Hg.): *Wunscherfüllende Medizin: Ärztliche Behandlung im Dienst von Selbstverwirklichung und Lebensplanung*. Frankfurt, M, New York, NY: Campus-Verl. (Kultur der Medizin, Bd. Bd. 27Bd), 24-53.

Carthy, Harvey, Brawn & Watkins (2000): A study of factors associated with cost and variation in prescribing among GPs, *Family Practice*, 17, 36-41.

Clarke, A.; Fishman, J.; Fosket, J.R.; Mamo, L. & Shim, J. (2003): Biomedicalization: Technoscientific transformations of health, illness and US biomedicine. *American Sociological Review 68*, 161-194.

Clarke, A.E. & Shim, J.K. (2011): Medicalisation and biomedicalisation revisited: Technoscience and transformations of health, illness and American medicine. In: Pescosolido et al. (Eds.): Handbook of the sociology of health, illness and healing. New York: Springer. 173-199.

Conrad, Peter (1992): Medicalisation and Social Control, *Annual Review of Sociology 18*, 209-32.

Conrad, P. (2007): The Medicalisation of Society. Baltimore: John Hopkins University Press.

Council on Bioethics (2003): Beyond Therapy. Biotechnology and the Pursuit of Happiness. A Report of the President's Council on Bioethics. Washington D.C., www.bioethics. gov (15. April 2004).

Coveney, Catherine (2011): Cognitive Enhancement? Exploring modafinil use in social context. In: M. Pickersgill und I. van Keulen (Hg.): Sociological Reflexions on the Neurosciences. Bingley: Emerald, S. 203-228.

Coveney, Catherine; Gabe, Jonathan; Williams, Simon J. (2011): The sociology of cognitive enhancement: Medicalisation and beyond. In: *Health Sociology Review* 20 (4), S. 381-393. DOI: 10.5172/hesr.2011.20.4.381.

DAK (2009): DAK-Gesundheitsreport 2009. IGES Institut. Berlin. Online verfügbar unter: http://www.dak.de/dak/download/Gesundheitsreport_2009-1117016.pdf [28.03.2015]

DAK (2015): DAK-Gesundheitsreport 2015. IGES Institut. Berlin. Online verfügbar unter: https://www.dak.de/dak/download/Vollstaendiger_bundesweiter_Gesundheitsreport_2015-1585948.pdf? [28.03.2015]

Degele, Nina & Schmitz, Sigrid (2009): Kapitalismuskompatible Körper: Zum wechselseitigen 'Enhancement' gesellschaftstheoretischer und naturwissenschaftlicher Körperdiskurse, in Schwengel, Hermann, Rehbein, Boike & West, Klaus-W (Hg.): *Globale Rekonfigurationen von Arbeit und Kommunikation*. Konstanz: UVK Verlagsgesellschaft. (Theorie und Methode, Sozialwissenschaften), 115-129.

Degele, Nina & Winker, Gabriele (2007): Intersektionalität als Mehrebenenanalyse. www.soziologie.uni-freibur.de/degele/index.html

Deniker, P. 1966: La Psychopharmacologie, Paris: PUF, Reihe »Que sais-je ?«.

Deutschmann, Christoph (2002): Postindustrielle Industriesoziologie. Theoretische Grundlagen, Arbeitsverhältnisse und soziale Identitäten. Weinheim/München: Juventa.

Dewey, J. (1922): Human Nature and Conduct. An Introduction to Social Psychology. New York: Holt

DGPPN. *Positionspapier der DGPPN zum Thema Burnout.*

DGPPN, u.a. (Hg.) (2009): *S3-Leitlinie/Nationale VersorgungsLeitlinie Unipolare Depression: Kurzfassung.* 1. Aufl. Berlin, Düsseldorf.

Dietz, Pavel; Striegel, Heiko; Franke, Andreas G.; Lieb, Klaus; Simon, Perikles; Ulrich, Rolf (2013): Randomized Response Estimates for the 12-Month Prevalence of Cognitive-Enhancing Drug Use in University Students. In: *Pharmacotherapy* 33 (1), S. 44-50. DOI: 10.1002/phar.1166.

Ehrenberg, Alain [1998] (2004): Das erschöpfte Selbst. Depression und Gesellschaft in der Gegenwart. Frankfurt am Main/New York: Campus.

Elliot, C. (2003): Better than Well: American Medicine meets the American Dream. New York, W.W. Norton.

European Commission (2009): Executive summary of the pharmaceutical sector inquiry report.

Feuerstein, Günter/Regine Kollek (2001): Vom genetischen Wissen zum sozialen Risiko: Gendiagnostik als Instrument der Biopolitik. In: Aus Politik und Zeitgeschichte, B 27, S. 26-33.

Fishwick, Carmen & Rice-Oxley, Mark (2013): Antidepressiva werden viel zu leichtfertig verschrieben. In: *Süddeutsche Zeitung*, verfügbar unter: http://www.sueddeutsche.de/gesundheit/online-umfrage-zu-antidepressiva-antidepressiva-werden-viel-zu-leichtfertig-verschrieben-1.1823420 [13.01.2015]

Fox, Ward & O'Rourke (2005): The ‚expert patient': empowerment or medical dominance? *Social Science & Medicine*, 60, 1299-1309.

Fox, Nick J.; Ward, Katie J. (2008): Pharma in the bedroom... and the kitchen.... The pharmaceuticalisation of daily life. In: *Sociology of Health & Illness* 30 (6), S. 856-868. DOI: 10.1111/j.1467-9566.2008.01114.x.

Franke, A. G., Bonertz, C. & Christmann, M. (2011): Non-medical use of prescription stimulants and illicit use of stimulants for cognitive enhancement in pupils and students in Germany. *Pharmacopsychiatry* 44, 60-66.

Franke, A. G.; Lieb, K. (2010): Pharmakologisches Neuroenhancement und „Hirndoping". In: *Bundesgesundheitsbl.* 53 (8), S. 853-860. DOI: 10.1007/s00103-010-1105-0.

Freidson, E. (1970): The profession of medicine. New York: Dodd, Mead.

Fukuyama, Francis (2002): Das Ende des Menschen. Stuttgart/München: Deutsche Verlags-Anstalt.

Gagnon, M.-A.; Lexchin, J. (2008): The cost of pushing pills. *PLoS Medicine*, 5, 29-33.

G-BA (2014): Anwendung eines Arzneimittels außerhalb der genehmigten Anwendungsgebiete (Off-Label-Use). Gemeinsamer Bundesausschuss. Verfügbar unter: https://www.g-ba.de/institution/themenschwerpunkte/arzneimittel/off-label-use/ [02.01.2015]

Gurol, Julia (2013): OECD-Gesundheitsreport. Menschen aus reichen Ländern nehmen mehr Antidepressiva. In: *Wirtschafts-Woche* vom 21.11.2013. Online verfügabr unter: http://www.wiwo.de/technologie/forschung/oecd-gesundheitsreport-menschen-aus-reichen-laendern-nehmen-mehr-antidepressiva/9108048.html [04.12.2014].

Graefe, Stefanie (2011): Formierte Gefühle - erschöpfte Subjekte, in Koppetsch, Cornelia (Hg.): *Nachrichten aus den Innenwelten des Kapitalismus: Zur Transformation moderner Subjektivität*. Wiesbaden: VS-Verl, 139-154.

Gründer, G. (2014). Psychopharmaka. In M. A. Wirtz (Hrsg.), Dorsch - Lexikon der Psychologie. Abgerufen am 04.11.2014, von https://portal.hogrefe.com/dorsch/psychopharmaka/.

Habermas, Jürgen (2006): Handlungsrationalität und gesellschaftliche Rationalisierung. [Nachdr.]. 2 Bände. Frankfurt/Main: Suhrkamp (Theorie des kommunikativen Handelns / Jürgen Habermas, Bd. 1).

Habermas, Jürgen (2001): Die Zukunft der menschlichen Natur. Frankfurt a.M.: Suhrkamp

Haubl, Rolf (2012): Konsultationen in der Dienstleistungsmedizin: Am Beispiel psychopharmakologischen Enhancements. In: Borkenhagen, Ada & Brähler, Elmar (Hg.): *Die Selbstverbesserung des Menschen: Wunschmedizin und Enhancement aus medizinpsychologischer Perspektive*. Giessen: Psychosozial-Verlag. (Edition psychosozial), 65-77.

Harding, G and Taylor, K.M.G (1997) McPharmacy medicines, *The Pharmaceutical Journal* 226 (7130): 56.

Harth, Wolfgang; Wendler, Marcus; Linse, Ruthild (2003): Lifestyle-Medikamente und körperdysmorphe Störungen: Ein neues medizinisches Phänomen am Beispiel der Dermatologie. In: *Dtsch Arztebl* 2003; 100: A 128-131 [Heft 3]. Verfügbar unter: http://www.aerzteblatt.de/archiv/35198/Lifestyle-Medikamente-und-koerperdysmorphe-Stoerungen-Ein-neues-medizinisches-Phaenomen-am-Beispiel-der-Dermatologie [03.12.2014].

Henning, Christoph (2008): Depression. In: Ders. (Bg.), Marxglossar, Berlin: edition Freitag, S. 69-76.

Henkel, Anna (2011): Soziologie des Pharmazeutischen. 1. Aufl. Baden-Baden: Nomos (Wissenschafts- und Technikforschung, 6).

Hoc, Siegfried (1997): SSRI Nefazodon:: Antidepressivum mit dualer Wirkung. *Deutsches Ärzteblatt* 94(42), 59.

House of Commons Health Committee (2005): The influence of the pharmaceutical industry. London: Stationery Office.

Illich, I. (1977): Limits to medicine. Harmondsworth. Penguin.

Israël, L. (1976): L'Hystérique, le sexe et le médecin, Paris: Masson.

Junker, Iris & Kettner, Matthias (2009): Konsequenzen der wunscherfüllenden Medizin für die Arzt-Patient-Beziehung. In: Kettner, Matthias (Hg.): *Wunscherfüllende Medizin: Ärztliche Behandlung im Dienst von Selbstverwirklichung und Lebensplanung.* Frankfurt/M, New York, NY: Campus-Verl. (Kultur der Medizin, Bd. Bd. 27Bd), 55-74.

Jurk, Charlotte (2008): Der niedergeschlagene Mensch. Depression - Geschichte und gesellschaftliche Bedeutung einer Diagnose, Münster: Verlag Westfälisches Dampfboot 2008.

Karsch, Fabian (2011): Die Prozessierung biomedizinischen Wissens am Beispiel der ADHS. In: Reiner Keller und Michael Meuser (Hg.): Körperwissen. Wiesbaden: VS Verlag für Sozialwissenschaften, S. 271-288.

Katz, D.; Caplan, A.L. & Merz, J.F. (2003): All gifts large and small: towards an understanding of the ehtics of pharmaceutical industry gift giving. *American Journal of Bioethics*, 3, 39-46.

Kettner, Matthias (2006): „Wunscherfüllende Medizin" - Assistenz zum besseren Leben?. *GGW* (6) 2, 2006, 7-16.

Kieselbach, Kurt (1999): Der „gläserne Patient" wird zum Zankapfel. In: *Die Welt* vom 22.07.99. Online verfügbar unter: http://www.welt.de/print-welt/article577968/Der-glaeserne-Patient-wird-zum-Zankapfel.html [24.11.2014]

Kipke, Roland (2011): Besser werden. Eine ethische Untersuchung zu Selbstformung und Neuro-Enhancement. Paderborn: Mentis.

Koch, Horst J. (2009): Zufall und Forschung. *Pharmazeutische Zeitung* 52(2). Online im Internet: URL: http://www.pharmazeutische-zeitung.de/index.php?id=17597.

Kramer, Peter D. (1993): Listening to Prozac. Viking.

Kroutil et al. (2006): Nonmedical use of prescription stimulants in the United States. In: *Drug Alcohol Depend* 84 (2), S. 135-143.

La Revue Prescrire (2005): A review of new drugs in 2004., *Prescrire International*, 14, 68-73.

Lau, Christoph/Reiner Keller (2001): Natur und Gesellschaft - Zur Politisierung gesellschaftlicher Naturabgrenzungen. In: Beck/Wolfgang Bonß (Hrsg.), *Die Modernisierung der Moderne.* Frankfurt a.M.: Suhrkamp, S. 82-95.

Lenk, Christian (2006): Verbesserung als Selbstzweck?: Psyche und Körper zwischen Abweichung, Norm und Optimum, in Ach, Johann S. & Pollmann, Arnd (Hg.): *No body is perfect: Baumassnahmen am menschlichen Körper, bioethische und ästhetische Aufrisse.* Bielefeld: Transcript. (Edition Moderne Postmoderne), 63-78.

Lucke JC, Bell S, Partridge B, Hall WD (2011): Deflating the neuroenhancement bubble. *AJOB Neuroscience* 2, 38-43.

Luhmann, Niklas (1997): Die Gesellschaft der Gesellschaft. 1. Aufl. 2 Bände. Frankfurt am Main: Suhrkamp (1).

Maher, Brendan (2008): Poll results: look who's doping. In: *Nature* 452 (7188), S. 674-675. DOI: 10.1038/452674a.

Mamo, L. (2010): ‚Fertility Inc.'. In: Clarke et al. (Eds.): Biomedicalisation. Technoscience, health and illness in the U.S., 173-196.

McKee, J. (1988): Holistic health and the critique of western medicine. In: *Social Science & Medicine* 26 (8), S. 775-784

Meichsner, Irene (2009): Johanniskraut hat seine Unschuld verloren. In: *Frankfurter Rundschau* vom 03.07.2009. Verfügbar unter: http://www.fr-online.de/wissenschaft/medizin-johanniskraut-hat-seine-unschuld-verloren,1472788,3186616.html [03.12.2014].

Milgram, Stanley (1963): Behavioral Study of Obedience. In: *Journal of Abnormal and Social Psychology.* Band 67, 1963, S. 371-378.

Mittelstraß, Jürgen (2001): Wissen und Grenzen. Philosophische Studien. Frankfurt/Main: Suhrkamp 2001.

116

Morgenstern, Christian (1981): Palmström. Alle Galgenlieder. Diogenes, S. 164.

Müller, Christian (2011): *Die Subjektform des unternehmerischen Selbst zwischen Autonomie und Fragmentierung: Eine empirische Untersuchung zum Wandel der Subjektkulturen. Magisterarbeit.* URL: http://www.freidok.uni-freiburg.de/volltexte/8470/pdf/Mueller_Christian_Magisterarb.pdf.

OECD (2013): *Health at a Glance 2013*: OECD Publishing.

National Audit Office (2007): Prescribing costs in primary care. London: Stationery Office.

Normann, C.; Boldt, J.; Maio, G.; Berger, M. (2010): Möglichkeiten und Grenzen des pharmakologischen Neuroenhancements. In: *Nervenarzt* 81 (1), S. 66-74. DOI: 10.1007/s00115-009-2858-2.

Partridge, B. J., u.a. (2011): Smart Drugs "As Common As Coffee": Media Hype about Neuroenhancement. *PLoS ONE* 6(11).

Pfeiffer-Gerschel, Tim et. al. *Bericht 2012 des nationalen REITOX-Knotenpunkts an die EBDD: DEUTSCHLAND - Neue Entwicklungen, Trends und Hintergrundinformationen zu Schwerpunktthemen Drogensituation 2011/2012.*

Plessner, Helmuth (1981): Die Stufen des Organischen und der Mensch. Gesammelte Schriften, Bd. IV. Frankfurt a.M.: Suhrkamp.

Prosser, H. & Walley, T. (2003): Understanding why GPs see pharmaceutical representatives, *Family Practice*, 53, 305-311.

Prosser, H., Almond,S. & Walley, T. (2003): Influences on GPs decisions to prescribe new drugs. *Family Practice*, 20, 61-68.

Quednow (2010): Neurophysiologie des Neuro-Enhancements. Möglichkeiten und Grenzen. In: *SuchtMagazin* (2), S. 19-26.

Rammert, Werner (2007): Technik - Handeln - Wissen. Zu einer pragmatistischen Technik- und Sozialtheorie. 1. Aufl. Wiesbaden: VS Verlag Für Sozialwissenschaften.

Rau, Alexandra (2010): Psychopolitik. Macht, Subjekt und Arbeit in der neoliberalen Gesellschaft, Frankfurt/M.: Campus.

Reuter, Annette (2014): *Ärztliche Verordnungspraktiken: Perspektiven am Beispiel der Diabetikerbehandlung.* Wiesbaden: Imprint: Springer VS. (SpringerLink : Bücher).

Robert Koch-Institut (2011): KOLIBRI. Sudie zum Konsum leistungsbeeinflussender Mittel in Alltag und Freizeit. Ergebnisbericht. Unter Mitarbeit von Jens Hoebel, Panagiotis Kamtsiuris, Stephan Müters, Ralph Schilling, Elena von der Lippe. Hg. v. Cornelia Lange. Berlin.

Robinson, Ken (2014): Changing Education Paradigms. Verfügbar unter: http://www.ted.com/talks/ken_robinson_changing_education_paradigms [03.01.2015]

Rosa, Hartmut (2011): Entfremdung in der Spätmoderne: Umrisse einer Kritischen Theorie der sozialen Beschleunigung, in Koppetsch, Cornelia (Hg.): *Nachrichten aus den Innenwelten des Kapitalismus: Zur Transformation moderner Subjektivität.* Wiesbaden: VS-Verl, 221-252.

Rosa, Harmut (2005): Beschleunigung. Die Veränderung der Zeitstrukturen in der Moderne. Frankfurt am Main: Suhrkamp.

Rosa, Hartmut (1998): Identität und kulturelle Praxis. Politische Philosophie nach Charles Taylor. Frankfurt am Main: Campus.

Rose, N. (2007): The politics of life itself. Princeton University Press.

Schagen, U. (2002): Studium der Humanmedizin in der BRD seit 1970. In: Bollinger, H. Gerlinger, T. (Hg.): Qualifizierung und Professionalisierung. Hamburg: Argument Verl. (Kritische Medizin im Argument, 37), S. 7-23.

Schaper-Rinkel, Petra (2009): Neuro-Enhancement Politiken: Die Konvergenz von Nano-Bio-Info-Cogno zur Optimierung des Menschen, in Schöne-Seifert, Bettina, u.a. (Hg.): *Neuro-Enhancement: Ethik vor neuen Herausforderungen.* Paderborn: Mentis, 295-320.

Scheff, T.J. (1963): Decision rules, types of error and their consequences in medical diagnosis. *Behavioural Science*, 8, 97-107.

Schelling, F.J.W. (1810) : Stuttgarter Privatvorlesungen. In ders.: Schriften von 1806-1813. Unveränd. Reprograf. Nachdruck d. Ausg. Stuttgart u. Augsburg, Cotta, 1861. Darmstadt: Wissenschaftliche Buchgesellschaft 1986, S. 410.

Schilling, R., u.a. (2012): Pharmakologisches Neuroenhancement. *GBE kompakt* 3(3).

Schleim, Stephan (2013): Eine Perspektive auf Hirndoping in Nordamerika. In: Raphael Gaß-mann, Manuela Merchlewicz und Armin Koeppe (Hg.): Hirndoping - Der große Schwindel. Weinheim, Basel: Beltz Juventa, S. 76-87.

Schmiede, Rudi (2011): Macht Arbeit depressiv?: Psychische Erkrankungen im flexiblen Kapitalismus, in Koppetsch, Cornelia (Hg.): *Nachrichten aus den Innenwelten des Kapitalismus: Zur Transformation moderner Subjektivität.* Wiesbaden: VS-Verl, 113-138.

Schön, D. A. (1983): The reflective practitioner. How professionals think in action. New York: Basic Books.

Schöne-Seifert, Bettina, u.a. (Hg.) (2009): *Neuro-Enhancement: Ethik vor neuen Herausforderungen.* Paderborn: Mentis.

Schwabe, Ulrich & Paffrath, Dieter (2013): *Arzneiverordnungs-Report 2013: Aktuelle Daten, Kosten, Trends und Kommentare.* Berlin, Heidelberg: Imprint: Springer.

Scotto, J.-C. 1996: »Éditorial«, *L'Encéphale*, Bd. XXII, Numéro spécial I, »Les nouveaux champsde la dépression«.

Scotto, J.-C./T. Bougerol/R. Arnaud-Castel-Castiglioni 1985: »Stratégies thérapeutiques devant une dépression«, *La Revue du praticien*, Nr. 35, »La dépression«.

Seeber, Lea D. & Repantis, Dimitris (2012): Die Wirksamkeit und Sicherheit potenzieller Neuro-Enhancer, in Borkenhagen, Ada & Brähler, Elmar (Hg.): *Die Selbstverbesserung des Menschen: Wunschmedizin und Enhancement aus medizinpsychologischer Perspektive.* Giessen: Psychosozial-Verlag. (Edition psychosozial), 93-111.

Seidel, Wolfgang (2011): Burnout: Erkennen, verhindern, überwinden. Die eigenen Emotionen steuern lernen. Wie neueste Erkenntnisse helfen. Humboldt-Verlag, 2011. Zitiert aus dem Vorwort.

Sennett, Richard (1998): Der flexible Mensch. Die Kultur des neuen Kapitalismus, Berlin: Berlin Verlag.

Shakespeare, J.; Neve, E. & Hodder, K. (2000): Is norethisterone a lifestyle drug? Results of database analysis, *British Medical Journal*, 320, 291.

Sismondo, S. (2007): Ghost management. *PLoS Medicine* 4, 1429-1433.

Smith ME, Farah MJ (2011): Are prescription stimulants "smart pills"?: The epidemiology and cognitive neuroscience of prescription stimulant use by normal healthy individuals. *Psychol Bull* 137, 717-741.

Star SL & Griesemer JR: Institutional Ecology, 'Translations' and Boundary Objects: Amateurs and Professionals in Berkeley's Museum of Vertebrate Zoology, 1907-39. In: *Social Studies of Science*. 19, Nr. 4, 1989, S. 387-420.

Steinke, Ines, 1999: Kriterien qualitativer Forschung. Ansätze zur Bewertung qualitativ-empirischer Sozialforschung. Weinheim: Juventa.

Steinmüller, Christian (2014): Antidepressiva: Zu häufig verordnet? *Apotheken Umschau*. Online im Internet: URL: http://www.apotheken-umschau.de/Depression/Antidepressiva-Zu-haeufig-verordnet-412113.html.

Stevenson, F.A., Leontowitsch, M and Duggan, C (2008) Over-the-counter medicines: professional expertise and consumer discourses, *Sociology of Health and Illness* 30(6): 913-928.

Strauss, Anselm L. (1991): Grundlagen qualitativer Sozialforschung. München: Fink Verlag.

Summer, Elisabeth (2008): Macht die Gesellschaft depressiv? Alain Ehrenbergs Theorie des ,erschöpften Selbst' im. Licht sozialwissenschaftlicher und therapeutischer Befunde, Bielefeld: transcript Verlag.

Strübing, Jörg (2002): Just do it?: Zum Konzept der Herstellung und Sicherung von Qualität in grounded theory-basierten Forschungsarbeiten. *Kölner Zeitschrift für Soziologie und Sozialpsychologie* 54(2), 318-342.

Synofzik, Matthis (2009a): Denken auf Rezept?: Ein Entscheidungsmodell für die präferenzorientierte Medizin, in Kettner, Matthias (Hg.): *Wunscherfüllende Medizin: Ärztliche Behandlung im*

Dienst von Selbstverwirklichung und Lebensplanung. Frankfurt, M, New York, NY: Campus-Verl. (Kultur der Medizin, Bd. 27), 153-182.

Synofzik, Matthis (2009b): Psychopharmakologisches Enhancement. Ethische Kriterien jenseits der Treatment-Enhancement-Unterscheidung. In: Bettina Schöne-Seifert, Davinia Talbot, Uwe Opolka und Johann S. Ach (Hg.): *Neuro-Enhancement. Ethik vor neuen Herausforderungen.* Paderborn: Mentis, S. 49-68.

Teter, C. J., u.a. (2006): Illicit use of specific prescription stimulants among college students: prevalence, motives, and routes of administration. *Pharmacotherapy* 26, 1501-1510.

»The Story of Prozac« (1993): Eli Lilly and Company (Hg.), Indianapolis, Indiana, USA.

Tuschinsky, Christine (2012): Warum Gesundheit und Kultur? In: *Der Mensch* 44 (1), S.7-14.

William Isaac Thomas: The Methodology of Behavior Study. Chapter 13 in The Child in America: Behavior Problems and Programs. Alfred A. Knopf, New York 1928, Seite 553-576.

Viehöver, Willy/Robert Gugutzer/Reiner Keller/Christoph Lau (2004): Vergesellschaftung der Natur - Naturalisierung der Gesellschaft. In: Ulrich Beck/Christoph Lau (Hrsg.), Entgrenzung und Entscheidung: Was ist neu an der Theorie reflexiver Modernisierung? Frankfurt a.M.: Suhrkamp, S. 65-94.

Villa, Paula-Irene (2008): Schön normal. Manipulationen am Körper als Technologien des Selbst. Bielefeld, Transcript. 7-18.

Vogd, Werner (2013): Der magische Traum vom Wundermittel. Soziologische Überlegungen zu Hirndoping und Neuro-Enhancement. In: Raphael Gaßmann, Manuela Merchlewicz und Armin Koeppe (Hg.): Hirndoping - Der große Schwindel. Weinheim, Basel: Beltz Juventa, S. 109-118.

Vos, R. (1991): Drugs Looking for Diseases. Dordrecht: Kluwer.

Voß, Günter G./Pongratz, Hans J. (1998): Der Arbeitskraftunternehmer. Eine neue Grundform der Ware Arbeitskraft? In: *Kölner Zeitschrift für Soziologie und Sozialpsychologie,* Jg. 50 (1998), Heft I, S. 131-158.

Vrecko, Scott (2013): Just How Cognitive Is "Cognitive Enhancement"? On the Significance of Emotions in University Students' Experiences with Study Drugs. In: *AJOB Neuroscience* 4 (1), S. 4-12. DOI: 10.1080/21507740.2012.740141.

Wazana, A. (2000): Physicians and the pharmaceutical industrie. *Journal of the American Medical Association,* 283, 373-380.

Wehling, Peter, u.a. (2007a): Zwischen Biologisierung des Sozialen und neuer Biosozialität: Dynamiken der biopolitischen Grenzüberschreitung. *Berliner Journal für Soziologie* 17(4), 547-567. Online im Internet: URL: http://link.springer.com/article/10.1007%2Fs11609-007-0045-5.

Wehling, Peter (2007b): Biomedizinische Optimierung des Körpers – individuelle Chance oder suggestive soziale Norm? In: Karl-Siegbert Rehberg (Hrsg.), *Die Natur der Gesellschaft.* Verhandlungen des 33. Kongresses der Deutschen Gesellschaft für Soziologie in Kassel 2006.

WHO (2014a): *Verfassung der Weltgesundheitsorganisation.* URL: http://www.admin.ch/opc/de/classified-compilation/19460131/201405080000/0.810.1.pdf.

WHO (2014b): Definition and general considerations. Online verfügbar unter: http://www.whocc.no/ddd/definition_and_general_considera/ [03.01.2015].

Williams, Simon J.; Martin, Paul; Gabe, Jonathan (2011): The pharmaceuticalisation of society? A framework for analysis. In: *Sociology of Health & Illness* 33 (5), S. 710-725. DOI: 10.1111/j.1467-9566.2011.01320.x.

Williams, Simon J.; Seale, Clive; Boden, Sharon; Lowe, Pam; Steinberg, Deborah Lynn (2008): Waking up to sleepiness: Modafinil, the media and the pharmaceuticalisation of everyday/night life. In: Sociology of Health & Illness 30 (6), S. 839-855. DOI: 10.1111/j.1467-9566.2008.01084.x.

Zola, I.K. (1972): Medicine as an institution of social control. *Sociological Review,* 20, 487-504.

Abbildungsverzeichnis und Abkürzungen

Abkürzungen:

A.d.Ü.:	Anmerkung der Übersetzer
AD:	Antidepressiva
bspw.:	beispielsweise
bzw.:	beziehungsweise
D.h.:	Das heißt
ebd.:	eben dort
et. al.:	und andere
f.:	folgende
ff.:	fortfolgende
Herv.i.O.:	Hervorhebungen im Original
Herv.P.S.:	Hervorhebungen durch Patrick Schubert
NE:	Neuro-Enhancement
PE:	pharmakologisches Enhancement
PNE:	pharmakologisches Neuro-Enhancement
SGB:	Sozialgesetzbuch
u.a.:	und andere
u.A.:	unter Anderem
u.Ä.:	und Ähnliche(s)
vgl.:	vergleiche
z.B.:	zum Beispiel